小周天微铍针疗法

李平华　孟祥俊　著

中国健康传媒集团
中国医药科技出版社

内 容 提 要

本书将小周天从养生引用到临床，以古九针中的铍针改进型微铍针、员针等为治疗工具，从小周天与经络、脏腑、五体等组织的关系，小周天的功能、治疗作用、诊断、取穴、病证，到微铍针、员针的作用、特点、方法，介绍了小周天微铍针疗法。内容较新颖，治疗方法简单、高效，由于小周天微铍针疗法刺激手法较重，适于重症、久病、疑难病症的治疗。适于内科、针灸科、骨科、康复科、推拿科等医务工作人员参考学习。

图书在版编目（CIP）数据

小周天微铍针疗法 / 李平华，孟祥俊著 . — 北京：中国医药科技出版社，2017.11
ISBN 978-7-5067-9144-1

Ⅰ. ①小… Ⅱ. ①李… ②孟… Ⅲ. ①针灸疗法 Ⅳ. ① R245

中国版本图书馆 CIP 数据核字（2017）第 047350 号

美术编辑 陈君杞
版式设计 也 在

出版 **中国健康传媒集团** | 中国医药科技出版社
地址 北京市海淀区文慧园北路甲 22 号
邮编 100082
电话 发行：010 - 62227427 邮购：010 - 62236938
网址 www.cmstp.com
规格 710 × 1000mm ¹/₁₆
印张 16 ¹/₂
字数 248 千字
版次 2017 年 11 月第 1 版
印次 2019 年 4 月第 2 次印刷
印刷 北京市密东印刷有限公司
经销 全国各地新华书店
书号 ISBN 978-7-5067-9144-1
定价 **36.00 元**

前言

我们作为基层针灸工作者，从事针灸工作多年，深知针灸治疗软组织损伤有很好的疗效，但是对脊髓型颈椎病、腰椎管狭窄症、股骨头缺血性坏死症等疑难疾病的治疗效果却不理想，《内经》记载的"效之信，若风之吹云"的效果我们却难以企及，常常反思治疗效果不佳的原因是针灸辨证取穴出了问题？还是针具、针刺方法出了问题？为此我们进行了长期的临床探索，反复阅读针灸医籍，发现《黄帝外经·三关升降》篇中"三关"的论述，近代名医张锡纯也有："盖通督脉可愈身后之病；通任脉可愈身前之病；任督皆通，元气流行……精神健旺，至此可以长生矣。"的论述。鉴于以上理论依据，我们进行了相关探索，结果显示通过对小周天及任督二脉之督脉三关和任脉三丹田的针灸治疗取得了可喜的效果。

理论的探索：针灸治病取的是其调节作用，经络是人体功能的调控系统。奇经八脉又为经络系统的调节者，任督二脉又为奇经八脉的调节者，可以说任督二脉是机体调节的总枢纽、总开关、总调度，是机体最优的调节者，故有"任督二脉若通，则八脉通；八脉通，则百脉通"之说，所以小周天之任督二脉具有独特的调节功能，较其他部位相比，前后正中部位的疏通、松解治疗，两侧的牵拉力一直保持相同，对两侧脏腑、五体等影响相等，避免了两侧因牵拉力的不平衡而产生新的病理改变，可以说是治疗部位的最佳选择。

穴位的探索：小周天的循行与任督二脉路线相同，方向有别，穴位也有所差别，我们将重点治疗部位聚焦于小周天修炼者感觉"气"

容易停滞、阻塞的地方，诸如后三关、前三丹田、机体关窍等，既然这些位置是"气"容易停滞阻塞的地方，也就是需要调节之处，为治疗的关键部位，应用于临床，发现效果较为理想，优于其他穴位。小周天治疗穴位有凹陷处，也有高起处，且以高起处为主，不同于传统的腧穴，《素问·骨空论》："督脉生病治督脉，治在骨上。"因"骨上"多为高应力点，易于损伤，为病变部位，也为治疗部位，是调节的高效部位。各穴的疗效，也不完全一样，督脉穴位优于任脉，督脉以玉枕关、尾闾关疗效较好，任脉以下丹田疗效较好，当然这是我们的初步探索和体会，还有待于同行继续探求、提高、完善。

针具的摸索：《灵枢·九针十二原》："针各有所宜，各不同形，各任其所为。"古人治疗用的是九针，但沿用下来的主体针具是毫针，我们开始试用毫针，虽有效果，但不理想，试用员针、小针刀，效果有较大提高，员针顺经络走向疏通，可疏导经气、畅通经络、扩大经脉的口径，促进经气运行，为了便于不同部位的运用，我们将员针做成长短、粗细不同的各种型号。小针刀的原理是切割，能松解关窍的狭窄，刺激、调节关窍处经气的运行，较毫针刺激量大，故效果好，根据这一原理，我们寻求具有切割作用的针具，发现古九针铍针有这种作用，但铍针较大，损伤较重，患者难以接受，为次我们进行了改进，将针具缩小，形状加以改进，并做成大小不同型号，我们称之为"微铍针"，运用于临床，取得了比小针刀更好的疗效，微铍针、员针为治疗的初步定型针具，其他针具作为辅助针具。

刺法手法的探索：《灵枢·官针》曰："凡刺有五，以应五脏。"使用员针时，我们运用了分刺、浮刺刺法，分刺刺激调节穴位，浮刺顺着小周天运行方向皮下疏通，开始散在疏通，重点疏通，后来接力疏通，多有串珠样的突破感，畅通其运行，有助于小周天的循行。运用微铍针纵行切 1~2 针，有一定疗效，配合横行切开，呈十字切开，疗效有所提高，尝试用纵行彻底切开松解法，疗效有大幅度提高，刺激越大疗效越好，刺激程度与疗效成正比，但刺激重病人疼痛也重，部分病人畏惧不敢治疗或中断治疗，从而影响治疗的顺利进行。我们尝试用纵行切开为主，兼顾横行切开的十字切割，切割程度大幅度减轻，效果不受大的影响，对于不同部位、不同反应点，我们又进行了细化，运用不同的手法，也减轻了一些穴位的刺激量，由于刺激量的减少，疼痛大为减轻，患者乐于接受。同时我们配合其他刺法，并运用毫针、鑱针、火针、锋针、中药等其他疗法进行了治疗。

病证的探索：开始我们治疗骨伤科疾病，效果满意，风湿性疾病也是我们临床常见病证，曾尝试治疗风湿性疾病，取效迅速，又尝试其他科室疾病，效果大多满意，尤其一些疑难病在其他疗法束手无策的情况下，也获得较好疗效，随着治疗范围的扩大，可治疗临床各科多数病证，尤以疑难病症为多。

由于这种疗法是运用了小周天的原理为依据并选择穴位进行治疗的一种方法，故称之为"小周天疗法"，由于治疗的主要部位在任督二脉，也称"任督二脉疗法"。

小周天是一个庞大体系，内容博大精深，我们只是进行了初步尝试、初步探索，取得了一些体会，距完全破解还有很长的路要走，与医学结合的路更长，还需广大同行共同努力、共同研究，相信会有更多的东西被挖掘、被发现，会有更好的治疗方法出现。尽管如此，应广大同行的要求，我们还是将体会与心得进行了初步总结、整理，奉献给社会，以期抛砖引玉，引起同行们的关注、运用、探索、提高，共同造福于人类。

由于我们水平有限，又是初步尝试，书中不完善甚至错误在所难免，敬请广大读者、同行给予批评指正。

编者

2017 年 2 月

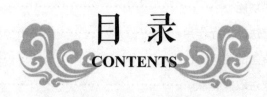

目 录
CONTENTS

总 论

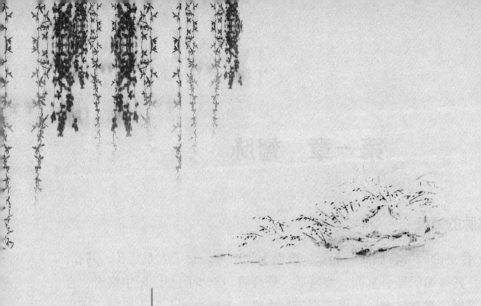

总论

　　小周天微铍针疗法是指以修炼小周天过程中真气不易通过的部位（穴位）为主要治疗部位，以微铍针、员针等为治疗针具，通过调节、疏通小周天，进而调节十二经脉、脏腑以及全身，用以防治疾病的方法。由于调节的经脉为任督二脉又称任督二脉疗法，小周天疗法不但适用养生修炼者，也适用普通人群。因取穴少，方法简单，小周天疗法是一种较为理想的治疗方法，但其刺激较重，疗效明显，又多用于疑难病症和病程较长疾病的治疗。

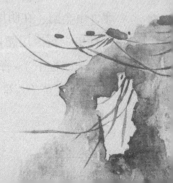

第一章 督脉

一、督脉的循行

《素问·骨空论》："督脉者，起于少腹以下骨中央，女子入系廷孔，其孔，溺孔之端也，其络循阴器合篡间，绕篡后，别绕臀，至少阴与巨阳中络者，合少阴上股内后廉，贯脊属肾；与太阳起于目内眦，上额交颠，上入络脑，还出别下项，循肩髆内，夹脊抵腰中，入循膂络肾。其男子循茎下至篡，与女子等；其少腹直上者，贯脐中央，上贯心入喉，上颐环唇，上系两目之下中央。"

《灵枢·营气》："其支别者，上额，循颠，下项中，循脊入骶，是督脉也。络阴器，上过毛中，入脐中，上循腹里，入缺盆，下注肺中，复出太阴。"

《难经·二十八难》："督脉者，起于下极之俞，并于脊里，上至风府，入属于脑。"

《灵枢·经脉》："督脉之别，名曰长强，挟膂上项，散头上，下当肩胛左右，别走太阳，入贯膂。"

《黄帝外经解要与直译·任督死生》："督脉起于少腹，以下骨中央，女子入系廷孔，在溺孔之际，其络循阴器，合篡间，绕篡后，即前后二阴之间也，别绕臀，至少阴与巨阳中络者，合少阴，上股内后廉，贯脊属肾，与太阳起于目内眦，上额交颠，上入络脑，至鼻柱，还出别下项，循肩膊，夹脊，抵腰中，入循膂，络肾。其男子循茎下至篡，与女子等，其少腹直上者，贯脐中央，上贯心，入喉，上颐环唇，上系两目之下中央，此督脉之经络也。"

《奇经八脉考》："督乃阳脉之海，其脉起于肾下胞中，至于少腹，乃下行于腰、横骨围之中央，系溺孔之端，男子循茎下至篡；女子络阴器，合篡间，俱绕篡后屏翳穴（前阴、后阴之间也），别绕臀至少阴，与太阳中络者，合少阴上股内廉，由会阳（在阴尾尻骨两旁，凡二穴）贯脊，会于长强穴。在骶骨端与少阴会，并脊里上行。历腰俞（二十一椎下）、阳关（十六椎下）、命门（十四椎下）、悬枢（十三椎下）、脊中（十一椎下）、中枢（十椎下）、筋缩（九椎下）、至阳（七椎下）、灵台（六椎下）、神道（五椎下）、身柱（三椎下）、陶道（大椎下）、大椎

（一椎下），与手足三阳会合。上哑门（项后入发际五分），会阳维，入系舌本。上至风府（项后入发际，一寸大筋内，宛宛中），会足太阳、阳维同入脑中，循脑户（在枕骨上）、强间（百会后三寸）、后顶（百会后一寸半），上颠，历百会（顶中央旋毛中）、前顶（百会前一寸半）、囟会（百会前三寸，即囟门）、上星（囟会前一寸）、至神庭（囟会前二寸，直鼻上，入发际五分），为足太阳、督脉之会。循额中，至鼻柱，经素髎（鼻准头也）、水沟（即人中），会手足阳明，至兑端（在唇上端），入龈交（上齿缝中），与任脉、足阳明交会而终。凡三十一穴。督脉别络，自长强走任脉者，由少腹直上，贯脐中央。上贯心，入喉，上颐，环唇，上系两目之下中央，会太阳于目内眦睛明穴（见阴跷下）。上额，与足厥阴同会于颠，入络于脑。又别自脑下项，循肩胛，与手足太阳、少阳会于大杼，内挟脊，抵腰中，入循膂络肾。"

　　可见督脉起于小腹内，下出于会阴部，向后沿脊柱内侧上行，通过尾、骶、腰、背、颈，至头后部风府穴进入脑内，内络于脑，再回出上行，至头顶前行，循行过额正中线到鼻柱下方，止于上唇系带与齿龈连接处龈交穴，交汇于任脉（图 1-1）。

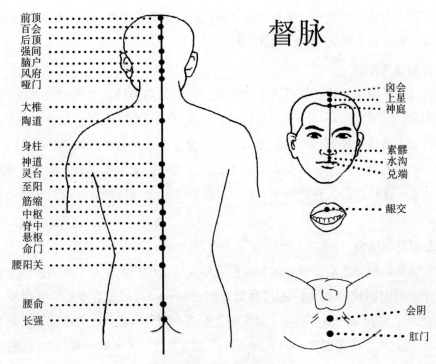

图 1-1　督脉循行及腧穴

督脉的分支一：与冲、任二脉同起于胞中，出会阴部，在尾骨端与足少阴肾经、足太阳膀胱经的脉气会合，贯脊，属肾，加强了督脉与肾的联系。分支二：从小腹内直上贯脐，向上贯心，到达咽喉部与冲、任二脉相会合，到下颌部，环绕口唇，至两目下中央。加强了与任脉的联系。分支三：与足太阳膀胱经同起于目内眦，上行到前额，交会于颠顶，入络于脑，再别出下项，沿肩胛骨内，挟脊抵腰中，入循膂，与肾脏相联络，加强了与足太阳膀胱经、肾脏的联系。

督脉的别络名长强，即从长强穴处分出，然后挟脊柱两旁肌肉上行，直达项部，散络于头上，下则在肩胛部左右，走向足太阳经脉，穿入于腰骶两旁肌肉，进一步加强了督脉与腰背部经络、组织的联系，使其调节作用更强。

督脉的循行长于中枢神经，相当于头和整个脊柱的长度，且经过了人体最重要的位置（躯干与脑），参与了人体的生理功能及病理变化调节。因此，督脉是调节人体功能最重要的部位，其腧穴也常在临床被运用。

二、督脉与经络

督脉为奇经八脉之一，又为阳脉之海。循行于后正中线上，与经络关系密切，对诸经（尤其是阳经），具有调节作用。

1. 督脉与阳经

督脉行于背部正中，其脉多次与手足三阳经及阳维脉相交会，如"与太阳起于目内眦"（《素问·骨空论》），督脉与手、足三阳经会于大椎、百会，与足太阳会于百会、大椎、风府等，与足太阳、阳明会于神庭，与手足阳明会于水沟，与任脉、足阳明会于龈交，与足少阳会于长强，与阳维脉会于风府、哑门，其络脉别走足太阳膀胱经等，故能统帅、总督、调节诸阳经，《奇经八脉考》："督乃阳脉之海。"

2. 督脉与阴经

督脉虽为阳脉之海，但与阴经也有直接或间接的联系，与足厥阴肝经、足少阴肾经、手太阴肺经直接相连，"肝足厥阴之脉……与督脉会于颠"（《灵枢·经脉》），"至少阴，与巨阳中络者，合少阴上股内后廉"（《素问·骨空论》），与足少阴交会于长强，"其支别者……下注肺中，复出太阴"（《灵枢·营气》）。通过手、足三阳经与手、足三阴经间接相联系，这充分体现了督脉的重要性。

3. 督脉与奇经八脉

督脉为奇经八脉之一，与奇经八脉多次交会、联系紧密。与任脉直接相连，交会于龈交，《奇经八脉考》："督入龈交（上齿缝中），与任脉、足阳明交会而终。"与冲、任二脉同起于胞中，与带脉交会于命门，与阳维脉会于风府、哑门，直接参与任督人体小循环，并调节人体奇经八脉。

4. 督之络脉与阳经

督脉的络脉为长强，络脉长强"夹膂上项，散头上，下当肩胛左右，别走太阳，入贯膂"，手足三阳经直接循行于头颈，足太阳经还循行于腰背部，督脉通过络脉在头颈、腰背部加强了与手足三阳经的联系，并增强了对阳经的控制、调节作用。

三、督脉与脏腑

1. 督脉与脏腑比邻

脏腑位于胸腹腔内，督脉沿脊柱循行，其络脉循行于腰背部，与脏腑位置比邻。五脏中肺与肾分别左右对称，位于督脉两侧，心、脾位于督脉左侧，肝位于督脉右侧。六腑中胃、大小肠、三焦、膀胱位于督脉前及两侧，胆位于督脉右侧。五脏位置最上者为肺，最下者为肾，皆位居第二腰椎（命门）以上，可以说脏腑分布于督脉周围，位置比邻本身就是重要关系，督脉躯干上段与心、肺关系密切，中段与脾、胃、肝、胆关系密切，下段与肾、膀胱、大小肠关系密切，督脉与脏腑生理上相互联系，病理上相互影响，且互为治疗，督脉既具有整体治疗作用，又具有近治作用，调理督脉及两侧能治疗相应的脏腑病变，反之调理脏腑也可治疗督脉病变。

2. 督脉通过经络与脏腑相联系

脏腑学说认为，脏腑之间，脏腑与形体、官窍之间的联系是靠经络实现的，脏腑通过经络与督脉相连、相通，其生理功能相互联系，病理相互影响。

（1）肾与督脉相连、相属、相络

《素问·骨空论》："督脉者……至少阴，与巨阳中络者，合少阴上股内后廉，贯脊属肾，与太阳起于目内眦……入循膂，络肾。"《灵枢·经脉》："督脉之别，名曰长强，夹膂上项，散头上，下当肩胛左右，别走太阳。"可见督脉"贯脊属肾""入循膂，络肾"，以靠肾精气的充养，属于肾又络于肾，其经络又与足少阴肾经相合并行，与足太阳膀胱经同起于目内眦、多次与足太阳相交会，且"别走太阳"，而足太阳膀胱经与足少阴肾经相表里，故督脉与足少阴肾经既直接相连，又通过膀胱经间接相连，其经气多渠道相通，所以督脉与肾功能最为相近、关系最为密切、联系最为紧密、影响最为显著，故《黄帝外经解要与直译·任督死生》曰："肾之气必假道于任督，二经气闭，则肾气塞矣；女子不受妊，男子不射精，人道绝矣。然则任督二脉之经络，即人死生之道路也。"督脉与肾的关系还表现在脑，《素问·骨空论》："督脉者……上入络脑。"《难经·二十九难》："督脉者，入属于脑。"督脉络属于脑，而脑髓由肾所主、靠肾精充养，肾精充足，则脑髓、脊髓得养，督脉功能活动正常，如肾中精气不足，则髓失所养，督脉空虚，功能异常。

（2）心与督脉相连

心与督脉直接、间接相连，《素问·骨空论》："其少腹直上者，贯脐中央，上贯心，入喉，"可见督脉的一个分支"贯心"，心与督脉直接相连，经气相通。手太阳小肠经与督脉会于大椎、百会，而手太阳小肠经与手少阴心经相表里，故手少阴心经与督脉间接相连，决定了心与督脉关系紧密，同时心主神志，主管精神、意识、情志活动，而"督脉入络脑"，脑与精神、意识、情志活动密切相关，故督脉也与精神、意识、情志活动有关，可见人体的精神、意识、情志活动即由心所主，又与脑、督脉相关，故心、脑、督脉的生理功能相互联系，病理相互影响，治疗督脉，对心脏也有治疗作用。

（3）肝与督脉相连

肝经与督脉直接、间接相连，关系密切。《灵枢·经脉》："肝足厥阴之脉……与督脉会于颠。"可见督脉与足厥阴肝经"会于颠"，经脉直接相连，经气想通，而且会于元神之府——颠顶（百会穴），此处为前后阴阳中线的分界点，选取此处对调节肝、督脉、阴阳失衡都有较重要意义。足少阳胆经与督脉会于大椎、百会、长强，足厥阴肝经与足少阳胆经相表里，故足厥阴肝经与督脉间接相连。

（4）肺与督脉脉气相通、相连

肺与督脉脉气相通，手太阴肺经与督脉相连，《素问·骨空论》："其少腹直上者，贯脐中央，上贯心入喉，"督脉经过于喉，"喉为肺之门户"，其气上通于喉，督脉与肺气相通。督脉"其支别者入脐中，上循腹里，入缺盆，下注肺中，复出太阴"（《灵枢·营气》），故督脉"支别"与肺直接相连，生理功能相通，病理相互影响，督脉与手阳明经会于大椎、百会、水沟，手太阴肺经与手阳明大肠经相表里，故手太阴肺经与督脉也间接相连，同时肺主气，督脉中的脉气，亦是由肺所主，故督脉脉气的功能，与肺有着重要的关系。

（5）脾与督脉脉气相通

督脉与足阳明胃经会于大椎、百会、神庭、水沟、龈交等，多次交会，足太阴脾经与足阳明胃经相表里，故足太阴脾经与督脉间接相连，经气相通，且脾为后天之本，气血生化之源，督脉经气亦靠脾化生气血的滋养、补充，功能才能正常。脾气健运，则化源充足，督脉气旺；若脾虚化生气血不足，督脉经气得不到充养而空虚，则运行无力，功能减弱而出现病变。

3. 督脉为脏腑背俞之处

督脉循行于后正中线，督脉络脉循行于腰背部，正中线两侧，《灵枢·经脉》："督脉之别，名曰长强，夹膂上项，散头上，下当肩胛左右，别走太阳，入贯膂。"而脏腑十二背俞穴位于后正中线两侧，督脉循行路线位于中线上，人体五脏六腑通过足太阳膀胱经在背部的腧穴而受到督脉经气的影响；同样，脏腑功能的异常也会影响到督脉脉气的运行。脏腑通过十二经脉与督脉有直接、间接的联系，功能相互联系，病理相互影响。

四、督脉与五体

五体，指机体的皮、肉、筋、骨、脉五种组织结构，是构成整个人体的重要组织。五体理论是中医藏象理论中重要的组成部分，既揭示人体内在脏腑与外观形象之间的有机联系，又客观反映出中医学"以象测藏"的认知方法。五体与五脏之间有着特定的对应联系，如《素问·宣明五气》曰："五脏所主，心主脉，肺主皮，肝主筋，脾主肉，肾主骨，是谓五主。"《灵枢·五色》亦云："肝合筋，心合脉，肺合皮，脾合肉，肾合骨也。"生理上，五脏化生的精气，通过经络、血脉滋养五体；病理上，外邪入侵五体，可影响五脏，出现脏腑病证，而五脏功能失常，亦可致五体功能异常，出现五体症状。故调节脏腑，可治疗五体病变，调节五体，也可治疗脏腑等病变。

督脉行于后正中线，其不是一条线，而是一条带，不是后正中部位的浅表，而是深入骨骼及其附属组织，甚至深至接近中心部位，正中部位有五体等组织，这些组织是督脉的物质基础，是督脉的载体，是督脉的功能承载者，也是督脉治疗的承担者，这些五体等组织有皮肤组织，有脊柱、颅骨等骨组织，有棘上韧带、棘间韧带、黄韧带、后纵韧带、前纵韧带、硬脊膜、蛛网膜、软脊膜、硬脑膜、软脑膜、筋膜等筋组织，有脊神经、脑神经、自主神经等神经组织，有血液、脑脊液等体液组织，有肌肉组织，有体腔等空间，还有脑垂体、肾上腺等内分泌器官等等，这些组织通过经络调节、物质交换、结构改变、渗透压、压力、拉力等方式有机结合在一起。督脉功能虽然不能囊括这些组织的全部功能，但是这些组织"精气神"方面的高度提炼和升华。

（一）皮肤

皮肤指身体表面包在肌肉外面的组织，为五体组织之皮，是人体最大的器官，皮肤由表皮、真皮（中胚层）、皮下组织三层组成，也包括汗孔、毫毛等组织，由肺所主。《素问·五脏生成》："肺之合皮也，其荣毛也。"皮肤的纹理及皮肤与肌肉间隙处的结缔组织称之为皮腠，为腠理的组成部分。

1. 护卫机体、抵御外邪

皮肤是体表防御外邪的屏障，靠位于人体浅表的皮部和布散流行于皮部的卫气发挥其防御作用。卫气行于皮毛，帮助皮肤以保护机体，使皮肤发挥抵御外邪的屏障作用。《医旨绪余·宗气营气卫气》："卫气者，为言护卫周身，温分肉，肥腠理，不使外邪侵犯也。"若卫气虚弱，皮肤疏缓，皮腠开，则外邪易于侵袭而致病。《灵枢·百病始生》："虚邪之中人也，始于皮肤，皮肤缓则腠理开，开则邪从毛发入，入则抵深。"

2. 调节津液、维持平衡

汗为津液所化，又是津液代谢的产物。汗主要通过皮肤的汗孔而排泄，以维持体内津液代谢的平衡。《灵枢·本脏》："卫气和则分肉解利，皮肤调柔，腠理致密矣。"卫气功能的强弱，皮肤腠理的疏密，汗孔的开合，都影响机体的津液代谢。如汗出过多必损伤津液，轻则伤津，甚则伤阴、脱津，《灵枢·决气》："津脱者，腠理开，汗大泄。"

3. 调节体温、保持恒定

人体各种生命活动正常进行需要比较恒定的体温做保障，皮肤在体温调节方面起着重要作用，皮肤调节体温通过血管调节体温和通过汗腺蒸发调节，当外界气温较高时，皮肤毛细血管扩张，体表血流量增多，皮肤散热增加，同时人体大量出汗，汗液蒸发过程中可带走身体的部分热量，起到降低体温的作用。气温较低时，皮肤血流减少，汗液蒸发减少，以保护机体的热量。

4.气体交换、协助呼吸

肺合皮毛，皮毛上的汗孔有呼吸吐纳之功，故又称汗孔为玄府。人体毛孔每时都在呼吸吐纳，进行着机体内外的气体交换，协助肺的呼吸。

5.反映病候、协助诊断

皮部分属于十二经脉，而十二经脉又"内属于脏腑"。所以，皮部感邪，可通过经络内传脏腑，而脏腑、经络的病变也能反映到相应的皮部，通过皮肤的改变，可以帮助诊断内脏病变。

（二）肌肉

肌肉为五体组织之肉，由脾所主、脾运化的气血充养。肌肉有主司运动、保护脏器、构成体壁、保护体温等作用。《灵枢·经脉》曰："肉为墙。"

1.颈项部肌肉

颈项部肌肉有头后大、小直肌，头上、下斜肌，颈回旋肌，颈多裂肌，颈半棘肌，头最长肌等。

2.棘突间肌

棘突间肌位于棘间韧带两侧相邻棘突间，和相邻棘突相连，收缩时可固定相邻棘突并后伸腰椎，受脊神经后内支支配。

3.多裂肌

该肌肉起于横突，肌纤维短而略斜，向内上斜跨2~4个椎骨，止于棘突根部，附着于棘突两面的沟内，在半棘肌的深层，整段脊柱都有，单侧收缩可使躯干向同侧侧屈并转向对侧。受脊神经后支支配。

4.回旋肌

较短，起于下一椎骨横突及根部，向内上只斜跨一个椎骨，止于上一椎骨棘突根部，附着于多裂肌的内面。单侧收缩可使躯干向同侧侧屈并转向对侧，受脊神经后支支配。

（三）筋

筋有连结作用，大到骨节、脏器、肌肉，小到各个部位微细结构，如神经束、细胞等，都有筋连接，此外还有协助运动的作用。

1.额顶枕区筋

颅顶部前起眶上缘，后抵上项线和枕外隆凸，覆盖此区的软组织，由浅入深可分为：皮肤、浅筋膜、帽状腱膜及额枕肌、腱膜下组织和颅骨外膜等5层。其中浅部的三层紧密相连，不易分开，故总称为头皮。颅内有硬脑膜、蛛网膜、软脑膜等。

（1）浅筋膜：由致密的结缔组织和脂肪组织构成，结缔组织形成许多垂直的小梁并将脂肪组织分成小格，小格内有血管和神经等。

（2）帽状腱膜：腱膜坚韧致密，前续额腹，后连枕腹。两侧逐渐变薄续于颞筋膜浅层。

（3）腱膜下疏松组织：是帽状腱膜与颅骨膜之间的疏松组织层，又称腱膜下间隙。此间隙在颅顶部范围很广，向前达眶部，向后达上项线。间隙内有若干导管与颅内静脉窦相通。

（4）颅骨外膜：薄而致密，与各块骨间借结缔组织相连，由纤维结缔组织构成，含有丰富的神经、血管，对骨的营养、再生和感觉具有重要作用。

（5）硬脑膜

硬脑膜是一厚而坚韧的双层膜。外层是颅骨内面的骨膜，仅疏松地附于颅盖，特别是在枕部与颞部附着更疏松，称为骨膜层。但在颅的缝和颅底则附着更牢固，很难分离。颅内无硬膜内腔。硬脑膜内层较外层厚而坚韧，与硬脊膜在枕骨大孔处续连，称为脑膜层。主要作用是保护大脑。

（6）脑蛛网膜

脑蛛网膜薄而透明，无血管和神经，包绕整个脑，但不深入脑沟内。该膜与硬脑膜间为潜在的间隙，易分离；与软脑膜之间有许多结缔组织小梁相连，其间为蛛网膜下隙，内含脑脊液和较大的血管。该隙通过枕骨大孔处与脊髓蛛网膜下隙相通。主要作用就是保护和支持脑。

（7）软脑膜

软脑膜是紧贴于脑表面的一层透明薄膜，并伸入沟裂。脑的血管在软脑膜内分支呈网，并进入脑实质浅层，软脑膜也随血管进入至脑实质一段。由软脑膜形成的皱襞突入脑室内，形成脉络丛，分泌脑脊液。软脑膜有丰富的血管，对脑有营养作用，还有保护作用。

2. 脊柱部筋

脊柱部筋包括棘上韧带、项韧带、棘间韧带、黄韧带、后纵韧带、前纵韧带、硬脊膜、蛛网膜、软脊膜、筋膜等。

（1）棘上韧带

棘上韧带，是架在各椎骨棘突尖上的索状纤维软骨组织。起自第7颈椎棘突，止于骶中嵴。棘上韧带在颈部特别发达，构成颈部两侧肌肉之间的中膈，故称项中膈或项韧带。棘上韧带是由腰背筋膜、背阔肌、多裂肌的延伸（腱膜）部分组成，作用是与弓间韧带一起在棘间韧带帮助下限制脊柱过度前屈。棘上韧带与棘间韧带有脊神经后支的神经末梢分布，是极敏感的组织，一旦受到损伤，可通过脊神经后支传入中枢，引起疼痛。

（2）项韧带

在颈部，从颈椎棘突尖向后扩展成三角形板状的弹性膜层，称为项韧带。项韧带常被认为与棘上韧带和颈椎棘突间韧带同源，向上附着于枕外隆凸及枕外嵴，向下达第7颈椎棘突并续于棘上韧带，是颈部肌肉附着的双层致密弹性纤维隔，项韧带的主要作用为限制脊柱的前屈，枕外隆凸及枕外嵴为高应力点，也是治疗的主要部位。

（3）棘间韧带

棘间韧带位于相邻椎骨棘突间，前与黄韧带融合，后移行于棘上韧带。棘间韧带薄而无力，其在腰部逐渐增厚。可对抗直立时肌肉的过度收缩，并有稳定腰椎的作用。

（4）黄韧带

黄韧带分左右两半，上方附着在上位椎板的前下方，下方附着在下位椎板的上缘。韧带内侧缘在中线上留有小孔，有静脉通过。外侧缘到达关节突，在腰部最发达，可达椎间孔的后缘。黄韧带增厚，可使椎管管腔减小及椎间孔缩小，从而压迫脊神经根产生临床症状。黄韧带的作用是协助围成椎管，保护脊髓，并限制脊柱过度前屈。

（5）后纵韧带

后纵韧带位于椎管内椎体的后方，窄而坚韧。为脊柱的长韧带，起自枢椎并与覆盖枢椎椎体覆膜相续，下达骶骨，与椎间盘纤维环及椎体上下缘紧密连接，而与椎体结合较为疏松，有限制脊柱过度前屈的作用。其长度与前纵韧带相当，与椎体相贴部分比较狭细，但在椎间盘处较宽，后纵韧带可限制脊柱过分前屈及防止椎间盘向后脱出的作用。

（6）前纵韧带

前纵韧带是位于所有椎体和椎间盘前面的纵长韧带，上起于枕骨大孔前缘，下至第 1 或 2 骶椎，韧带的宽窄厚薄各部有所不同，前纵韧带内层纤维与椎间盘外层纤维和椎体的骺环相连，但并不进入椎体，前纵韧带整个看来是一条长而宽的纤维带，非常坚强。前纵韧带有防止脊柱过度后伸的作用。

（7）硬脊膜

硬脊膜由致密结缔组织构成，厚而坚韧，形成一长筒状的硬脊膜囊。上方附于枕骨大孔边缘，与硬脑膜相续，向下在平第 2 骶椎高度形成一盲端，并借终丝附于尾骨。硬脊膜囊内有脑脊液、脊髓和 31 对脊神经根，每对脊神经根穿硬脊膜囊时被包裹形成神经外膜，并与椎间孔周围的结缔组织紧密相连，起固定作用，并有保护脊髓的作用。

（8）蛛网膜

蛛网膜由很薄的结缔组织构成，蛛网膜是一层半透明的膜，处于硬脊膜和软脊膜之间。蛛网膜的外面是硬膜外腔，里面是蛛网膜下腔，位于硬脊膜深部，其间有潜在性腔隙为硬膜下腔。蛛网膜有保护脊髓的作用。

（9）软脊膜

软脊膜柔软并富含血管，与脊髓表面紧密相贴。在前正中裂和后正中沟处有纤维或膜与脊髓相连，分别称为软脊膜前纤维索和后纤维隔。软脊膜有保护脊髓的作用。

（10）筋膜

筋膜主要分为浅筋膜、深筋膜。浅筋膜包裹着全身。浅筋膜又称皮下筋膜，位于真皮之下，包被全身各部，由疏松结缔组织构成，浅筋膜对其深部的肌肉、血管和神经有一定的保护作用，某些部位的浅筋膜对外来加压能起缓冲作用。深筋膜，又称固有筋膜，由致密结缔组织构成，位于浅筋膜的深面，坚韧，包被体壁、四肢的肌肉和血管神经，具有保护肌肉免受摩擦和约束肌肉的活动，并分隔肌群或肌群中的各间肌，以保证肌群和各间肌能单独进行活动。深筋膜在腕踝部可增厚形成支持带，对经过其深部的肌腱有支持和约束作用，并能改变肌力的牵引方向，有调节肌力的作用。

人体的筋膜层相互连接，这种连续性意味着某一位置张力或压力的改变都会通过全身组织而体现出来，筋膜的这种特性对静止、运动和机械应力的生理反应具有极为重要的意义，筋膜的连续性、液体的连续性和器官共同的起源是人体整体性的标志。当筋膜的任何一处受到刺激，出现功能不良时，身体必将做出代偿。通常受刺激的筋膜会变得僵硬，会对身体的其他部位产生拉力，治疗一处，会对身体的其他部位产生良性刺激，促使力恢复平衡。

①颈部筋膜

项区的筋膜分为浅深两层，浅层包绕斜方肌和胸锁乳突肌，形成两肌的鞘；向后附着于项韧带及第 7 颈椎棘突，向前在正中线两侧彼此延续；向上附于颈上界的骨面；向下附于颈、胸交界处的骨面。其深层即称项筋膜，位于斜方肌深面，包裹夹肌和半棘肌，包裹并支持颈部肌肉、神经、血管、淋巴结、咽、气管、食管等，颈深筋膜的最外层为封套层，形成一完整的被膜，上附于下颌骨下缘，随后附着于颧弓、乳突、上项线、枕外隆凸，后方附着于颈椎棘突、项韧带，向下移行为胸腰筋膜后层。

②腰背筋膜

腰背筋膜又称胸腰筋膜，其作为支持带包裹竖脊肌和多裂肌等，腰背筋膜与腱膜均起自胸部，止于骶部的骶骨；浅层起止于棘突与棘上韧带、骶中嵴、髂后上棘与骶髂关节内侧缘。腰背筋、腱膜结构坚韧，有前、中、后三层，腰背筋、腱膜后层覆盖于背部，后层可进一步分为深浅两层，浅表为背阔肌的腱膜，其纤维从背阔肌附着的外侧缝向内下到达棘突；深层与浅层融合其纤维以相反方向与浅层交叉。这二层共同形成强健的三角形结构。内侧附于棘突和棘上韧带，上方与夹肌的筋膜交织，下方附于骶骨并与臀肌的筋膜交织，外侧附于肋和髂骨的髂嵴中部；腰背筋、腱膜中层由强健的横行纤维组成，内侧附于腰椎横突，外侧附于第 12 肋和腹横肌，在外侧中央成为腹内斜肌的起点。腰背筋膜前叶最深，覆盖腰方肌，附着在竖脊肌、腹内斜肌、下后锯肌、骶棘韧带、骶髂关节后韧带、髂嵴和腰椎横突前部、髂骨和髂腰韧带等处。腰背筋膜在腰椎横突附近增厚，形成联合部；在 $L_{4、5}$~S_1 段，其横行纤维与中线部结构相连紧密。

腰背筋、腱膜及肌肉和韧带系统共同参与胸腰活动的控制，在传导和分散自上身体重量经骶髂关节至骨盆和下肢过程中起着重要作用。

（四）神经组织

神经组织属五体之筋的范围，神经组织有脊神经、脑神经、自主神经等，神经组织与小周天均为人体的调节系统，但二者结构不同、功能活动不同、调节方式不同，同时又有密切联系，有些功能重叠，脑神经、脊神经与督脉有某些相似。

1. 脑神经

脑又可分为脑干、小脑、间脑和大脑 4 部分。其中脑干自下而上由延髓、脑桥和中脑组成；间脑主要包括丘脑和丘脑下部。脑有主宰生命活动、主管精神意识和感觉运动的作用。

2. 脊髓神经

脊髓位于椎管内，上端在平齐枕骨大孔处与延髓连接，下端缩小为脊髓圆锥，向下延为细长的终丝，称为马尾。在前、后外侧沟有成列的根丝出入，分别组成前后神经根各 31 对。前根由运动纤维组成，后根由感觉纤维组成，前、后根在椎间孔处合成脊神经。每一个后根与前根合并之前，形成一个膨大，称脊神经节。与每对脊神经前、后根相对应的脊神经节段有 31 节段。脊髓有两处膨大：颈膨大（C_5~T_2），发出支配上肢的神经；腰膨大（L_1~S_2），发出支配下肢的神经。

3. 脊神经

脊神经的前、后根分别依次由神经小束（神经丝）、神经亚束、神经束组成。脊神经由与脊髓相连的前根和后根在椎间孔合并而成。脊神经的前根，也称腹侧根或运动根，属运动性，由位于脊髓灰质前角和侧角（C_8~L_3）及骶髓副交感核（S_{2-4}）的运动神经元轴突组成。后根属感觉性，由脊神经节内假单极神经元的中枢突组成，也称脊侧根或感觉根，每一个后根有一个脊神经节，与同一脊髓节段相连的前、后根在同一水平面上。脊神经前、后根走出椎管时被脊髓硬脊膜、蛛网膜囊突出的鞘所包绕，称为脊膜袖，而硬膜囊外的脊神经则称为"神经根"，脊神经根共 31 对，计有颈神经 8 对，胸神经 12 对，腰神经 5 对，骶神经 5 对，尾神经 1 对。脊神经向远端走行，在出椎间孔处分为前支、后支、脊膜支、交通支等，支配相应的功能。

（1）前支：脊神经前支除第 1、2 脊神经前支较细小外，其余均粗大，分布于躯干前外侧部和四肢的皮肤及肌肉，为脊神经的主要部分。在人类除胸神经前支保持着明显的节段性外，其余脊神经的前支则交织成丛，然后再分支分布。脊神经前支形成的丛计有颈丛、臂丛、腰丛和骶丛。

（2）后支

脊神经的后支 31 对，后支细短，各脊神经后支均较前支细小，出椎间孔后，在相邻横突之间再分为内、外侧支，支配该区的皮肤和肌肉。多数脊神经后支在分布上呈较明显的节段性，分布于项背腰部的肌肉及皮肤。

（3）脊膜支

脊膜支也称窦椎神经，在脊神经分为前支和后支之前分出，返回椎管在椎管内，脊膜支分为升支和降支，相邻的升降支相互吻合，形成脊膜前后丛，分布于脊膜，脊膜支分出细支与邻近的交感干神经节相连，脊膜支分布于硬脊膜、椎骨韧带及脊髓血管。

（4）交通支

在脊神经前支起始处的附近，有与交感干神经节相连的交通支，交通支有两种：白交通支：为第1胸神经至第3腰神经前支的小分支，联结相应的交感干神经节，白交通支由有髓纤维组成。灰交通支：每一脊神经前支接受来自相应交感干神经节的小分支，主要由无髓纤维组成，这些灰交通支到达脊神经后，随脊神经及其分支分布于全身的血管、淋巴管、腺体及竖毛肌。

4. 自主神经

又称自主神经系统、内脏神经系统，包括中枢自主神经系统和周围自主神经系统。中枢自主神经系统包括大脑皮质、下丘脑、脑干的核及脊髓各个阶段的侧角，周围自主神经系统包括交感神经、副交感神经节前纤维、节后纤维及内脏神经节。由支配在功能上大多不受人们主观意志所能控制的平滑肌、心肌和内外分泌腺体等器官或脏器的神经网络所组成。分布于各内脏器官、各血管壁，支配、调节着各内脏器官的功能、各血管的血液供应，自主神经功能紊乱则内脏器官的功能、血管的血液供应受到影响，出现相应的病变，故调节自主神经，恢复其正常的生理功能，是治疗内脏器官、血液供应障碍病变的主要方法。

（五）骨组织

骨组织为五体组织之骨，与督脉有关包括脊柱、颅骨。骨有储藏脑、脊髓、骨髓、支持形体、保护内脏、主管运动的作用。

1. 脊柱

脊柱为身体的支柱，脊柱是躯干的中轴和支柱，上承颅，下接下肢，似支架，悬挂着胸壁、腹壁，身体的重量和所受的震荡由此传至下肢，脊柱由脊柱骨和椎间盘构成，是一既柔软又能活动的结构。

脊柱由7块颈椎、12块胸椎、5块腰椎、1块骶骨和1块尾骨借椎间盘、韧带和关节等连接而成。脊柱内有椎孔连成的椎管，容纳脊髓，脊髓与脊柱的关系密切，脊柱在形态结构上的变化，必然会影响到脊髓。两侧有2对椎间孔，为脊神经和血管的通道。脊柱前面由椎体堆积而成，前与胸腹内脏临近，保护脏器及其神经、血管。脊柱在矢状位上有四个生理性弯曲，即突向前的颈曲和腰曲；突向后的胸曲和骶曲。颈曲和腰曲是生后发育过程中，随着抬头、站立和行走而逐渐形成的。这些弯曲使脊柱具有弹性，对步行或跳跃中所产生的震动起缓冲作用，并有利于维持身体的平衡。相邻两个椎骨之间的运动幅度很小，但是这些微小的运动总合起来，便使脊柱具有很大的活动范围，沿冠状轴能作前屈后伸运动；沿矢状轴能做侧屈运动；沿垂直轴能做旋转运动。这些运动主要通过颈部和腰部进行，故损伤也多见于这两个部分。

棘突为脊椎髓弓中央的刺状或棱鳞形的背部隆起部，为脊柱的重要组成部分，两棘突之间的间隙为棘突间，棘突位于椎板连接处，突向后方，具有杠杆作用，肌肉、韧带附着其上，增加脊柱的坚固性和稳定性。附着处为高应力点，易于损伤，为病变部位，也为治疗部位。

2. 枕骨

枕骨位于颅的后下方，前下部有枕骨大孔，以此孔分四部，后为鳞部，前为基底部，两侧为侧部。又称山骨、玉枕骨、乘枕骨、后枕骨。《医宗金鉴·周身名位骨度·枕骨》："枕骨者，脑后骨之下隆起者是也。其骨或棱，或平，或长，或圆不一。"

枕骨的内面：枕骨大孔向前上为斜坡，枕骨大孔的前外侧有舌下神经管。在枕骨大孔后方有枕内嵴向后上延伸至枕内隆凸，其上方有矢状沟，两侧有横沟。

枕骨外面：在枕骨大孔两侧有枕骨髁。大孔前方有隆起的咽结节，大孔后方有枕外嵴、枕外隆凸，有项韧带附着，为应力比较集中的部位，隆凸向两侧有上项线，其下方有与之平行的下项线，均为肌肉、筋膜、韧带等附着处。枕骨有容纳、保护脑神经，传递颅内外力、信息等作用。

枕部为肌肉、筋膜、韧带等附着处，是应力比较集中之处，有人体重要的穴位，枕骨是中医养生保健的一个重要部位，常使用"鸣天鼓"的方式进行保健。也为针灸治疗的主要部位。

（六）体液

体液为五体组织脉的范畴，体液具有运行气血、传递信息的作用，参与人体的调节。

1. 脑脊液

脑脊液为无色透明的液体，充满在各脑室、蛛网膜下腔和脊髓中央管内。脑脊液由脑室中的脉络丛产生，与血浆和淋巴液的性质相似，略带黏性。脑脊液属于细胞外液。脑脊液不断产生又不断被吸收回流至静脉，在中枢神经系统起着淋巴液的作用，它供应脑细胞一定的营养，运走脑组织的代谢产物，调节着中枢神经系统的酸碱平衡、压力平衡，并缓冲脑和脊髓的压力，对脑和脊髓具有保护和支持作用。

2. 血液

（1）大脑血供

大脑动脉：人脑的血液供应非常丰富，在安静状态下仅占体重2%的脑，大约需要全身供血总量的20%左右，所以脑组织对血液供应的依赖性很强，对缺氧十分敏感。脑、脸和头皮的血液主要由双侧的颈动脉系统和椎动脉系统。脑组织由四条大动脉供血，即左右两条颈内动脉构成的颈内动脉系统和左右两条椎动脉构成的椎 – 基底动脉系统。脑部血液供应量约80%~90%来自颈内动脉系统，10~20%来自椎 – 基底动脉系统。

大脑静脉：大脑静脉主要引流大脑深部的静脉血流，由大脑大静脉与直窦组成。

（2）脊髓血供

脊髓动脉：脊髓的动脉血液供应有两个来源：一为脊髓前动脉和脊髓后动脉，均发自椎动脉，形成血管链，另为来自一些节段性动脉（肋间后动脉和腰动脉等）的脊髓支。

脊髓静脉属于椎静脉系，分布与动脉相似。

（六）体腔

体腔虽然为中空，但为气血运行的通道，属于五体组织的范畴，参与人体调节。

1. 椎管

全部椎骨的椎孔共同串成一条管称为椎管，上接枕骨大孔与颅腔相通，下达骶管裂孔而终。椎管壁构成的椎管是一骨纤维性管道，其前壁由椎体后面、椎间盘后缘和后纵韧带构成，后壁为椎弓板、黄韧带和关节突关节，两侧壁为椎弓根和椎间孔。椎管骶段由骶椎的椎孔连成，为骨性管道。椎管内容有脊髓、脊髓被膜、脊神经根、血管及少量结缔组织等。

2. 体腔

（1）胸腔由胸廓与膈围成，上界为胸廓上口，与颈部相连，下界以横膈膜与腹腔分隔。胸腔内有心、肺等器官。

（2）腹腔上有横膈膜与胸腔隔开，下连盆腔，前面和两侧是腹壁，后面是脊柱和腰部肌肉。容纳胃、肠、胰、肾、肝、胆、脾等器官。男性腹腔完全封闭，女性通过输卵管、子宫和阴道与外界相通。

（3）盆腔为人体骨盆内部的空腔，泌尿器官及女子子宫、卵巢等都在腔内。女性盆腔范围包括生殖器官（子宫、输卵管、卵巢）、盆腔腹膜和子宫周围的结缔组织等。

3. 脊膜腔

（1）硬膜外腔

位于椎管骨膜与硬脊膜之间的窄隙，其内填有脂肪、椎内静脉丛和淋巴管，并有脊神经根及其伴行血管通过，呈负压。此腔上端起自枕骨大孔高度，下端终于骶管裂孔，由于硬脊膜附于枕骨大孔边缘，故此腔不通颅内。硬膜外腔被脊神经根划分为前、后二腔。前腔窄小，后腔较大，内有脂肪、静脉丛和脊神经根等结构。在中线上，前腔有疏松结缔组织连于硬脊膜与后纵韧带，后腔有纤维隔连于椎弓板与硬脊膜后面。

（2）硬膜下腔

硬膜下腔就是指硬脑膜和硬脊膜与蛛网膜之间的微小腔隙，较硬膜外腔容量小，含有少量浆液。

（3）蛛网膜下腔

在脊髓的蛛网膜和软脊膜之间有一宽大的间隙，名叫蛛网膜下腔，腰部最大，内含脑脊液。

管腔容纳、保护内容物，也为力、信息传导的通道。

（七）内分泌腺

内分泌腺虽为后正中部位及其附近的组织器官，其功能似脏腑，既参与脏腑的调节，也参与经络、任督二脉的调节。

1. 垂体

垂体位于丘脑下部的腹侧，为一卵圆形小体。垂体可分为腺垂体和神经垂体两大部分。垂体是身体内最复杂的内分泌腺，所产生的激素不但与身体骨骼和软组织的生长有关，且可影响内分泌腺的活动。它分泌生长激素、促甲状腺激素、促肾上腺皮质激素、促性腺素、催产素、催乳素、黑色细胞刺激素等多种激素，还能够贮藏并释放下丘脑分泌的抗利尿激素。这些激素对代谢、生长、发育和生殖等有重要作用。

2. 胰腺

胰腺位于胃后方，相当第一、二腰椎高度，横位于腹后壁，重约 65~75g，分头、体、尾三部。胰头膨大，被十二指肠所包绕，胰体占胰的大部分，胰尾末端朝向左上方，与脾相触。胰腺分为外分泌腺和内分泌腺两部分。外分泌腺由腺泡和腺管组成，腺泡分泌碳酸氢钠、胰蛋白酶原、脂肪酶、淀粉酶等。胰液通过胰腺管排入十二指肠，有消化蛋白质、脂肪和糖的作用。内分泌腺由大小不同的细胞团 – 胰岛所组成，胰岛主要由 4 种细胞组成：A 细胞、B 细胞、D 细胞、PP 细胞。A 细胞分泌胰高血糖素，升高血糖；B 细胞分泌胰岛素，降低血糖；D 细胞分泌生长抑素，以旁分泌的方式抑制 A、B 细胞的分泌；PP 细胞分泌胰多肽，抑制胃肠运动、胰液分泌和胆囊收缩。

3. 肾上腺

肾上腺位于两侧肾脏的上方。腺体分肾上腺皮质和肾上腺髓质两部分，周围部分是皮质，内部是髓质。肾上腺皮质分泌的皮质激素分为三类，即盐皮质激素、糖皮质激素和性激素。盐皮质激素调节机体水盐代谢，糖皮质激素为一类甾体激素，主要为皮质醇，具有调节糖、脂肪和蛋白质的生物合成和代谢的作用，还具有抑制免疫应答、抗炎、抗毒、抗休克作用，性激素具有促进性器官成熟、副性征发育及维持性功能等作用。肾上腺髓质分泌肾上腺素和去甲肾上腺素，肾上腺素的主要功能是作用于心肌，使心跳加快、加强；去甲肾上腺素的主要作用是使小动脉平滑肌收缩，从而使血压升高。

五、督脉的功能

1. 督脉总督一身之阳经

督脉在循行的过程中，与手三阳经（手太阳、手少阳、手阳明）、足三阳经（足太阳、足少阳、足阳明）和阳维脉相交会，督脉又位居阳位，有调节诸阳经的作用，能总督一身之阳经，故有"阳脉之海"之称，能统帅人体阳气。《奇经八脉考》"督乃阳脉之海"，正如《十四经发挥·十四经脉气所发》所言："督之为言，都也，行背部之中行，为阳脉之都纲。""又云阳脉之海者，以人之脉络，迴流于诸阳之分，譬犹水也，而督脉则为之都纲，故曰阳脉之海。"

《素问·生气通天论》："阳气者，若天与日，失其所，则折寿而不彰。故天运当以日光明，是故阳因而上，卫外者也。"是指阳气对于人体，就像天和太阳的关系一样，阳气受到损伤，失去功能活动，就会影响寿命，所以就像天地万物的运行生长离不开太阳的照耀一样，人也离不开阳气的温煦，离不开阳气的护卫肌表、抵御外邪入侵的功能，如果督脉总督的阳气受到损伤，护卫肌表、抵御外邪的功能不足，则邪气乘虚入侵，出现临床各种症状。

2. 运行气血、温养机体

全身各组织器官的功能活动，全靠气血的滋润、濡养，而经络具有运行气血、濡养全身的作用。督脉参与十二经气血运行，与其他经络相比，在气血运行中起着更为重要的作用，尤其对于大脑、脊髓的滋润、濡养作用更为明显。督脉主升，其气以上升为顺，利于充养脑、脊髓等。

督脉位于头、脊柱后正中线上，居阳位，主管阳气，调节阳气的功能活动，《素问·生气通天论》："阳气者，精则养神，柔则养筋。"是指阳气有气化温养功能，人体的神，赖阳气以温养，才能保持正常的精神、意识、思维活动，才能精神饱满、思维敏捷、头脑灵活、记忆力强；人体的筋，亦需要阳气的温养，才能舒展有序、屈伸自如、强健有力，整个人体组织器官，皆需要阳气的这一功能。阳气亏虚患者常见精神萎靡不振、思维迟钝、倦怠乏力、四肢不温、形寒肢冷、蜷缩、苔白、脉细等。可见无论人之形或神，都离不开阳气，都需要依靠督脉运行气血、调节阳气的功能。

3. 反应证候、传注病邪

督脉为运行气血的通道，督脉温运正常，则通道通畅，功能活动如常，如果督脉失常，温运不畅，经脉瘀滞，除表现人体功能活动失常外，还会出现督脉本身的外在异常，出现颈、背、腰后正中线部位压痛、高起、凹陷、皮肤粗糙、增厚、色素沉着、出血点等，根据外在异常可以确定疾病的证候，其外在异常程度也反映疾病的轻重，其位置也反映疾病的位置，这也是小周天疗法诊断疾病的依据。

督脉具有运输、传导的作用，不但为运行气血的通道，也为病邪传遍的通道。外邪侵袭督脉，沿着督脉循行，通过督脉可以上传于元神之府，出现精神、神志异常，也可外传躯干、内传内脏，下传四肢，出现其功能活动的异常，内部病邪，也可传注督脉，并沿着督脉循行传注，出现相应的临床表现。

4.调节机体、平衡阴阳

正常人体的生理功能，是左右、前后、内外等人体组织、器官、脏腑保持动态平衡，生理功能才能正常，如《素问·生气通天论》云："阴平阳秘，精神乃治。"《素问·生气通天论》："凡阴阳之要，阳密乃固。"可见阴阳平衡协调的关键，就是阳气的固密，就是督脉的功能正常，只有阳气的固密功能好了，阴气才能固守在内，阴阳平衡，功能活动正常。疾病的发生、发展，是由于各种致病因素侵袭，使机体的阴阳消长失去相对平衡而造成的，《素问·生气通天论》："凡阴阳之要，阳密乃固，两者不和，若春无秋，若冬无夏。"左右、前后、内外等阴阳失去平衡，就产生疾病，任何疾病，尽管它的临床表现错综复杂多样，均可以阴阳作为辨证的总纲，阴阳失于协调平衡为疾病的总病机，调整阴阳乃是临床防治疾病的根本法则之一，《素问·至真要大论》又云："谨察阴阳所在而调之，以平为期。"而督脉位于后正中线上，为人体左右阴阳的分界线，是"谨察阴阳所在"，调节机体阴阳具有无可比拟的位置优势，为调节阴阳失衡的首选部位、理想部位、关键部位，也是主要部位。《素问·骨空论》："督脉生病治督脉，治在骨上，甚者在脐下营。"小周天疗法选取三关等关窍为主要调节部位，其调节部位，不但是棘突间凹陷处的穴位，而更是较高处骨面，病情较重者，还要取前正中线下丹田处穴位，与人体平衡阴阳相一致。

第二章　任脉

一、任脉的循行

《素问·骨空论》："任脉者，起于中极之下，以上毛际，循腹里，上关元，至咽喉，上颐，循面入目……任脉为病，男子内结七疝，女子带下瘕聚。"

《灵枢·五音五味》："冲脉任脉皆起于胞中，上循背里，为经络之海，其浮而外者，循腹右上行，会于咽喉，别而络唇口。"

《难经·二十八难》："任脉者，起于中极之下，以上毛际，循腹里，上关元，至咽喉。"

《灵枢·经脉》："任脉之别，名曰尾翳，下鸠尾，散于腹。实则腹皮痛，虚则痒瘙，取之所别也。"

《黄帝外经解要与直译·任督死生》："任脉起于中极之下，以上毛际，循腹里，上关元，至咽咙，上颐循面，入目眦，此任脉之经络也。"

《奇经八脉考》："任为阴脉之海，其脉起于中极之下，少腹之内，会阴之分（在两阴之间），上行而外出，循曲骨（横骨上毛际陷中），上毛际，至中极（脐下四寸，膀胱之募），同足厥阴、太阴、少阴并行腹里，循关元（脐下三寸，小肠之募，三阴、任脉之会），历石门（即丹田，一名命门，在脐下二寸，三焦募也）、气海（脐下一寸半宛宛中，男子生气之海），会足少阳、冲脉于阴交（脐下一寸，当膀胱上口，三焦之募），循神阙（脐中央）、水分（脐上一寸，当小肠下口），会足太阴于下脘（脐上二寸，当胃下口），历建里（脐上三寸），会手太阳、少阳、足阳明于中脘（脐上四寸，胃之募也），上上脘（脐上五寸），巨阙（鸠尾下一寸，心之募也），鸠尾（蔽骨下五分）、中庭（膻中下一寸六分陷中）、膻中（玉堂下一寸六分，直两乳中间）、玉堂（紫宫下一寸六分）、紫宫（华盖下一寸六分）、华盖（璇玑下一寸）、璇玑（天突下一寸），上喉咙，会阴维于天突、廉泉（天突在结喉下四寸宛宛中，廉泉在结喉上，舌下，中央），上颐，循承浆，与手足阳明、督脉会（唇下陷中）。环唇上，至下龈交，复出分行，循面，系两目下之中央，至承泣而终。目下七分，直瞳子陷中，二穴。凡二十七穴。"

任脉循行路线：任脉起于胞中，下出于会阴，经阴阜，沿腹部正中线上行，经关元、神阙、中脘等，过胸正中膻中，经咽喉部（天突穴），到达下唇内，左右分行，环绕口唇，交会于督脉之龈交穴，再分别通过鼻翼两旁，上至眼眶下（承泣穴），交于足阳明经（图 2-1）。任脉分支，由胞中贯脊，向上循行于背部，以加强任、督二脉的联系。任脉之络脉布散于腹部，以加强任脉与腹部脏腑、经络、组织的联系，使其调节作用作用更强。《灵枢·经脉》："任脉之别，名曰尾翳（鸠尾），下鸠尾，散于腹。"

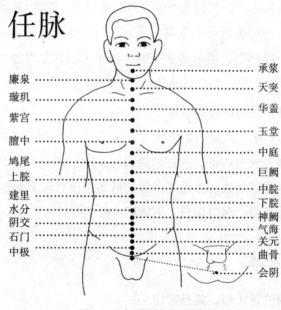

图 2-1　任脉循行及腧穴

二、任脉与经络

任脉为经络系统主要组成部分之一，与经络关系密切，尤其是阴经，决定了任脉具有调节阴经及其余奇经八脉的作用。

1. 任脉统帅诸阴经

任脉行于前正中线，手三阴经起于胸中，从胸至手，足三阴经起于足，由足至腹，手足三阴经在胸腹部与任脉贯通，任脉多次与阴经、阴维脉交会，如任脉与足三阴经会于中极、关元；与足太阴经会于下脘、膻中；与足少阴经交会于膻中等，其络脉"散于腹"，故任脉为阴脉之海，统摄阴经。

2. 任脉与阳经交会

任脉虽为阴经之海，但与阳经也有直接或间接的联系，与足阳明经交会于中脘、承浆，与手太阳经、手少阳经交会于中脘、膻中，与手阳明大肠经交会于承浆，与督脉同起胞中等，任脉还通过手足三阴经与手足三阳经间接相连，故任脉与阳经多次直接、间接交会，关系紧密，对阳经也有一定的调节作用。

3. 任脉与奇经八脉交会

任脉为奇经八脉之一，与其余奇经八脉联系较多、多次交会，如任脉与冲脉、督脉同起于胞中，与阴维脉会于廉泉、天突，与冲脉交会于关元，与督脉交会于承浆，与带脉交于腹部等，通过多次交会，密切了与其他奇经八脉的关系，具有调节其他奇经八脉的作用，为奇经八脉的调节经脉之一。

4. 任脉之络脉加强与阴经的联系

任脉的络脉为鸠尾，鸠尾"散于腹"，足三阴经直接循行于腹，手三阴经下络大肠、小肠、三焦，通过腹部，故任脉除直接、间接通过经脉与手足三阴经相交外，还通过络脉在腹部加强与手足三阴经的联系，使其调节阴经的功能更强。《灵枢·经脉》："任脉之别，名曰尾翳，下鸠尾，散于腹。"

三、任脉与脏腑

1. 任脉与脏腑位置比邻，关系密切

任脉循行于前正中线上，比邻胸腹部，而脏腑位居胸腹腔内，故任脉与脏腑相邻，气血相通，关系密切，任脉胸部与心肺关系密切，任脉腹部与脾胃、肝胆关系密切，任脉小腹部与肾、膀胱、大小肠关系密切，故能调节脏腑病证。

2. 任脉为脏腑之募汇集之处

任脉是脏腑经气汇集之处，脏腑经气汇集于胸腹部的腧穴称为募穴，任脉有六个募穴，其气直接相通，分别是：中极穴（膀胱募穴），关元穴（小肠募穴），石门穴（三焦募穴），中脘穴（胃募穴），巨阙（心募穴），膻中（心包募穴）。

其他脏腑的募穴为双穴，也都位居任脉的两旁，且对称分布，中线正好为任脉，故任脉通过募穴与脏腑之气相通，能调节脏腑的功能。

3. 任脉通过经络与脏腑直接相连

任脉与脾、肝、肾经交会于中极、关元，与脾经还交会于下脘、膻中，与肾经交会于膻中，与足阳明胃经交会于中脘、承浆，与手太阳小肠经、手少阳三焦经交会于中脘、膻中，与手阳明大肠经交会于承浆。任脉之络脉鸠尾"散于腹"，与腹部脏腑相连。

4. 任脉为腑、气聚会之处

任脉还是腑、气的精气聚会之处，八会穴有中脘、膻中，中脘为腑的会穴，膻中为气的会穴，具有调节六腑、气机的功能。

四、任脉与五体

任脉行于前正中部位，其不是一条线，而是一条带，不是前正中部位的浅表，而是深入内部组织，甚至深至接近中心部位，与任脉有关的前正中部五体组织有皮肤组织、骨组织、肌肉组织、筋膜组织、神经组织、内分泌组织等，这些组织通过经络调节、物质交换、结构改变、渗透压、压力、拉力等有机结合在一起，为任脉功能活动的物质基础，是任脉的载体，为任脉的承载者，也为任脉治疗的承担者，任脉功能虽然不能囊括这些五体组织的全部功能，但是这些组织功能的有机结合，是这些组织"精气神"方面的高度提炼和升华，故与任脉有着密切的关系。

（一）皮肤

见督脉。

（二）肌肉

肌肉为五体之肉，前外侧群形成腹腔的前外侧壁，包括腹直肌、腹外斜肌、腹内斜肌和腹横肌等。

1. 腹直肌位于腹前壁正中线的两旁，居腹直肌鞘中，为上宽下窄的带形肌，起自耻骨联合与耻骨结节之间，肌束向上止于胸骨剑突及其附近肋软骨的前面。肌的全长被 3~4 条横行的腱划分成多个肌腹，腱划由结缔组织构成，与腹直肌鞘的前层紧密结合。

2. 腹外斜肌位于腹前外侧部的浅层，为一宽阔扁肌，起于下 8 个肋骨后面，肌束由后外上斜向前内下方，一部分止于髂嵴，而大部分在腹直肌外侧缘处移行为腹外斜肌腱膜。腱膜向内侧参与腹直肌鞘前壁的构成，腱膜的下缘卷曲增厚连于髂前上棘与耻骨结节之间，形成腹股沟韧带。在耻骨结节外上方，腱膜形成一小三角形裂隙，称为腹股沟管浅环（皮下环）。

3.腹内斜肌位于腹外斜肌深面，大部分肌束向内上方，下部肌束向内下方，在腹直肌外侧缘移行为腹内斜肌腱膜。腱膜向内侧分为前后两层并包裹腹直肌，参与腹直肌鞘前后壁的构成，腱膜下内侧部与腹横肌腱膜形成联合腱，止于耻骨，又称腹股沟镰。腹内斜肌最下部的肌束随精索出腹股沟管浅环进入阴囊，包绕精索和睾丸而成为提睾肌。

4.腹横肌位于腹内斜肌深面，肌束向前内横行，在腹直肌外侧缘移行为腹横肌腱膜，参与构成腹直肌鞘。腹横肌的最下部肌束及其腱膜下内侧部分，分别参与提睾肌和联合腱的构成。

腹前外侧群肌的作用为共同保护腹腔脏器，收缩时可以缩小腹腔，增加腹压以协助排便、分娩和呕吐，又可使脊柱前屈和旋转等。

（三）筋膜

前正中线主要是筋膜，为五体之筋。

1.胸部筋膜

胸浅筋膜与颈部、腹部、上肢浅筋膜相延续。

胸内筋膜是一层致密的结缔组织膜，衬于肋和肋间内面。此筋膜厚薄不匀，在胸骨、肋和肋间隙内面的部分较厚，脊柱两侧较薄。胸内筋膜与壁胸膜间有疏松结缔组织，脊柱两旁较发达，两膜易于分离，筋膜向下覆于膈的上面，称膈胸膜筋膜，向上覆于胸膜顶上面并增厚。

2.腹部筋膜

腹部筋膜包括浅筋膜、深筋膜和腹内筋膜。

（1）腹浅筋膜又称腹壁皮下筋膜，在腹上部为一层，在下腹部分为浅深两层，浅层与全身浅筋膜相连，深层为膜性层，较浅层薄，在腹正中与白线紧密相连，向下附着于大腿的阔筋膜。

（2）腹深筋膜遮盖腹前壁、侧壁，随三层腹肌分为四层，浅层覆盖腹外斜肌浅面，与腹外斜肌腱膜紧密相连，向内覆盖腹直肌鞘，向下附着于腹股沟韧带、髂嵴外唇，分别覆盖在前外侧群各肌的表面和深面。

（3）腹内筋膜遮盖腹腔各壁的内面，随所覆盖的肌肉命名，覆盖膈肌下面的部分，称膈筋膜，覆盖腹前壁内面的称腹横筋膜，腹横筋膜分布腹壁内面两侧部分，紧贴腹横肌内面，在腹前壁的上方紧贴于腹直肌鞘后壁的后面，下部紧贴于腹直肌的后面，位于盆腔内的部分称为盆筋膜，由此可见，相邻各部位的腹内筋膜是互相延续的。在腹股沟韧带中点上方约一横指处形成一漏斗形缺口，称为腹股沟管深环。腹横筋膜在此处呈漏斗形突出，形成精索内筋膜。腹横筋膜与腹横肌结合疏松，但与腹直肌鞘后壁结合紧密。

（4）腹直肌鞘包裹腹直肌，前层由腹外斜肌腱膜与腹内斜肌腱膜的前层愈合而成，后层由腹内斜肌腱膜后层与腹横肌腱膜愈合而成。在脐下 4~5cm 以下，腹内斜肌腱膜后层与腹横肌腱膜全部转至腹直肌前面参与构成鞘的前层，所以此处缺乏鞘的后层，腹直肌后面直接与腹横筋膜相贴。

3. 会阴部筋膜

会阴部筋膜除皮下浅筋膜的脂肪层外，在尿生殖三角处分为浅、中、深三层。

4. 腹白线

腹白线为两侧三层腹壁阔肌腱膜的纤维在正中线交织而成，脐上白线较宽，脐下白线狭而坚固。腹白线是腹底壁正中线上的白色纤维索，从剑状软骨到耻骨前腱，由两侧的腹内外斜肌和腹横肌腱膜交织而成，中部有脐，腹白线构成腹腔壁以保护腹腔脏器，并为肌腱的附着处。

5. 纵隔

纵隔是左右纵隔胸膜及其间所夹的器官和组织的总称，其间有心脏及出入心脏的大血管，食管，气管，胸腺，神经及淋巴组织等。其前界为胸骨，后界为脊柱胸段，两侧是纵隔胸膜，向上达胸廓上口，向下抵横膈。纵隔的位置略偏左侧，下部较上部宽大。纵隔有容纳、支持、保护纵隔内脏器并起分隔左右肺的作用。

（四）神经

脊神经、自主神经的分支在前正中线及周围交织成网，支配、调节着组织、器官的功能活动，同时接受脑神经的支配、调节，属筋的范畴。

（五）骨组织

骨组织为五体之骨。

1. 胸骨

胸骨是位于胸前壁正中的扁骨，形似短剑，分柄、体、剑突三部。胸骨柄上缘中部微凹，称颈静脉切迹，其两侧有锁骨切迹，与锁骨相关节，胸骨柄侧缘接第1肋软骨，胸骨体侧缘接第2、3、4、5、6、7肋软骨，胸骨参与胸廓的组成，并有保护胸部脏器的作用。

2. 耻骨联合

耻骨联合由两侧的耻骨联合面藉纤维软骨连接而成。上、下面及前面都有韧带加强，上方的叫耻骨上韧带，下方的叫耻骨弓状韧带，耻骨联合参与盆腔的组成，并保护盆腔脏器，女性的耻骨联合有一定的可动性，在妊娠后期，耻骨联合可出现轻度的分离，使骨盆的径线暂时性的增大，以利于分娩。

（六）内分泌腺

1. 胸腺

胸腺位于胸骨后面，紧靠心脏，呈灰赤色，扁平椭圆形，分左、右两叶，由淋巴组织构成。青春期前发育良好，青春期后逐渐退化，被脂肪组织所代替，胸腺表面有结缔组织被膜，结缔组织伸入胸腺实质把胸腺分成许多不完全分隔的小叶。小叶周边为皮质，深部为髓质。胸腺能分泌产生T淋巴细胞，造血干细胞经血流迁入胸腺后，先在皮质增殖分化成淋巴细胞。其中大部分淋巴细胞死亡，小部分继续发育进入髓质，成为近于成熟的T淋巴细胞。这些细胞穿过毛细血管后微静脉的管壁，循血流再迁移到周围淋巴结的弥散淋巴组织中，整个淋巴器官的发育和机体免疫力都必须有T淋巴细胞，胸腺为周围淋巴器官正常发育和机体免疫所必需。当T淋巴细胞充分发育，迁移到周围淋巴器官后，胸腺重要性逐渐减低。胸腺是人体最早开始衰老的器官。产生和分泌胸腺素和激素类物质。

2. 甲状腺

甲状腺是人体最大的内分泌腺，棕红色，分左右两叶，中间相连（称峡部），呈"H"形，约20~30g，位于喉下部气管上部的前侧，吞咽时可随喉部上下移动。甲状腺的基本构成单位是腺泡，对碘有很强的聚集作用，甲状腺激素是甲状腺分泌的激素。甲状腺激素能促进新陈代谢，使绝大多数组织耗氧量加大，并增加产热。促进生长发育，对长骨、脑和生殖器官的发育生长至关重要，还有加强和调控其他激素的作用及加快心率、加强心缩力和加大心输出量等作用。

3. 甲状旁腺

甲状旁腺是扁卵圆形小体，位于甲状腺侧叶的后面，有时藏于甲状腺实质内。一般分为上下两对，每个重约 35~50mg。甲状旁腺是较小的内分泌器官，分泌的甲状旁腺素的功能为调节钙的代谢，维持血钙平衡，主要使骨钙释出入血，再由肾排出进行调节血钙平衡，故甲状旁腺的靶器官是骨与肾。

4. 性腺

性腺主要指男性的睾丸、女性的卵巢。睾丸可分泌男性激素睾丸素，其主要功能是促进性腺及其附属结构的发育以及副性征的出现，还有促进蛋白质合成的作用。卵巢可分泌卵泡素、黄体酮、松弛素和雌性激素。能刺激子宫内膜增生，促使子宫增厚、乳腺变大和出现女副性征等，促进子宫上皮和子宫腺的增生，保持体内水、钠、钙的含量，并能降血糖，升高体温，促进宫颈和耻骨联合韧带松弛，有利于分娩，刺激和维持女性第二性征等。

五、任脉的功能

1. 调节阴经气血，为"阴脉之海"

任脉循行于胸腹正中线，手三阴经起于胸中，从胸至手，足三阴经起于足，由足至腹，手足三阴经在胸腹部与任脉贯通，其脉多次与阴维脉交会，故任脉总任一身阴经。如任脉与足三阴会于中极、关元；与足厥阴会于曲骨；与足太阴会于下脘；与手太阴会于上脘；与阴维脉会于廉泉、天突等，能总任阴脉之间的相互联系，调节阴经气血，统任一身阴经之脉气，全身精血、津液均有任脉所司，故称"阴脉之海"。如《奇经八脉考》："任为阴脉之海。"《古今医统大全》曰："谓任脉为阴脉之海者，以其总诸阴脉之会也，故曰阴脉之海。"《针灸大成》亦曰："属阴脉之海，以人之脉络，迴流于诸阴之分，譬犹水也，而任脉早为总会，故名曰阴脉之海焉。"

2. 任主胞胎

《太平圣惠方》曰："夫任者妊也，此是人之生养之本。"任脉起于胞中，行于腹部，与女子月经来潮及妊养、生殖功能有关。《素问·上古天真论》的："女子……二七而天癸至，任脉通，太冲脉盛，月事以时下，故有子。"及"七七任脉虚，太冲脉衰少，天癸竭，地道不通，故形坏而无子也。"张洁古曰："任者，妊也，为阴脉之妊养。"正是说明了任脉与女性月经、生殖功能的密切关系。任脉起于胞中，有"主胞胎"的功能。

3. 调节脏腑

由于任脉与脏腑的关系密切，任脉与脏腑位置比邻、为脏腑之气汇集之处、为腑、气聚会之处、任脉通过经络与脏腑直接相连，任脉之络脉又加强了任脉与腹部脏腑的联系，故通过任脉可以调节脏腑的功能，脏腑病变可以在任脉上反映出来，通过任脉也可治疗脏腑病变，任脉穴位既治疗全身病变，又治疗局部病变，既可以补，又可以泻。

第三章　小周天

一、小周天及其循行

1. 小周天的概念

周天一词原是古代天文学术语，指黄道一个循环而言。小周天，本义指地球自转一周，即昼夜循环一周；后经引申，被内丹术功法借喻内气在体内沿任、督二脉循环一周，即内气从下丹田出发，经会阴，过肛门，沿脊椎督脉通尾闾、夹脊和玉枕三关，到头顶泥丸，再由两耳颊分道而下，会至舌尖（或至迎香，走鹊桥）。与任脉接，沿胸腹正中下还丹田，循环一次为一周。因其范围相对较小，故称小周天。

《奇经八脉考》："任、督二脉，人身之子午也。乃丹家阳火阴符升降之道，坎水、离火交媾之乡。"道家认为小周天的上中下三丹田、上中下三关打通后，则任、督脉可循环周流，就能达到增强体力、抵抗疾病、延年益寿的功效。《内景图》曰："我家播种自家田，可育灵苗活万年；花似黄金苞不大，子如玉粒果皆圆；栽培全藉中宫土，灌溉须凭上谷泉；有朝一日功行满，便是蓬莱大罗仙。"

2. 小周天的循行

小周天和人体任督二脉的循行轨道基本相同，但任督二脉主干的循行都是从下往上走，小周天的内气在体内沿任、督二脉循环一周（图3-1，3-2），其基本路径为：气海（下丹田）—会阴（阴窍）—长强（尾闾）—命门—至阳（夹脊）—大椎—风府（玉枕）—百会（泥丸宫）—印堂（上丹田）—直下素髎或分两股—左右目珠—左右承泣（眼下）—左右面颊—舌尖（鹊桥）—天突（重楼）—膻中（中丹田）—鸠尾—神阙—气海（下丹田），因其范围相对较小，故称小周天，又称子午周天、取坎填离、水火既济、玉液还丹等。小周天除任督二脉循行外，还包括任督络脉的循行，督脉之络脉从长强穴处由督脉分出，在脊柱两旁肌肉边上上行，直达项部，散络于头上，下面在肩胛部左右有分支，走向足太阳经脉，穿入于腰骶两旁肌肉之内，任脉之络脉从鸠尾发出，向下布散于腹部，以进一步加强小周天与十二经脉、脏腑的联系，增强小周天的调节功能，《灵枢·经脉》："任脉之别，名曰尾翳，下鸠尾，散于腹，督脉之别，名曰长强，夹脊上项，散头上，下当肩胛左右，别走太阳，入贯膂。"也有人认为还应包括中黄脉，中黄脉是处于人体正中大脉，自会阴上至百会，为一空虚管道，内容先天精气，络通于四肢，联络七门，中黄脉修炼到一定程度才能感觉到，对人体调节能力更强。

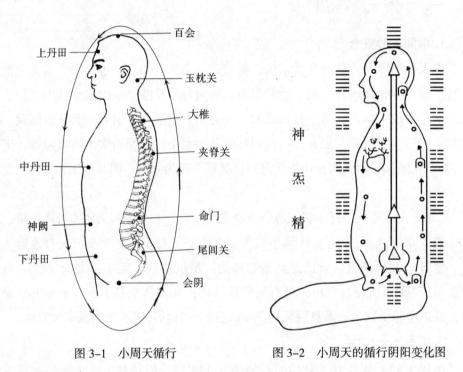

图 3-1　小周天循行　　　　　图 3-2　小周天的循行阴阳变化图

二、小周天与任督二脉

1. 小周天与任督二脉的联系

小周天与任督二脉虽然一是修炼养生体系，一是中医学体系，但医道同源，就医学方面来说二者有一定的重叠。

（1）小周天是任督二脉功能的升华

小周天是由任督二脉组成的循环系统，基于任督二脉，但其功能远超任督二脉，是任督二脉的有机结合，其功能包括了任督二脉的主干、分支，也包括了任督之络脉，修炼养生体会较深，明代杨继洲《针灸大成》曰："二脉上下，旋转如圆；前降后升，络绎不绝。久而行之，关窍自开，脉络流通，百病不作。广成子曰：丹灶河车休矻矻，此之谓也。督任原是通真路，丹经设作许多言，余今指出玄机理，但愿人人寿万年。"

（2）任督二脉是小周天理论基础、物质基础

任督二脉是小周天的理论基础、物质基础，二者犹如物质与功能的关系，小周天功能活动是任督二脉的具体体现，离开了任督二脉，小周天就成了"无源之水、无本之木"，任督正常，则小周天功能正常，如任督二脉虚弱，则小周天功能不足，任督二脉一行于前，一行于后，直接相交，关系密切，功能交合，共同维系着小周天的运行体系。

2. 小周天与任督二脉的区别

（1）小周天与任督二脉概念不同

督脉位于后正中线，为阳，总督一身之阳，任脉位于前正中线，为阴，总督一身之阴，任督二脉可总督一身之阴阳，故多合称在一起，但二者不是一个系统。

小周天是道家修炼的概念，不是医学名词，是以任督二脉的主干为循行路线，从下丹田出发，向后沿后正中线，过头顶，沿前正中线，到下丹田为一周，循环往复。既不同于任督二脉，也不同于奇经八脉，小周天为修炼的一个独立系统，自成一体。

（2）小周天与任督二脉循行方向不同

小周天从下丹田出发，向后向上沿后正中线上行，过头顶，再沿前正中线下行，到下丹田为一周，呈环形循环，周流不息。任督二脉同起于会阴，都向上循行，交于口上下。任脉向前，行于前正中线，于承浆交会于督脉，督脉向后，行于后正中线，于龈交交会于任脉，虽然循行路线相同，但循行方向不同，呈单个存在，不成体系。

（3）小周天与任督二脉穴位不同

任督二脉的腧穴为中医学的概念，任脉24穴，督脉28穴，共计52穴，分布于前后正中线上。小周天的穴位是道家修炼者的概念，主要有三关、三丹田等，它们多与任督腧穴重叠，但又不完全对应，是道家修炼的重点，既是意念的指引下易于堵塞的几个关窍，也是病理情况下易于阻塞之处，是病变位置所在，是治疗的重中之重，这也是选择小周天穴位作为治疗部位的原因所在。

三、小周天与经络

1. 小周天为经络的重要组成部分

小周天由任督二脉组成，任督二脉隶属奇经八脉，故小周天为经络的重要组成部分，为经络系统的前后正中线部分。

2. 小周天的循行路线为经络的主干

小周天之任督二脉循行路线为人体前后正中线，人体中以躯干最粗，气血运行最多，躯干中虽然循行经络较多，运行气血路径也多，但以任督二脉前后正中线为中心，运行气血最多，小周天的循行路线为经络的主干、人体经络主脉，为气血运行的大通道、主通道、"高速公路"。

3. 小周天为经络系统的联系者

小周天之任督二脉与手足三阴经、手足三阳经多次直接交会、共同循行，还通过经脉间接相连，可以说联系紧密，督脉的络脉加强小周天与头颈、腰背部阳经的联系，任脉的络脉加强小周天与腹部阴经的联系，使小周天通过任督二脉与经络系统联系更为紧密，如《灵枢·经脉》："任脉之别，名曰尾翳，下鸠尾，散于腹，督脉之别，名曰长强，夹膂上项，散头上，下当肩胛左右，别走太阳，入贯膂。"

4. 小周天为经络系统的调节者

小周天之督脉为阳经之海，能调节诸阳经，任脉为阴经之海，能调节诸阴经，任督二脉可调节阴阳经十二经气血，小周天由任督二脉组成，故可以调节十二经脉，并通过十二经脉进而调节全身，为人体的调节系统。

四、小周天与脏腑

1. 脏腑为机体核心、小周天为机体调节的核心

人体是以脏腑为核心的统一体，依靠经络将人体内外、上下、各组织、器官连接成一个有机整体。人体的联络是靠经络实现的，经络既是联络系统，又是调节系统，经络联络、调节着人体各组织、器官的功能活动，奇经八脉又是十二经脉的调节系统，表现为一是沟通了十二经脉之间的联系，将有关经脉联系起来，起到统摄有关经脉气血、协调阴阳的作用；二是对十二经脉气血有着蓄积和渗灌

的调节作用，当十二经气血旺盛时，奇经予以储蓄，十二经需要时，奇经给予供应、灌注。小周天之任督二脉又是奇经八脉的调节者，是更高层次的调节，任脉为阴经之海，调节诸阴经，督脉为阳经之海，调节诸阳经，任督之络脉也协助任督二脉联络、调节，共同调节着人体的阴阳经和与其络属的脏腑，使之保持平衡。可见小周天为机体调节的核心。

2. 小周天功能活动靠脏腑提供物质

小周天的功能活动为"气"，它以先天肾气为根本，以后天脾胃之气为持续补充，依赖于肺宗气贯心脉、行气血和心主血脉，肝主疏泄、调节气机的功能协调、配合，《黄帝外经解要与直译·考订经脉》："名之为足少阴者，脉起于足少阴之下也，由足心而上而循内踝之后，别入跟中，上腨出腘，上股贯脊，乃河车之路，即任督之路也。然俱属于肾，有肾水而河车之路通，无肾水而河车之路塞，有肾水而督脉之路行，无肾水而督脉之路断，是二经之相通相行，全责于肾，故河车之路、督脉之路，即肾经之路也。"脏腑为小周天功能活动的物质基础提供了不竭源泉，脏腑功能活动正常，小周天之气才能旺盛，功能活动才能正常，如脏腑之气虚弱，小周天之气化生不足，功能活动就会减弱，《类经》："经脉者，脏腑之枝叶；脏腑者，经脉之根本。"

五、小周天的功能

小周天由任督二脉组成，其功能为任督二脉功能的复合、提升，功能远大于任督二脉，不是简单的任督二脉功能相加，更不是任督二脉功能具体表现。

1. 独立循环、自成一体

小周天为机体一个独立的循环系统，在机体循环系统中，较十二正经循环，小周天是循行路线最短、最简单的循环系统，故称小循环，从下丹田出发，向下经会阴，过肛门向后，向上沿脊椎通过尾闾、夹脊和玉枕三关，到头顶泥丸，再由两耳颊分道而下，会至舌尖，与任脉相接，沿胸腹正中向下还丹田循环一周。如此往复进行，独立存在，自成一个体系，由于其循行路线最短、循环简单，调整速度快捷、高效，故治疗反应快捷，见效迅速，疗效好。

2. 督领阴阳、统摄全身

小周天之任脉行走在人体前正中，总调全身的阴经，统摄全身阴气和气血，为"阴脉之海"，"总任诸阴"，督脉行走在人体后正中，督领全身的阳经，统摄全身阳气和真元，为"阳脉之海"，"总督一身阳经"，小周天包括任督二脉，其统摄阴阳经是通过任督二脉与十二经多次、反复交会、相邻循行、脉气相通实现的，可见小周天对于统摄、控制全身的气血、阴阳有着非常重要的作用，是统摄、督领阴阳经的总枢纽，故对机体阴阳经、全身具有调节作用，是我们选择小周天疗法的原因之一。

小周天之任督络脉也加强了对阴阳经统摄作用，任脉之络脉鸠尾，通过腹部加强与手足三阴经的联系，督脉之络脉长强通过头颈、腰背、肩胛部加强与手足三阳经的联系，更进一步加强了小周天之任督二脉与其他经络的联系，增强了统摄作用。

3. 机体通道、运行气血

经络为机体运行气血的通道，运行气血是经络的主要功能之一，小周天由任督二脉组成，为经络的主干，也为气血运行的通道，任督二脉之络脉也加强了其气血的运行，由于其为机体最主要、最直接、口径最大的经络，故有"任脉主血，督脉主气，为人体经络主脉"之说，相对于整个经络系统，小周天之任督二脉，也是气血运行最主要的通道，为气血运行的"高速公路"，《灵枢·脉度》："督脉、任脉，各四尺五寸，二四八尺，二五一尺，合九尺。凡都合一十六丈二尺，此气之大经隧也。"

4. 沟通联络、调节机体

人体由五脏六腑、四肢百骸、五官九窍、皮肉筋骨等组成，它们各有其独特的生理功能，通过经络的联系作用，这些功能才能达到相互配合、相互协调，从而使人体形成一个有机的整体，而这些沟通协调的主要经络为任督二脉，小周天能统摄诸经，是机体沟通协调的中心。同时任督二脉也是感应刺激、传导信息的中心，当人体的某一部位受到刺激时，这个刺激就可沿着经脉传入人体内有关脏腑，使其发生相应的生理或病理变化。而这些变化，又可通过经络反应于体表，这些信息的传导、传递中心环节为任督二脉，沟通联络不但是任督二脉本身，其络脉也加强了联络、传递作用。

由于小周天具有机体沟通联络功能，所以能调节人体的功能活动，使之保持协调、平衡，当人体的某一脏器功能异常时，可运用针刺等治疗方法来进一步激发经络的调节功能，从而使功能异常者恢复正常。

5.贮藏精气、营养机体

小周天为气血运行的通道，有一定的储藏精气血的功能，其储藏的精气血，滋润、营养机体，为小周天的运行等机体功能活动提供物质基础和动力，同时小周天还对十二经气血具有调节作用，可以说小周天循环通道既为气血的运行系统，也是气血的储藏系统，为经络系统中气血主要储藏者。

6.络属于肾、化生元气

《素问·骨空论》："督脉者……至少阴，与巨阳中络者，合少阴上股内后廉，贯脊属肾……入循膂络肾。"可见督脉"贯脊属肾""入循膂络肾"，而足少阴肾经只属肾，督脉与肾的关系超过足少阴肾经，且督脉又与足少阴肾经相合并行，所以督脉与肾的关系超过任何经脉，包括足少阴肾经，任脉与肾经交会于中级、关元等，肾内存元阴元阳，小周天通道中有真气充实，故小周天与肾的功能相似，其循行下腹部、腰骶部与肾同处元气聚集区，故有一定程度化生元气的功能。《奇经八脉考》："医书谓之任、督二脉，此元气之所由生，真息之所由起。"小周天化生元气是通过肾主元阴、元阳，为先天之本，而小周天之任督二脉与肾关系密切、经脉相连、脉气相通、互相络属、小周天内充实真气而实现，《黄帝外经解要与直译·任督死生》曰："肾之气必假道于任督二经。"故小周天疗法具有补虚培元、温补元阳、滋补肝肾的功能，任督二脉补肾作用远超肾经等其他经脉，为机体补肾最强的经脉，其穴位也为补肾要穴。

7.内设关窍、调节气血、抵御外邪

小周天之任督二脉的运行通道，根据机体的形态结构形成了一些关窍，为机体进化的结果，这些关窍口径稍小，但关窍前容积较大，储蓄了气血，对气血的运行有一定的控制、调节作用，为机体的调节机构，小周天之关窍犹如阀门调节气血的"关"与"通"及"流量"的大小，犹如后勤部，对气血的运行有储藏、调控、加油助推的作用，治疗时刺激这些部位，对机体调节起到了事半功倍的效果。

外邪侵袭机体，顺经络而入，关窍又是护卫机体、抵御外邪入侵、正邪斗争的关键场所，参与了抵御外邪、驱逐外邪的过程。

8.反映证候、助诊病情

经络具有沟通表里、上下、内外的作用，外邪侵袭人体，也会顺着经络内传，由浅入深，由络至经，由经络至脏腑，故《素问·缪刺论》："夫邪之客于形也，

必先舍于皮毛，留而不去，入舍于孙脉，留而不去，入舍于络脉，留而不去，入舍于经脉，内连五脏，散于肠胃，阴阳俱感，五脏乃伤。此邪之从皮毛而入，极于五脏之次也。"内部有病，也可表现于外，反应在小周天循行路线上，出现运行的异常，可通过相对应的经络反映到体表，出现体表的变化。

小周天循行路线上的关窍、穴位为正邪斗争的关键场所，也是气血易于聚结、郁结、郁滞的场所，气血的聚结、郁结、郁滞，使局部血运异常，更会带来局部的病理改变，既可出现内部的变化，也可出现体表的变化，体表可以出现一些结节状、条索状反应物，可出现压痛、敏感、高起、凹陷等，皮肤也可出现色素沉着、粗糙、出血点改变等，这些改变反映了疾病的变化、性质，根据这些变化，可以帮助发现病变所在，帮助诊断病情，并可帮助判断疾病的性质，病位所在即治疗所在，也为治疗提供参考依据。

六、小周天疗法的治疗作用

（一）针刺穴位、调节经络

任督二脉是人体经络主脉，通过对小周天穴位运用不同针具、不同手法的治疗刺激调节，使郁积、郁滞、阻滞之处疏通，"用针之类，在于调气"（《灵枢·刺节真邪》），"凡刺之道，气调而止"（《灵枢·终始篇》），调节的刺激力量称为调节力，通过调节，小周天之任督二脉通畅，又通过任督二脉的调节，奇经八脉通畅，进而通过调节使十二经脉通畅，从而达到周身畅通的治疗目的，故有"任督二脉若通，则八脉通；八脉通，则百脉通"的说法，说明小周天之任督二脉是经络调节的重点，而小周天穴位更是经络调节的重中之重，这也是小周天穴位具有治疗范围广泛的原因。一般来说小周天的穴位，皆具有全身整体治疗作用，即每个穴位可调节全身，治疗全身性病变，同时又具有局部治疗作用，用于局部病变的治疗。

（二）疏导郁滞、助力运行

员针疏导前后正中线任督二脉过程中，感到有连续的串珠样的突破感，说明任督二脉有连续的多处郁积、郁滞，证明了疏通的必要性、针对性，通过疏导，阻塞之处即可被突破、贯通，气血郁积、郁滞解除，经脉通畅，气血运行正常，也说明了治疗方法的正确性，通过连续的接力疏通，则整条小周天循行路线的皮下已被疏通，气血运行已经通畅，也帮助了整个小周天之任督二脉的疏通。顺着小周天运行方向疏导，其疏导的力量为同向力，虽然疏导的是皮下部分，是小周天之任督二脉较浅的一部分，而不是经脉的全部，但较细、较浅部位的疏通，带动、利于整条经脉的疏通，建立起小周天运行的"侧副循环"，使小周天整体气血运行通畅，与小周天运行同向，疏导的方向性，也帮助、促进、加强、助力小周天的运行，不但疏通小周天，而且加快了小周天的运行，同时皮下组织运行的是卫气，通过与卫气方向相同的疏导，助力、帮助、加强、促进卫气的运行，使卫气运行正常，由于营卫同行，卫气的运行正常，也促使营气运行趋于正常，从而使小周天经脉气血运行正常。

（三）松解疏通、扩大关口

三关、三丹田、关窍等穴位是小周天运行中的关卡、关口、狭窄处，是经气郁积、郁滞处，气血易于阻塞处，也是经气运行调节处。打开关卡，松解、疏通关卡是治疗的关键所在，微铍针是主要的治疗工具，此处筋膜、经脉的微铍针适度切割松解，不但强烈刺激了关卡的调节功能，使气血运行通过调节趋于正常，同时使关口放松，关口口径不同程度的扩大，关口更加通畅，任督二脉气血运行通道变宽、变为通畅，阻塞减少，郁积、郁滞消失，阻塞得以疏通，气血运行更为通畅。微铍针的切割松解，也解除了正中部位对周围及深部的牵拉刺激，紧张消除，使周围深部筋膜、经脉放松，气血运行正常，由周围进而影响全身组织、器官，使全身经脉、筋膜放松，气血运行通畅而达到治疗目的。小周天疗法选取的穴位，既是经气郁积、郁滞处，也是应力集中处，多为高应力点，易于损伤，为病变部位，是松解治疗的主要部位。小周天的穴位通，则小周天运行通畅，周身通畅，如小周天穴位郁滞，则小周天不通，就会产生疾病，《黄帝外经解要与直译·三关升降》："三关者，先天之气所行之径道也，气旺则升降无碍，气衰则阻，阻则人病矣。"较其他部位相比，前后正中部位的松解，两侧的牵拉力一直保持相同，对两侧组织的影响相等，避免了两侧因牵拉力的不相等、不平衡而产生新的病理改变、疾病产生，也利于疾病的康复和整个机体的阴阳恢复平衡，是最佳治疗部位的选择，也是小周天疗法产生的原因之一。

（四）切割松解、修正经脉

"正气存内，邪不可干"，"邪之所凑，其气必虚"，正气是指人体内具有抗病、祛邪、调节、修复等作用的气，对于人体至关重要，我们常说正气包括阴精和阳气，也包括脏腑、组织、器官、经络等的正常生理功能，正气与先天之气发育有关，也与后天之气保健养生有关，就经络而言，经络的正气包括经络内的气血、气血运行的状态，也包括经络通道本身，人体发育千差万别，发育薄弱之处就是先天正气不足处，易于发病，经络的发育也千差万别，有的地方发育正常，先天正气充足，有的地方发育异常如狭窄、弯曲、薄弱或功能差，先天正气虚弱，也有后天引起的狭窄、弯曲等，如腱鞘炎，发育狭窄的腱鞘容易发病，经络内的气血、气血运行的状态发病，靠保健养生、中药、针灸等治疗，可以解决问题，经络本身的通道狭窄、弯曲等异常，靠保健养生、中药、针灸等治疗很难解决问题，必须对其狭窄、弯曲等部位进行"再造"，犹如血管狭窄的放支架、搭桥，而经络到现在为止没有发现实体结构，《灵枢·九针十二原》："节之交，三百六十五会……所言节者，神气之所游行出入也，非皮肉筋骨也。"狭窄、弯曲等无法在皮肉筋骨实体证实，"放支架""搭桥"无法进行，但是其功能之气是实实在在存在的，其物质基础五体组织也是存在的，既然经络阻滞、郁滞处为病变部位，我们推测认为就是狭窄、弯曲等异常处，对其部位进行切割松解，可松解狭窄、调整弯曲、调节功能，实施功能和物质基础的"再造"，使之变宽、变直，修正经脉，经气也得以"再造"，畅通经脉，虽然不能像放支架、搭桥那样精密准确解决问题，但也不同程度的解决狭窄、弯曲等问题，通过对小周天任督二脉的切割松解"再造"，从而保证人体最大通道的畅通，来调节、调度其他经脉，使全身保持畅通。

（五）针刺五体、调节脏腑

五体由五脏所主，与组织器官有着密切关系，五脏病变可以反映到五体，出现五体症状，五体病变，也可影响五脏，出现脏腑、组织、器官症状，《灵枢·九针十二原》"皮肉筋脉，各有所处。"《灵枢·小针解》："皮肉筋脉各有所处者，言经络各有所主也。"临床上通过调整脏腑，治疗五体病变，也可通过针刺五体，治疗脏腑、组织、器官病变。微铍针前后正中线的切割治疗、员针的分刺，首先刺入的是皮，通过皮肤调整肺的功能活动；其次是筋，通过切割，使筋得到松解，消除紧张，经脉通畅，使"主束骨而利机关"功能恢复正常，亦调整了肝的功能；最后刺到是骨，对骨的强刺激，上下磨骨，通过骨调整肾的功能活动；脉无处不在，调节皮筋时，脉也得以调节，通过脉调节了心的功能；在刺筋骨时，也不同程度的刺激肌肉，同时筋的松解，缓解了对肌肉的牵拉刺激，使肌肉放松，间接调整了肌肉，进而调节了脾的功能。脏腑得以调节，则全身得到调节。

人体是个以脏腑为中心，通过经脉相互联系的有机体。针刺五体可以调节脏腑的功能，针刺小周天之任督二脉五体等组织，调整脏腑更有优势，调节作用更强、效果更好，其调节作用既包括补，也包括泻，还具有针灸的双向调节作用，再通过脏腑的调节，治疗其他组织、器官等病证。

（六）疏导营卫、调节气血

营气是运行于脉中具有营养作用的气，富有营养，在脉中营运不休，是血液的重要组成部分，营与血关系密切，可分不可离，常"营血"并称，为水谷所化生的精气，运行于脉中，有化生血液，营养周身和收舍神志作用。卫气是运行于脉外而具有保卫作用的气，来源于饮食水谷，化生于脾胃而行于脉外，具有卫护人体、避免外邪入侵的作用。

《灵枢·刺节真邪》："用针之类，在于调气，气积于胃，以通营卫，各行其道。"营卫循行于脏腑经脉，尤其任督二脉，营卫失常可出现脏腑功能失常病证，针刺小周天之任督二脉的组织，对营卫具有调节作用，可治疗脏腑功能失常的病证。员针通过对任督二脉皮下组织"分肉"的浮刺通透松解，有疏通调节卫气、小周天的作用，使卫气疏通；微铍针对前后正中线任、督二脉的切割松解也有疏通小周天、调节营气的作用，使营气疏通。通过营卫的输布、运行的调节，进而对脏腑、经络、组织等进行调节，从而达到治疗目的。

对于营卫的调节，不但针具不一样，手法不一样，针刺深浅也不同，卫气宜浅刺，营气宜深刺。《难经·七十一难》："经言，刺荣无伤卫，刺卫无伤荣，何谓也？然：针阳者，卧针而刺之；刺阴者，先以左手摄按所针荣俞之处，气散乃内针，是谓刺荣无伤卫，刺卫无伤荣也。"《难经正义》曰："卫为外表，阳行于脉外，欲其浅，故刺卫者，宜卧针而刺之，以阳气轻浮，过之恐伤营也。营为里，阴行于脉中，欲其深过卫，始可至营也，故刺营者，先以左手摄按所刺之穴良久，使卫气渐散离其处，然后内针，则针得至营，而不伤卫矣。此刺阳刺阴之道也。"

（七）调理脏腑、平衡阴阳

任督二脉与脏腑有着密切的关系，表现为与脏腑位置比邻，通过经络直接、间接相连，脏腑之气汇集于任督等，说明任督二脉与脏腑脉气相通，功能相互联系，病理相互影响。小周天由任督二脉组成，故其与脏腑脉气相通，功能也相互联系，病理相互影响，小周天可调节十二经气血，而脏腑与十二经有直接络属关系，故可调节脏腑的功能，通过小周天可调理脏腑病证。

小周天循行于前后正中线，前为胸腹为阴，后为腰背为阳，且为阴阳的中线，为调节阴阳的最佳部位，通过前后正中线的刺激，可使阴阳恢复动态平衡，不但调节本身阴阳，还可调节十二经阴阳及整个机体阴阳。

七、小周天疗法的治疗穴位

小周天为道家养生概念，今选取三关、三丹田、关窍等，作为针灸治疗的主要部位，通过治疗取得了很好疗效，不但治疗前后正中部位病变，也可治疗全身病变，这些穴位有其特点，不同于任督二脉普通的腧穴在棘突间的凹陷处，而是多在高起处，在骨上或棘突上，如颅骨正中线、脊柱棘突、尾骨尖、胸骨正中线、耻骨联合等，此处应力较高、较集中，易于损伤，为病变部位，也为治疗部位，病重者或疑难者不但治疗后面督脉，同时治疗前面任脉，任督二脉前后同治，《素问·骨空论》："督脉生病治督脉，治在骨上，甚者在脐下营。"这一治疗方法称为"小周天疗法"。这种疗法穴位少，方法简单，相对安全，易于掌握和推广，是一种理想的治疗方法。

（一）首选三关、三丹田，作为主穴

人体的调节系统为经络系统，经络是运行气血、联系脏腑和体表及全身各部的通道。经络系统可调节整个机体，而调节经络系统的为任督二脉，督脉为阳脉之海，调节诸阳经，任脉为阴脉之海，调节诸阴经，道家修炼者认为小周天的关键部位为督脉三关、任脉三丹田，可以说三关、三丹田为经络系统调节核心部位，为人体调节的总枢纽（图3-3）。

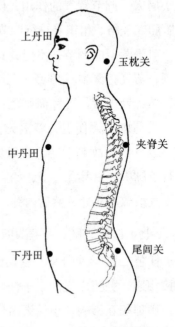

1. 三关

三关即玉枕关、夹脊关、尾闾关，《黄帝外经解要与直译·三关升降》曰："巫咸问曰：人身三关在何经乎？岐伯曰：三关者，河车之关也，上玉枕，中肾脊，下尾闾。巫

图3-3 三关、三丹田图

咸曰：三关何故关人生死乎？岐伯曰：关人生死，故名曰关，三关者，先天之气所行之径道也，气旺则升降无碍，气衰则阻，阻则人病矣。"可见三关在人体极为重要。

（1）玉枕关

玉枕关位后枕部，是"神"的中心，此处是生命之根，位在枕外隆突下，为道家内丹最不易通过之处，其窍最小而难开，《奇经八脉考》："灵枢经曰：颈中央之脉，督脉也，名曰风府。"《尹真人寥阳殿问答篇》："人之后脑骨，一名风池，其窍最小而难开……此关名玉枕，又曰铁壁也。"古代用针灸针又很难刺入故又名铁壁。此处是生命之根，如受损伤，轻则神志不清，重则死亡。相当于风府穴稍上，为颈部筋膜的汇聚处，人体最早的活动为抬头，枕外隆突为最早的应力点，也是应力最集中处，活动时间最长、频率最高，易于损伤之处，经脉易于郁滞，也是小周天之督脉易于阻塞之处，为治疗首选。

定位：后发际正中直上一寸之上，督脉循行路线上，风府与枕外隆突之间，两斜方肌之间的凹陷中，内上按之较硬，有骨质感。

局部解剖：在项韧带和项肌中，深部为枕骨、骨膜、脑膜、蛛网膜、小脑延髓池，有枕动、静脉分支及棘间静脉丛，分布有第三颈神经及枕大神经支。

功效：疏散风热、开窍醒脑、定志安神、补肾强脊、舒筋活络。

主治：癫狂、痫证、癔病、中风不语、悲恐惊悸、半身不遂、眩晕、头痛、颈项强痛、腰脊强痛、膝关节疼痛、风湿痛、咽喉肿痛、目痛、失音、鼻衄。

穴解：本穴为督脉头部穴位，督脉调节诸阳经，位居头上，具有清利头目、疏散风热、消肿止痛之功，主治头痛、咽喉肿痛、目痛、失音、鼻衄等。《素问·骨空论》："风从外入，令人振寒汗出，头痛、身重、恶寒。治在风府，调其阴阳，不足则补，有余则泻。"

督脉属于脑、络于脑、循行于脑，与脑关系密切，督脉主脑病，脑为元神之府，本穴归于督脉，位居脑后，故有开窍醒脑、有安定志神、息风止痉、化痰定惊之功，主治癫狂、痫证、癔病、惊悸、失眠、多梦、中风、眩晕、口眼歪斜等。

督脉"贯脊属肾""入循膂，络肾"，故本穴还具有补肾培元、强腰脊、舒经气、通经络之功，用以治疗阳痿、早泄、颈项强痛、腰脊强痛、膝关节疼痛、风湿痛等。

刺法：伏案正坐位，使头微前倾，项肌放松，备皮，局部常规消毒，麻醉后，微铍针快速刺过皮肤，针尖向内上纵行切割，较深可刺至较硬骨质，进行充分纵行、横行松解，或短刺。

（2）夹脊关

夹脊关为中关，位置在两肩胛骨角之间，与"中丹田"胸部膻中穴前后平行相对的脊椎骨之中，又称双关，又称辘轳关，其关在背脊正中，又称十四椎，胸七椎，当属膈俞之中至阳附近。当俯卧睡时，两肘尖连线的正中。辘轳关又称夹脊关，其关在背脊正中，为脊柱之枢纽。

定位：第七胸椎棘突及其下凹陷中。

局部解剖：在腰背筋膜，棘上韧带及棘间韧带中，有第七肋间动脉后支，棘间皮下静脉丛，深部有黄韧带、椎骨、棘突、硬脊膜蛛网膜、软脊膜、脊髓等，分布有第七胸神经后支内侧支。

功效：疏肝理气、宣肺调中、开窍醒脑、定志安神、补肾强脊、舒筋活络。

主治：胸胁胀痛、黄疸、腹痛、咳嗽、气喘、腰背疼痛、脊强、癫狂、痫证、癔病、中风不语、悲恐惊悸、半身不遂、眩晕。

穴解：本穴归于督脉，近于肝俞、肝脏，可调节督脉经气、肝胆功能，有疏泄肝胆郁滞、理气止痛、健脾调中之功，主治胸胁胀痛、黄疸、腹痛等。

本穴位居背部，近肺脏，通肺气，具有宣肺理气、止咳平喘之功，主治咳嗽、气喘等。本穴有疏通督脉、补肾强脊、舒筋活络之功，主治腰背疼痛、脊强等症。

本穴有开窍醒脑、定志安神之功，用以治疗癫狂、痫证、癔病、中风不语、悲恐惊悸、半身不遂、眩晕等。

刺灸法：俯卧位取穴，胸下垫一枕头，局部常规消毒，麻醉后，微铍针快速刺过皮肤，垂直刺至骨骼 0.5~1 寸，进行纵行、横行切割松解，充分松解即可，或短刺。员针皮下向上疏通。可灸。

（3）尾闾关

在人体骶骨之正中，《金丹大成集》："水火之际曰尾闾关。"亦叫虚危穴。尾闾关可通内肾之窍。从此关起一条髓路，号曰漕溪，又名黄河，乃阳升之路。

定位：在骶骨正中。

局部解剖：有棘上韧带，有筋膜，深部有骶中嵴骨。

功效：清热利湿、息风安神、补肾培元、舒筋活络。

主治：泄泻、痢疾、便秘、便血、痔疾、脱肛、癫狂、痫证、瘛疭、脊强反折、癃淋、阴部湿痒、腰背、尾骶部疼痛。

穴解：本穴位于骶部，具有调理下焦，清热利湿、理肠通腑之功，是治疗二阴的要穴，主治泄泻、痢疾、便血、便秘、痔疾、脱肛、癃淋、阴部湿痒等。《千金方》："长强、小肠俞，主大小便难、癃淋。"《玉龙赋》："长强、承山，灸痔最妙。"《百症赋》："刺长强于承山，善主肠风新下血。"

本穴为"水火之际"、内通于肾，具有补肾培元、温补肾阳、滋补肾阴之功，治疗肾虚之阳痿、早泄、不孕不育、各种肾虚内脏病证等。

本穴归于督脉，督脉通于脑，脑为元神之府，故有祛风化痰、安神定志之功，主治癫狂、痫证、瘛疭、中风、口眼歪斜、失眠、多梦等。《针灸资生经》："长强、身柱，疗小儿惊痫。"

本穴具强腰膝、壮筋骨、通络止痛之功，主治腰背、尾骶部疼痛、风湿疼痛等。

刺灸法：俯卧位骶中嵴正中部，局部充分消毒，麻醉后，微钺针快速刺过皮肤，直刺约0.5寸，至骨，进行充分纵行、横行切割松解，或短刺，此处软组织较少，松解较易。

2. 三丹田

丹田分上丹田、中丹田、下丹田，丹田的功能：《东医宝鉴》引《仙经》："脑为髓海，上丹田；心为绛火，中丹田；脐下三寸为下丹田。下丹田，藏精之府也；中丹田，藏气之府也；上丹田，藏神之府也"。元·李治《敬斋古今黈》卷六："盖三丹田，精、气、神之舍也。曰下丹田，关元精之舍；中丹田，绛宫神之舍；则上丹田，泥丸为气之舍也。"古人称精气神为三宝，视丹田为贮藏精气神的所在，因此很重视丹田的意义，把它看作是性命之根本。

（1）上丹田

为督脉印堂之处，此处是"意"的中心，真气的根源，此窍至为重要。因为精神意识是生命的主宰，真气是生命之根本，能意识中定，才能感应到整体，其气归根才能运化全身，此窍是生命活动的核心，守之可祛病延年，失之则衰老衰亡。意的活动都是通过此窍，是识神的"出入之门"，出则死，入则生，故又有"生死户"之称。

定位：在头部，当两眉头间连线与前正中线之交点处。

局部解剖：浅层皮肤由额神经的滑车上神经分布。肌肉由面神经的颞支支配，血液供应来自滑车上动脉和眶上动脉的分支及伴行同名静脉，深层有颅骨、硬脑膜、蛛网膜、软脑膜、大脑。

功效：宁心安神、息风定惊、疏风清热、明目通鼻。

主治：头痛、眩晕、中风、口眼歪斜、失眠、多梦、目痛，鼻塞、鼻渊、眉棱骨痛、面瘫、小儿惊风等。

穴解：本穴在督脉循行线上，位居脑部，为"意"的中心，具有宁心安神、息风定惊之功，主治眩晕、中风、口眼歪斜、失眠、多梦、小儿惊风等。《玉龙经》："子女惊风皆可治，印堂刺入艾来加。"

本穴位居两目之间，鼻之上，具有近治作用，能疏风清热、明目通鼻，主头痛、治目痛，鼻塞、鼻渊、眉棱骨痛、面瘫等。《素问·刺疟》："刺疟者，必先问其病之所先发者，先刺之。先头痛及重者，先刺头上两额两眉间出血。"《医学纲目》："头重如石，印堂一分，沿皮透攒竹。先左后右，弹针出血。"

刺灸法：坐位或仰卧位，局部常规消毒，麻醉后，微铍针垂直刺过皮肤，纵行直刺0.2~0.3寸至骨骼，进行纵行、横行切割松解，或短刺，手法宜轻，或针灸针上下左右平刺0.5~0.8寸。

（2）中丹田

中丹田是胸中膻中穴处，为宗气之所聚，元气的聚集处，又称气舍，绛宫。此窍开则心胸开阔，形体舒展，经气通顺。为八会穴之一，气之会，心包募穴，足太阴、少阴，手太阳、少阳，任脉交会穴。

定位：在前正中线上，两乳头之间，为胸骨正中央。

局部解剖：在胸骨体上，有胸廓内动、静脉的前穿支，深部有胸膜、胸骨、胸腺，分布有第四肋间神经前皮支的内侧支。

功效：宽胸理气、安神定志、调理脾胃、降逆化痰。

主治：胸痹、心痛、心悸、心烦、咳嗽、气喘、产妇少乳、乳痈、乳房胀痛、呕吐、呃逆、鼓胀。

穴解：本穴位居胸部，为八会穴之一，气之会，宗气之所聚，是理气要穴，具有宽胸理气、通阳化浊、宣肺化痰、止咳平喘、开郁散结之功，主治胸痹、心痛、咳嗽、气喘、噎膈等。《难经·三十一难》："上焦者，在心下，下膈，在胃上口，主内而不出，其治在膻中。"《行针指要歌》曰："或针气，膻中一穴分明记。"《百症赋》："膈疼饮蓄难禁，膻中、巨阙便针。"

本穴为心包募穴，心包为心之外卫，心主神志，故有安神定惊、清心除烦之功，主治心悸、心烦等。《肘后备急方》："救卒死尸厥，灸膻中二十八壮。"

本穴为气之会，为两乳之间，是手太阳、少阳、任脉之会，有行气解郁、通经催乳之功，用以治疗妇女少乳、乳痈、乳房胀痛等。《杂病歌》："无乳膻中少泽烧。"《针灸大成》："无乳，膻中、少泽，此二穴神效。"

此外，本穴还有调理脾胃、降逆止呕、疏肝理气之功，用以治疗呕吐、呃逆、鼓胀等症。

刺灸法：仰卧位，局部常规消毒，麻醉后，微铍针纵行垂直刺过皮肤，直刺0.3~0.5寸至骨骼，进行充分切割松解，或短刺，员针皮下向下疏通，可灸。

（3）下丹田

下丹田为任脉气海至关元穴，脐下一寸半至三寸之处，为藏精之所。是元精的聚集之处。又称精舍、生宫。《黄帝外经解要与直译·命门真火》："岐伯曰：广成子云：窈窈冥冥，其中有神。恍恍惚惚，其中有气，亦指命门也。谁谓前人勿道哉。且命门居于肾，通于任督，更与丹田神室相接。存神于丹田，所以温命门也。守气于神室，所以养命门也。修仙之道无非温养命门耳。"《素问·骨空论》："督脉生病治督脉……甚者在脐下营。"《奇经八脉考》："脉经曰：寸口脉来紧细实，长至关者，任脉也。动苦少腹绕脐，下引横骨、阴中切痛，取关元治之。"

定位：在前正中线上，脐下1.5~3寸。

局部解剖：在腹白线上，深部为小肠，有腹壁浅动、静脉分支，腹壁下动、静脉分支，分布有第十一肋间神经前皮支的内侧支。

功效：补肾培元、利下焦、行气散滞。

主治：遗精、阳痿、滑精、遗尿、小便不利、月经不调、痛经、闭经、崩漏、带下、阴挺、产后恶露不止、胞衣不下、脏气虚惫、中风脱证、形体羸瘦、四肢无力、绕脐腹痛，水肿鼓胀、脘腹胀满、水谷不化、大便不通、泻痢不止、癃闭、淋证、气喘。

穴解：本穴为人体强壮要穴，为藏精之所、元精的聚集之处，具有大补元气、补血填精、益气固脱之功，主治中风脱证、脏气虚惫、形体羸瘦、四肢乏力、遗精、阳痿、滑精、遗尿等。《行针指要歌》曰："或针虚，气海、丹田、委中奇。"《铜人腧穴针灸图经》："气海者，是男子生气之海也。"

任脉为阴脉之海，且任主胞胎，本穴归于任脉，有补肝肾、调冲任、理气血之功，主治月经不调、痛经、崩漏、带下、阴挺、恶露不止、胞衣不下、不孕等。《胜玉歌》："诸般气证从何治，气海针之灸亦宜。"《针灸资生经》："气海、石门治崩中漏下；气海、小肠俞，治带。"

本穴深部有膀胱，具有通利水道、利尿通淋之功，用以治疗水肿鼓胀、小便不利、淋证、癃闭等。

本穴位居脐下，深部为肠，有健脾和胃、理气调肠、祛湿化浊之功、用以治疗绕脐腹痛、脘腹胀满、便秘、水谷不化、泄泻、痢疾等。

本穴还具有调理气机、纳气平喘之功，用以治疗肾不纳气之气喘。

本穴还能治疗较重督脉病证，《素问·骨空论》："督脉生病治督脉，治在骨上，甚者在脐下营。"

刺灸法：仰卧位，局部常规消毒，局麻后，微铍针纵行垂直刺过皮肤，直刺0.3~0.5寸，进行充分松解，不要有突破感，以防刺破肠壁，可灸。员针皮下向下疏通。孕妇慎用。

（二）次选三关、三丹田的范围

三关、三丹田的位置，一般认为是上述位置，但也有不同的看法，有的认为不完全是上述各点，稍有差异，有的认为是一定的区域。如三关有的认为玉枕关另一种说法为仰卧后脑着枕处，在玉枕穴之下，两侧风池穴之间，夹脊关在第五椎，《尹真人寥阳殿问答篇》："人之背脊二十四节……有关在二十四节头尾之中，此即夹脊关也。"尾闾关另一种说法在与"下丹田"脐下气海前后平行相对的腰椎之间，有的认为是一个范围，如图（图3-4）的范围。三丹田有的认为上丹田叫"泥丸"，在头顶百会穴，中丹田有的是心窝的那部分区域，下丹田在脐下关元穴，有的认为在脐下小腹部相当大的一块体积，包括关元、气海、神阙、命门等穴位。尽管位置有所差别，但基本位置相同，基本作用相同，具体位置要结合局部的阳性反应点，灵活选用。

（三）再选机体关窍

除选择三关、三丹田外，一些重要的关窍，也可选择用穴，如命门、大椎、百会、水沟、天突、会阴等（图3-5）。也有将三关、三丹田包括在内的九窍，一种为三关、三丹田、顶窍、阴窍、命门，另一种为三关、三丹田、阳窍、阴窍、中宫窍等。

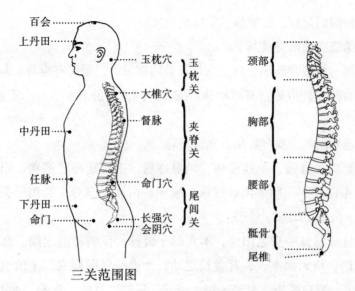

三关范围图

图 3-4　三关范围

（1）命门

《黄帝外经解要与直译·命门真火》："命门，火也，无形有气，居两肾之间，能生水而亦藏于水也……命门为十二经之主，不止肾恃之为根，各脏腑无不相合也……十二经之火，皆后天之火也，后天之火非先天之火不化，十二经之火得命门先天之火则生生不息，而后可转输运动，变化于无穷，此十二经所以皆仰望于命门，各倚之为根也。"《黄帝外经解要与直译·命门经主篇》："十二经非命门不生，正不可以生克而拘视之也。故心得命门而神明应物也；肝得命门而谋虑也；胆得命门而决断也；胃得命门而受纳也；脾得命门而转输也；肺得命门而治节也；大肠得命门而传导也；小肠得命门而布化也；肾得命门而作强也；三焦得命门而决渎也；膀胱得命门而畜泄也。是十二经为主之官，而命门为十二官之主。有此主则十二官治。无此主则十二官亡矣。"可见命名

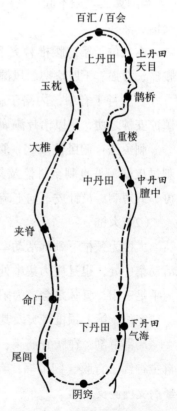

图 3-5　小周天关窍图

极为重要，命门归督脉，为督脉、带脉交会穴。

定位：第二腰椎棘突及其下。

局部解剖：在腰背筋膜、棘上韧带及棘间韧带中，深层有椎骨、棘突、脊髓、自主神经、脊膜、韧带等，有腰动脉后支及棘间皮下静脉丛，分布有腰神经后支内侧支。

功效：培元固本、温肾壮阳、强健腰膝。

主治：腰痛、脊强、下肢痿痹、风湿疼痛、手足逆冷、遗精、阳痿、早泄、月经不调、赤白带下、胎屡坠、遗尿、尿频、白浊、虚劳、泄泻、头晕、耳鸣、健忘、心烦、失眠、癫痫、惊恐。

穴解：督脉总督一身之阳经，本穴归于督脉，位两肾俞之间、命门火之处，具有温肾壮阳、培元固本、补肾益精之功，为温补肾阳要穴，主治遗精、阳痿、早泄、胎屡坠、赤白带下、月经不调、遗尿、尿频、耳鸣、头晕、泄泻等。《玉龙经》："老人虚弱小便多，夜起频频更若河，针助命门真妙穴，艾加肾俞疾能和。"《类经图翼》："阳不起，命门、肾俞、气海、然谷；胎屡坠，命门、肾俞、中极、交信、然谷。"

本穴位于第二腰椎棘突下，有补肾阳、壮筋骨、强腰脊、止痹痛之功，主治腰痛、脊强、下肢痿痹、风湿疼痛、手足逆等。

督脉行于脊中，内络于脑，脑为元神之府。本穴归于督脉，故有健脑益智、镇惊安神之功，用以治疗癫痫、惊恐、健忘、心烦、失眠等。

刺灸法：俯卧位取穴，腹下垫一枕头，局部常规消毒，麻醉后，微铍针快速刺过皮肤，垂直刺至骨骼及其上下 0.5~1 寸，进行纵行、横行切割，充分松解即可，或短刺。员针皮下向上疏通。可灸。

（2）大椎

大椎为颈椎下颈部活动牵拉之处，是颈部活动的枢纽、轴心，为颈胸交界处，活动集中处，也是应力集中处，易于损伤，为病变部位，也为治疗部位，归督脉，为手足三阳、督脉之会，为阳气会聚之处。

定位：第七颈椎棘突及其下凹陷中。

局部解剖：在腰脊筋膜、棘上韧带及棘间韧带中，深层有椎骨、棘突、脊髓、自主神经、脊膜、韧带等，有颈横动脉分支，棘间皮下静脉丛，分布有第八颈神经后支内侧支。

功效：疏风解表、清解里热、舒筋活络。

主治：热病、疟疾、咳嗽、气喘、项强、肩背痛、腰脊强、角弓反张、小儿惊风、癫狂、痫证、五劳虚损、乏力、中暑、霍乱、呕吐、黄疸、风疹、痤疮。

穴解：本穴位颈部居上属阳，有向上向外之性，能散寒解表、疏风散热，主治外邪侵袭肌表所致表证。

本穴为手足三阳、督脉之会，能散阳邪，解里热，具有清热泻火、解毒去暑之功，是治疗里热炽盛的常用穴。主治热病、中暑、霍乱、呕吐、黄疸、风疹、痤疮等。

督脉为阳脉之海，本穴归于督脉，是督脉与诸阳经之会，为阳气会聚之处，能振奋一身之阳气，鼓动、调节全身之气血，对机体有强壮补虚培元作用。主治五劳虚损、七伤乏力、骨蒸潮热等疾患。

督脉通于脑，脑为元神之府，本穴隶属督脉，故有定惊宁神、息风化痰之功，主治癫狂、痫证、小儿惊风、角弓反张等。

本穴位居上背部，内通于肺，具有止咳化痰、宣肺平喘之功，用以治疗、咳嗽、气喘等。

本穴位于颈部活动底座枢纽部位，为颈部活动应力较大之处，还有通督脉、祛风湿、通经络、修复损伤之功，用以治疗项强、肩背痛、腰痛等。

刺灸法：伏案正坐位，使头微前倾，局部常规消毒，麻醉后，微铍针快速刺过皮肤，垂直刺至骨骼及其上下 0.5~1 寸，进行纵行、横行切割充分松解，或短刺。员针皮下向上疏通。可灸。

（3）百会

百会意为百脉于此交会，为手足三阳、督脉、足厥阴肝经之会，又名"三阳五会"。

定位：位于头顶正中线与两耳尖连线的交叉处，为人体之颠顶。

局部解剖：在帽状腱膜中，有左、右颞浅动、静脉及左右枕动、静脉吻合网，深部有颅骨、硬脑膜、蛛网膜、软脑膜、大脑等，分布有枕大神经及额神经分支。

功效：开窍醒脑、回阳固脱、清热息风。

主治：惊悸、健忘、尸厥、中风不语、痴呆、癫痫、癔病、瘰疬、头痛、眩晕、耳鸣、耳聋、鼻塞、脱肛痔疾、阴挺、泄泻。

穴解：本穴归于督脉，居脑之上，督脉入属于脑，脑为元神之府，故本穴可调节神志，有开窍醒脑、息风化痰、定惊安神之功，主治尸厥、惊悸、健忘、中风不语、瘈疭、癫痫、癔病、耳鸣、眩晕等。

督脉为阳经之海，总统一身之阳，百会归于督脉，位居颠顶，有居上治下之性，具有升阳举陷、益气固脱之功，主治脱肛、痔疾、阴挺、泄泻等。

本穴为督脉、足太阳交会穴，太阳主表，故有疏散风热、散邪解表之功，主治头痛、鼻塞、耳鸣等。

刺灸法：正坐位，备皮，局部常规消毒，麻醉后，微铍针快速刺过皮肤，垂直刺 0.2~0.3 寸至骨骼，进行纵行、横行切割，充分松解，或短刺，可灸。

（4）重楼（天突）

在颈胸交界处，活动集中处，是颈部活动的枢纽，也是应力集中处，易于损伤处。

定位：在颈前区，胸骨上及上窝正中。

局部解剖：在左右胸锁乳突肌之间，深层左右为胸骨舌骨肌和胸骨甲状肌，皮下有颈静脉弓、甲状腺下动脉分支，深部为气管，再向下，在胸骨柄后方为无名静脉及主动脉弓，分布有锁骨上神经前支。

功效：宣肺止咳、降逆化痰、清利咽喉。

主治：咳嗽、哮喘、胸痛、胸中气逆、咳唾脓血、咽喉肿痛、舌下急、暴喑、瘿气、噎膈、梅核气。

穴解：本穴位于上胸部，故有宣肺理气、止咳平喘、泄热排脓之功。主治咳嗽、哮喘、胸痛、胸中气逆、咳唾脓血等。

本穴居于胸部中央，内通胸气，具有宽胸理气、和胃降逆、化痰散结之功，主治胸中气逆、噎膈、梅核气、瘿气等。

本穴具有清泻肺热、利咽开音、消肿止痛之功，主治咽喉肿痛、舌下急、暴喑等。

刺灸法：仰卧位，局部常规消毒，麻醉后，微铍针快速刺过皮肤，纵行向胸骨柄前缘、上缘直刺 0.3~0.5 寸，在骨面上进行，进行充分切割松解，或短刺，严格控制切割幅度、深度，以防损伤重要脏器。员针皮下向下疏通。可灸。

（5）阴窍（会阴）

阴窍亦名"海底"，在裆部两阴之间（相当于会阴穴）。

定位：在肛门与阴囊根部（女性为大阴唇后联合）连线中点。

局部解剖：在球海绵体中央，有会阴浅、深横肌，有会阴动、静脉分支，分布有会阴神经分支。

功效：清热利湿、强肾调经。

主治：阴痛、阴痒、阴部汗湿、脱肛、阴挺、痔疾、遗精、月经不调、小便难、遗尿、溺水窒息、昏迷、癫狂、惊痫。

穴解：本穴归于任脉，位居阴部，属水，具有清热祛湿利尿之功，主治阴痒、阴痛、阴部汗湿、痔疾、小便难等。

本穴为任脉、督脉交会穴，督脉通于脑，脑为元神之府，故有开窍醒脑、化痰定惊之功，主治昏迷、癫狂、惊痫、溺水窒息等。

本穴通于督脉，督脉总督一身之阳，同时具有近治作用，有升阳固脱举陷之功，主治脱肛、阴挺等。

本穴为任脉、冲脉的交会穴，冲脉能调节十二经气血，故有调冲任、活血通经之功，主治月经不调、痛经、阴痛等。

刺灸法：直刺 0.5~1 寸，孕妇慎用，可灸。由于取穴不方便，较少运用。

（6）阳窍、中宫窍

阳窍：亦名"灵台"，在头顶百会与囟门之间。

中宫窍：亦名泥丸宫，在上丹田与玉枕关的中间，居阳窍上下垂线之上。

二者位置、作用与百会相似，可参看百会穴。

（7）矢状缝

前后囟为大脑与自然界进行物质交换的窗口，接受自然界物质、信息、阳气之处，前囟门位于前顶，出生后 2 岁以内闭合，遗留矢状缝、冠状缝，后囟门位于枕上，约在出生后 6~8 周龄闭合，遗留人字缝，未闭合时前后囟是大脑接受自然界精气的窗口，闭合之后，留有微小缝隙，也是接受自然界精气集中之处，故也可作为小周天治疗的部位，矢状缝在督脉头正中线上，治疗取矢状缝，用微铍针短刺、输刺进行治疗。

（四）任、督脉腧穴、阳性反应点作为补充

部分疾病较为复杂，还需任督二脉上的阳性反应点作为补充，病变在体表的反应，既是病位所在，也是治疗点所在，选择其治疗更有针对性，可配伍运用。《灵枢·刺节镇邪》："用针者，必先察其经络之实虚，切而循之，按而弹之，视其应动者，乃后取之而下之。"

八、小周天疗法取穴特点

1. 穴位少而精、易于掌握

小周天主穴 6 个，常用穴位 10 余个，穴位少，可以说是少而精，易于掌握，每次取穴 1~2 个，选穴较简单，也易于掌握。

2. 以督脉穴为主，兼顾任脉

现代人阳虚体质较多、阳虚为病多见，故治疗应注重温补阳气，而"督脉为阳脉之海，总督诸阳"，为补阳的主要经脉，故治疗取督脉穴位为主，兼顾任脉。临床实践所证明，督脉穴位以尾闾关、玉枕关疗效最好、最明显，为小周天疗法首选穴位。

3. 整体治疗为主，局部治疗为辅

整体治疗作用是每个穴位都可治疗全身疾病，因为每个穴位都是易于郁滞之处，通过治疗都利于小周天之任督二脉的疏通，对小周天具有调节作用，通过小周天调节十二正经、全身等，可以治疗全身疾病，每个穴位治疗范围广泛是小周天疗法的特点。

局部治疗作用是上部治上、中部治中、下部治下，即上部穴位治疗上部病变，中部穴位治疗中部病变，下部穴位治疗下部病变，具体为玉枕关、上丹田治疗头脑、心肺病变，夹脊关、中丹田治疗脾胃、肝胆病变，兼顾心肺病变，尾闾关、下丹田治疗肾、膀胱、泌尿、生殖、肛肠病变。

小周天疗法以整体治疗作用为主，兼有部分局部治疗作用。

4. 穴区可以是凹陷处、也可以是高起处

针灸穴区多是凹陷处，此为常态，但小周天治疗，穴位可以是凹陷处，也可以是高起处，且以高起处为主，《素问·骨空论》："督脉生病治督脉，治在骨上。"可见古人已认识到"骨上"的重要性，因"骨上"多为高应力点，易于损伤，为病变部位，也为治疗部位，是调节的高效部位，"骨上"高起处，任督二脉为棘突尖部、枕骨、头骨、骶骨、尾骨、曲骨等凸起处。鉴别取凹陷处还是高起处，一是看按压是否有压痛、酸胀、变硬、松软等，二是皮肤有否凹陷、隆起、皱纹、脱屑、粗糙、丘疹、斑点、色素改变等，三是有否结节状、条索状反应物等，综合考虑。但尾闾关、玉枕关通常见病必选，见病首选。

5. 督脉腧穴针尖朝上，任脉腧穴针尖朝下

小周天循行是环形循环，有明确的方向性，为督脉向上，任脉向下，如环无端、周流不息，不同于任督二脉的循行方向都是方向朝上，单独循行，有利于加速气血运行，治疗应顺着小周天的循行方向进行，即督脉穴位针尖、运针朝上，任脉穴位针尖、运针朝下，尤其员针接力皮下疏通，只有这样才与小周天运行一致，增强疏通力，有利于、有助于小周天的运行、疏通、调节，增强疗效。

6. 每次选一个体位

由于每次取穴较少，一般 1~2 个穴位，取穴单纯，故体位好选，每次选择一个较为舒适体位。

九、小周天疗法的诊断

小周天疗法的诊断主要有望、闻、问、切四诊。《灵枢·小针解》："睹其色，察其目，知其散复，一其形，听其动静者，言上工知相五色于目，有知调尺寸小大缓急滑涩，以言所病也。知其邪正者，知论虚邪与正邪之风也。"

（一）望诊

望诊是指医生通过对人体表面部位及排泄物的观察，判断人体健康或疾患状况的诊断方法。早在《灵枢·本脏》曰："视其外应，以知其内脏，则知所病也。"说明脏腑有病可以反映于外部，《灵枢·外揣》曰："故远者，司外揣内；近者，司内揣外。"就是从远看，观察在外的声音色泽，可以测知内脏的证候；从近看，观察在内的脏腑，可以测知声音色泽的变化。故有"有诸内，必形诸外"之说，《灵枢·官能》："审皮肤之寒温滑涩，知其所苦。"《难经·六十一难》："望而知之谓之神……望而知之者，望见其五色，以知其病。"强调望诊在临床辨证中的重要性。

1. 望部位

小周天包括督脉和任脉，首先望督脉或任脉出现异常表现的部位，根据望诊看到的形态气色发生的部位来诊断是哪个脏腑或经络出现了问题，以及出现疾病的经络或脏腑的预后如何。

2. 望气色

是观察患者督脉、任脉的颜色和光泽。五脏应五色是：青 -- 肝；赤 -- 心；黄 -- 脾；白 -- 肺；黑 -- 肾。《素问·脉要精微论》指出："夫精明五色者，气之华也。"《四诊抉微》则说："夫气由脏发，色随气华。"《素问·三部九候论》认为："五脏已败，其色必夭。"可见色泽是脏腑气血之外荣。人体内脏的"内气"正常与否是通过外部气血颜色的变化来反映的。而红、黄、黑、白、青则是五脏之气相对稳定的一般正常状态的表现。五脏与五色的对应关系如下：青色与肝气相对应；红色与心气相对应，黄色与脾胃之气相对应；白色与肺气相对应；黑色与肾气相对应。我们根据督脉和任脉局部的气色如青筋暗影、斑痣表现判断脏腑经络病变的诊断与预后。如督脉陶道穴部位发黑或青筋暗影表示心肺疾患，癫痫患者在督脉筋缩、脊中穴部位可见到斑痣或青筋，女性痛经患者在腰阳关见到发黑或暗影青筋，中丹田灰暗微血管扩张（瘀络）多见心脏及肝胆疾患，下丹田出现斑痣青筋多为下消化道疾病或者生殖系统疾病。

3. 望形态

根据任督脉部位的形态改变诊断疾病、指导疾病治疗及判断预后。形态改变包括凸起、凹陷、曲度等。根据形态改变的部位诊断脏腑病证的部位，根据改变的程度判断病情轻重，如督脉脑户穴凸起表示脑部疾患及脏腑的实质性病变，风府穴隆起有中风的风险，大椎穴隆起易发生颈肩综合征、心脑血管疾病。膻中穴突起易出现心肺疾患。腰阳关凹陷有下消化道、生殖系统疾病以及下肢的疼痛、麻木等。

（二）闻诊

运用听觉和嗅觉，对患者发出的声音和体内及排泄物发出的气味进行诊察，听患者的声音、呼吸、咳嗽、呕吐、呃逆、嗳气等，闻患者的体味、口味、痰涕、大小便发出的气味，以推断疾病的方法。

（三）问诊

通过问诊，询问患者病史，发病的经过和自觉症状，然后再结合其他三诊，才能确切地掌握疾病的情况，从而为辨证提供有力的依据，有了正确的辨证才能做到正确的治疗，所以通过问诊了解病情是极其重要的一环。

（四）脉诊

1. 脉诊及察独

（1）脉象与脏腑的关系

《灵枢·九针十二原》："凡将用针，必先诊脉，视气之剧易，乃可以治也。"说明诊脉的重要性。脉诊主要是按切脉搏，体察脉象变化。脉象的形成，与脏腑气血密切相关。心主血脉，心脏搏动把血液排入血管而形成脉搏，心脏的搏动和血液在血管中的运行，由宗气推动，宗气积于胸中，由水谷精微化生的营卫之气与吸入的清气而成。肺主气，肺气的敷布，是血液布散全身的重要动力，而肺朝百脉，即循行于全身的血脉，均汇聚于肺，进行气体交换。脾胃为气血化生之源，脾主统血，血液的循行有赖于脾气统摄。肝藏血、主疏泄，有调节循环血量的作用。肾藏精，精化气，是人体阳气的根本，为全身脏腑功能活动的动力；精可以化生血，又是血液生成的物质基础之一。因此脉象的形成，与心、肺、脾、肝、肾五脏功能活动密切相关。而五脏与六腑相表里，因此脉象的变化也可反映出六腑的变化。寸口脉为手太阴肺经所过部位，手太阴肺经又与足太阴脾经相通，同时，营气与卫气循行全身 50 周而会合于寸口，所以寸口脉象的变化还可判断营卫气血运行的情况，因此五脏六腑气血变化均可从寸口脉反映出来。

脏腑气血发生病变，血脉运行受到影响，脉象就有变化。而脉象的变化，与疾病的病位、性质和邪正盛衰相关。病位浅在表则脉浮，病位深在里则脉沉；疾病属寒则脉迟，属热则脉数；邪气盛则脉象有力，正气虚则脉象无力。脉诊在临床上也可推测疾病预后。如久病脉缓，病情向愈，则胃气渐复；久病脉洪，邪盛正衰，病情恶化。外感热病，热退而脉缓，则病情向愈；热退而脉象急数，则病情发展。因此，脉象的变化能反映疾病的动态变化和全身脏腑气血的活动。

（2）诊脉的重点为察独

体察脉象的变化主要在于察独，察独就是脉诊过程中，诊察脉象在某一"部"或某一"关"出现的异常变化，这是诊察病脉的具体方法之一。如《素问·三部九候论》说："察九候，独小者病，独大者病，独疾者病，独迟者病，独热者病，独寒者病，独陷下者病。"这是根据发生"独变"的脉象辨别病脉。后世医家继承和发扬了这种辨别病脉的方法，将"察独"作为发现病脉或辨别病脉的主要手段。这是一种实用性很强的方法，深受后世医家推崇，如张景岳说："此独字，即医中精一之义，诊家纲领莫切于此。"我们在体察到脉象的异常即可以称为独脉。《难经·六十一难》："切脉而知之谓之巧……切脉而知之者，诊其寸口，视其虚实，以知其在何脏腑也。"

2. 寸口分部与脏腑、任督二脉对应关系

寸口分寸、关、尺三部，以桡骨茎突为标记，其稍向内方的部位称为"关"（又称关脉），从桡骨茎突至腕横纹桡侧端的部位称为"寸"（又称寸脉），从桡骨茎突至其后（肘端）7分处为"尺"（又称尺脉）。寸、关、尺三部在左右手共为六部脉。其分部对应关系是：左寸心（膻中），左关肝、胆，左尺膀胱、小肠与肾（小腹）相对应；右寸隔间与肺（胸），右关脾、胃（腹），右尺大肠与命门（小腹）相对应。这种对应关系，是根据《内经》上竟上、下竟下的原则规定的。也就是上部脉（寸脉）候躯体上部（心、肺、胸），下部脉（尺脉）候躯体下部（肾、小腹）。此外，小周天疗法在脉诊中也能得到体现，双侧寸口脉皆可以体现小周天的生理病理情况，两侧寸口脉的桡侧缘代表人体的督脉背部正中线，寸脉代表玉枕关，关脉代表夹脊关，尺脉代表尾闾关。两侧寸口脉的尺侧缘代表人体的任脉及人体的腹正中线，寸脉代表上丹田，关脉代表中丹田，尺脉代表下丹田（图3-6）。

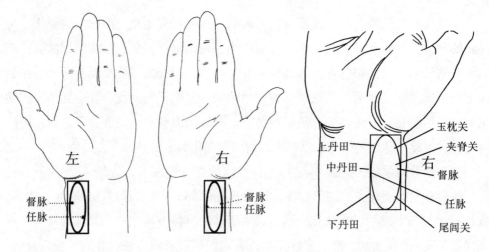

图3-6 任督二脉寸关尺部位图

3. 寸口脉异常变化的诊断

人体是全息的，人体内部的变化差异都可以在外部找到痕迹，而诊脉就是寻

找这些痕迹的重要途径之一。人体产生疾病会影响受损部位经气的运行，经气运行受阻所产生的波动反映在寸口脉上就是独脉，如情绪激动后，会出现面色发红，脉象上左关部脉独大，因为怒伤肝，生气后影响了肝气的正常疏泄，肝气疏泄失常，郁结于内，脉上的反映就是左关独大。独脉可在寸口六部位同见，也可单部位出现，可以在沉取时摸到，也可以在浮取时见到，以帮助确定身体气机不畅和病变的部位。

（1）寸脉

右寸脉浮取出现独脉为外感风寒，寒邪瘀堵督脉玉枕关之象，常见外感伤寒头痛、鼻塞等表证，寸脉沉取独脉为气血瘀堵玉枕关，临床多见头痛、头晕、失眠、颈肩部不适，或出现短暂脑缺血，将来会出现中风。

左寸脉浮取见到独脉代表玉枕关有瘀堵之象，症见心悸、胸闷、自汗等，沉取独脉代表玉枕关、上丹田皆有瘀堵之象，症见心前区疼痛、憋气、头晕、呼吸困难、发绀、咳嗽、自汗等症状。

（2）关脉

左关浮取到独脉为中丹田异常，表现为胆经、胆腑病变，常见为胆囊壁毛糙、胆囊炎、口苦、口干、头部两侧疼痛。左关沉取独脉为夹脊关瘀堵，是肝经不通。肝主疏泄，疏泄正常则一身气机顺畅，而七情所伤最容易影响肝脏的疏泄，疏泄失司，肝气郁结，日久就会出现胁胀痛、胸闷胀、脘闷满、嗳气、乳房胀痛、性情急躁易怒等。

右关浮取独脉为中丹田瘀堵，表现为胃失和降，胃主受纳，受纳失司则饮食壅滞，食停于胃，指下多表现为瘀中兼有小粒顶手感，胃部胀满不舒、不思饮食、嗳气、打嗝、反酸。胃气不降，也可能引起肺失肃降，而出现肺系相关病证；胃失和降，还会引起脾失升清及脾失运化病证。

（3）尺脉

左尺独脉多为尾闾关或下丹田出现了瘀堵，多见寒湿阻滞下焦，湿困腰腿，常见腰痛、腰部困重、下肢沉重、水肿、抬举困难等，左尺部多主泌尿生殖系统疾病。

右尺主命门，脉诊右尺独象为尾闾关、下丹田所主，经气瘀堵下焦导致的右尺部郁滞，常见大便溏稀、甚至五更泻、四肢畏寒水肿、阴囊潮湿、女子白带多、色清稀、宫颈囊肿等，男子多有脚汗、老年人肛周湿痒、腰椎间盘突出症等。

（五）触诊

脏腑的病变，相关穴位会出现压痛，因此穴位触诊能了解病证所属的脏腑、经络，有利于诊断，治疗后根据相关穴位压痛与否可判断病证的好转或消失，如压痛没有消失，只能说病已减轻，不能说病已根治，只有穴位的压痛消失，治疗才能停止。《灵枢·刺节真邪》："用针者，必先察其经络之虚实，切而循之，按而弹之，视其应动者，乃后取之而下之。"常见病的触诊如下。

1. 心脏病

按夹脊关第4~7胸椎棘突、棘突下和膻中穴、少海穴有压痛感。如伴有四肢关节痛及心前区搏动应手较强等常见于风湿性心脏病。

2. 肝脏病

按夹脊关第9~11胸椎棘突、棘突下有压痛，右胁下或有触痛或能触到肝脏，章门穴部位触之胀痛。

3. 脾脏病

按夹脊关第11~12胸椎棘突、棘突下、三阴交穴有压痛。

4. 肺脏病

按夹脊关第3~5胸椎棘突、棘突下、膏肓、中府、尺泽穴有压痛。膏肓俞在第4胸椎棘突下，旁开3寸处。取穴时让患者手臂向前平举，方能按到此穴。

5. 肾脏病

按尾闾关腰椎2~5棘突、棘突下有压痛，京门、太溪、照海穴有压痛。如果单侧京门穴有压痛则表明同侧肾脏有病。

6. 胃病

按夹脊关胸椎7~11棘突、棘突下有压痛，中脘（剑突下与肚脐中点部位）有压痛，足三里、三阴交有压痛。

十、小周天的病证

小周天的病证为任督二脉病证及复合病证。

1. 督脉主病

（1）脊强反折病

督脉行于头后、脊背、腰骶，其经气不利，则影响颈背腰骶部功能，可致脊背强直、角弓反张、屈伸不利、颈椎病、腰椎间盘突出症、椎管狭窄症、腰椎滑脱、头颈沉重等。如《素问·骨空论》："督脉为病，脊强反折。"《灵枢·经脉》："督脉之别……实则背强，虚则头重。"《难经·二十九难》："督之为病，脊强而厥。"《类经·经络类》注为："督脉贯于脊中，故令背强反折而屈伸不利。"《奇经八脉考》："张仲景《金匮》云：脊强者，五痉之总名。其证卒口噤，背反张，而瘛疭，王叔和《脉经》曰：尺寸俱浮，直上直下，此为督脉，腰背强痛，不得俯仰……又曰：脉来中央浮直，上下动者，督脉也。动苦腰背膝寒。"

（2）脑、神志、头面五官病

《素问·骨空论》："督脉者……上额交颠，上入络脑。"《难经·二十八难》："督脉者，起于下极之俞，并于脊里，上至风府，入属于脑。"可见督脉属于脑、络于脑、循行于脑，与脑关系密切，督脉主脑病，其为病见癫狂、痫疾、中风、健忘、心烦、失眠、多梦等精神、神志病变，以及头痛、头重、眩晕、耳鸣、目疾等头部病证。《奇经八脉考》："王叔和《脉经》曰：尺寸俱浮，直上直下，此为督脉……大人癫病，小儿风痫。又曰：脉来中央浮直，上下动者，督脉也。动苦……大人癫，小儿痫。"《素问·风论》："风气循风府而上则为脑风。风入系头则为目风、眼寒。"

（3）肾、生殖、二阴病

《素问·骨空论》："督脉者……至少阴，与巨阳中络者，合少阴上股内后廉，贯脊属肾……入循膂络肾"，可见督脉"贯脊属肾""入循膂络肾"，以靠肾精气的充养，属于肾又络于肾，其经络又与足少阴肾经相合并行，小周天还有一定程度的化生元气、储藏元气的功能，所以督脉与肾关系密切，督脉循行、络于阴器，《素问·骨空论》："督脉者……女子入系廷孔，其孔，溺孔之端也，其络循阴器。"肾又主生长、发育、生殖、开窍于二阴，肾气虚弱，督脉失常，可出现生殖、二阴病变，如女子不孕、男子不育、月经不调、子宫、卵巢病变、淋证、癃闭、痔疮、遗尿、疝气等。《素问·骨空论》："此生病，从少腹上冲心而痛，不得前后，为冲疝，其女子不孕，癃痔、遗溺、嗌干。"《黄帝外经解要与直译·任督死生篇》："肾之气必假道于任督，二经气闭，则肾气塞矣；女子不受妊，男子不射精，人道绝矣。然则任督二脉之经络，即人死生之道路也。"

（4）脏腑病证

由于督脉与脏腑之气相通，故具有调节脏腑功能的作用，也可治疗脏腑病变，如心肺病证、肝胆病证、脾胃病证、肾膀胱病证等。

（5）经脉病证

督脉总督诸阳经，治疗阳经病证，而且与诸阴经相连，也可治疗阴经病证，《素问·阴阳应象大论》："故善用针者，从阴引阳，从阳引阴……阳病阴治，阴病阳治。"

2. 任脉主病

（1）任主胞胎、主泌尿生殖病变

任脉循行于腹部正中，起于阴部，循于腹部，于小腹部与足三阴交会，故可治疗生殖病变，《素问·骨空论》："任脉为病，男子内结七疝，女子带下瘕聚"。《难经·二十九难》："任之为病，其内苦结，男子为七疝，女子为瘕聚。"主治睾丸胀痛、疝气、淋证、癃闭、痔疮、遗尿、月经不调、经闭不孕、带下色白、小腹积块等，尤其女性生殖病，因任脉为阴脉之海，具有调节阴经气血作用，能调节月经，促进女子生殖功能，维持妊娠。《素问·上古天真论》："女子……二七而天癸至，任脉通，太冲脉盛，月事以时下，故有子……七七，任脉虚，太冲脉衰，天癸竭，地道不通。故形坏而无子。"任脉阻滞不通则经闭，任脉不通，气血失养则宫寒不孕，带下色白，皆可影响受孕而出现不孕症。

（2）脏腑病证

由于任脉与脏腑之气相通，具有调节脏腑功能的作用，也可治疗脏腑病变，每个穴位既可治疗所有脏腑病证，又可治疗局部脏腑病证，如面颈部腧穴治疗面部、五官病证，胸部腧穴治疗心肺病证，上腹部腧穴治疗肝胆病证、胃肠病证，下腹部腧穴治疗肾、膀胱病证等。《奇经八脉考》："任脉之别络，名曰尾翳。下鸠尾，散于腹。实则腹皮痛，虚则痒瘙……又曰：上气有音者，治其缺盆中（谓天突穴也，阴维、任脉之会，刺一寸，灸三壮)，《脉经》曰：寸口，脉来紧细实长至关者，任脉也。动苦少腹绕脐，下引横骨、阴中切痛，取关元治之。又曰：横寸口边，脉丸丸者，任脉也。苦腹中有气如指，上抢心不得俯仰，拘急。"

（3）经脉病证

任脉总任诸阴经，治疗阴经病证，而且与诸阳经相连，也可治疗阳经病证，《素问·阴阳应象大论》："故善用针者，从阴引阳，从阳引阴……阳病阴治，阴病阳治。"

3. 小周天的主治病证

小周天疗法治疗范围较广。小周天循行为任督二脉的循行，根据"经脉所过，主治所及"的原则，其治疗病证除任督二脉病证外，还包括小周天调节的奇经八脉、十二经脉、经络、脏腑等病证，涉及内、外、骨伤、妇、五官等各科疾病。

1. 头脑、神志、精神病

头痛、头晕、头凉、头紧、中风、癫痫、狂躁、抑郁、多虑、失眠、嗜睡、健忘、心烦、多梦等。

2. 面部、五官病

面瘫、口眼歪斜、面肌痉挛、眩晕、耳鸣、耳聋、鼻炎、鼻渊、鼻痒、打喷嚏、两眼憋胀，干涩，视物模糊、眼红、眼痛、咽痛、声音嘶哑、梅核气、牙疼等。

3. 神经病

中风后遗症、脑外伤后遗症、脑炎后遗症、脑瘫，周围神经损伤如桡神经损伤、腓总神经损伤、手足拘挛、震颤、抽搐、麻木、颈椎病、腰椎病引起的神经受压瘫痪、麻木、无力等。

4. 内脏病

慢性气管炎、哮喘、肺心病、胸膜炎、心脏病、慢性胃炎、十二指肠溃疡、乙肝、慢性肠炎、溃疡性结肠炎、慢性肾炎。

5. 泌尿、生殖病变

女子不孕、男子不育、月经不调、子宫、卵巢病变、男子遗精、阳痿、痔疮、疝气、遗尿、淋证、癃闭等。

6. 骨伤病变

如颈椎病、肩周炎、网球肘、腕管综合征、腰椎间盘突出症、腰椎管狭窄、股骨头缺血坏死、梨状肌综合征、膝关节骨性关节炎、踝关节损伤、跟骨刺等颈、肩、背、腰、腿部筋伤病变。

7. 免疫系统病变

类风湿关节炎、干燥综合征、强直性脊柱炎、荨麻疹、银屑病等。

第四章　微铍针

一、古铍针

《灵枢·九针论》："五者，音也。音者，冬夏之分，分于子午，阴与阳别，寒与热争，两气相搏，合为痈脓者也。故为之治针，必令其末如剑锋，可以取大脓……五曰铍针，取法于剑锋，广二分半，长四寸，主大痈脓，两热争者也。"

《灵枢·九针十二原》："铍针者，末如剑锋，以取大脓。"

《灵枢·官针》："病为大脓者，取以铍针……六曰大泻刺，大泻刺者，刺大脓以铍针也。"

第五种针，比象于五音，音为五数，位于一、九两数中间。一数，代表冬至一阳初生之时，月建在子；九数，代表夏至阳气极盛之时，月建在午。而五数正当一到九数的中央，暑往寒来，阴阳消长的变迁，由此可分。这比喻人体阴阳也是处于两端，相互别离，寒热不调，相互搏结，使肉腐化脓，则形成痈肿。这种病适用铍针治疗，取其针的末端如同剑刃一样锋利，用以刺破痈肿、排出脓血。第五种是铍针，模仿剑锋制成，宽二分半，长四寸。主治寒热搏结而形成痈肿化脓的病证，可以用它切刺排脓，来清除热毒。

铍针的尖端有锋利的刀刃，可以用来切开肌肤表层，再辅以挤压，可排泄出肌肤内部的脓液，而红、热、肿、硬以及疼痛也随即消失。

病属于脓疡之类的，当取用剑形的铍针来进行治疗，以作切开排脓之用。第六种叫大泻刺。大泻刺，就是用铍针切开排脓，以治疗较大的化脓性痈疡。

铍针末如剑锋，切开过程中对刀口周围牵拉力较小，疼痛较轻，开口又较大，且不易封口，利于脓液彻底外排，为切开排脓的最好器械、最为常用。《灵枢·玉版》："故其已成脓血者，其唯砭石铍锋之所取也。"

铍针除切开排脓外，还有排除恶血、具有放血的作用，《灵枢·终始》："重舌，刺舌柱以铍针也。"

二、微铍针

微铍针是在《灵枢》铍针的基础上加以改进，《灵枢》铍针"广二分半，长四寸"，约合现代的宽 5.75mm，长 92mm。古代人风餐露宿，生活条件艰苦，外伤较多，作为切开痈脓尚且可以，一是痈脓位置多表浅，尤其脓成熟后位置更浅。二是痈脓面积较大，一般为数厘米至十数厘米，甚至更大，从"以取大脓"可知。三是铍针口大，不易封口，脓液外排通畅，利于脓毒排尽。

现代人生活条件优越，外伤较少，痈脓更少，古铍针已不能完全适用于临床。故对其尺寸予以适当缩小，较古铍针小很多，故称之为"微"，以宽 1~2mm，长 5~6cm 为宜。施术部位不同，针具大小有别，故做成大小不同型号。为了更好掌握进针深度，使微铍针尖部同时进针，达到同一深度，将针尖制作成稍平的，避免只有尖部局部进入过深，而针身大部分不能达到同一深度，为便于纵向的切割，保留尖部两边"剑状"刃面（图 4-1）。尖部及尖部两侧有刃，便于在进针过程中不同层次的切割。名称我们仍沿用古九针的称呼，称之为"微铍针"。

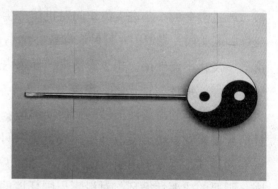

图 4-1　微铍针

针具的选择与应用至关重要，须根据病位的深浅、病情的轻重选择。选择适宜的针具，可以起到针出痛减且不伤正的效果，反之选择与病情不符的针具，病深针浅，病不能去，病浅针深，损伤正气，正如《灵枢·官针》所言："凡刺之要，官针最妙，九针之宜，各有所为，长短大小，各有所施，不得其用，病弗能移。疾浅针深，内伤良肉，皮肤为痈；病深针浅，病气不泻，反为大脓。病小针大，气泻太甚，疾必为害；病大针小，气不泄泻，亦复为败。失针之宜，大者泻，小者不移。"

治疗小周天病证，根据病情深浅、轻重，须选用适宜型号的微铍针，且要控制好刺入深浅度。

三、微铍针的作用

微铍针为小周天疗法的主要针具，对小周天运行部位之五体等组织进行手法刺激，通过五体而发挥其综合治疗作用。

1.切开痈脓、排出脓液

切开痈脓，引流脓液，排出脓液，为古铍针的基本作用。《灵枢·官针》曰："病为大脓者，取以铍针。"现在由于卫生和医疗条件的提高，痈脓已很少见到，且有更好的外科器具、外科疗法治疗，铍针很少用到，但其切开引流的理念仍指导着我们，今天仍具有借鉴意义。

2.切开囊腔、外排体液

机体有很多滑液囊，有的较大，比较明显，有的较小，不明显，可产生滑囊液，通过囊壁的小孔进入组织间对机体产生润滑作用。由于损伤等因素使滑囊壁炎性肿胀肥厚，囊壁因炎性肿胀导致外排小孔缩小，甚至闭塞，外排不畅、受阻，滑液增多，不能外排，积于囊壁内，导致内压增高，刺激囊壁使囊壁更加代偿性肿胀肥厚，形成恶性循环。滑囊液滋润营养机体本为正气，因蓄积而变为湿邪。机体组织得不到滑囊液的滋润而活动不适。借鉴古铍针切开引流的原理，用微铍针切开滑囊壁，使滑囊液外排，流于组织间，对组织起润滑、滋养作用，变蓄积湿邪为正气，起到了内引流的作用。打破了滑囊液蓄积，刺激囊壁使囊壁更加肿胀、肥厚的成恶性循环，对滑囊周围环境的改善也起到了良性刺激作用。《灵枢》中就有阴囊积水的治疗，如《灵枢·刺节真邪》："故饮食不节，喜怒不时，津液内溢，乃下留于睾，血道不通，日大不休，俯仰不便，趋翔不能。此病荥然有水，不上不下，铍石所取，形不可匿，常不得蔽，故命曰去爪。"

3.切开筋膜、释放内压

机体被筋膜分割为许多大小不等、层次不一的囊性区域，这些筋膜囊性区域犹如局限的滑液囊等，如果因外伤、劳损、受凉、感染等原因使局部新陈代谢障碍，就会出现代谢产物蓄积，血液循环差，组织内压增高等病理改变，即气滞血瘀。高压部位犹如一个大的高压囊腔，通过对高压组织筋膜的切开，组织内高压得以释放，血液得以进入，血液循环回归正常，蓄积代谢产物得以外排，新陈代谢趋向正常，则损伤易于恢复。

4. 疏通小周天、调节经络

微铍针通过对前后正中线小周天易于郁滞部位的针刺，可解除筋膜压迫，疏通局部狭窄，经气运行畅通。刺激穴位，通过穴位对小周天之任督二脉进行调节，使小周天运行通畅，通过小周天影响经络系统，使整个经络系统得以调节。《黄帝外经解要与直译·任督生死篇》："二经气行，则十二经之气通。"并通过经络系统调节脏腑及全身，从而达到全身治疗作用。一般来说病程短、病情轻可用小针具、轻手法，起刺激作用；病程长、病情重、疑难杂症等用大针具、重手法，松解治疗，直接疏通。

5. 切开筋膜、恢复平衡

阴阳平衡为机体的生理状态，平衡是相对的动态平衡，表现各个方面，有阴阳、五行生克等，也有各个部位力的平衡，机体的各种运动活动表现的是力的平衡。骨伤科损伤性疾病导致的筋膜、肌肉紧张、痉挛，力的平衡失调是其病因病机，恢复力的平衡是治疗的目的。人体为多维筋膜连接的一个有机整体，关于筋膜，《黄帝外经解要与直译·小络篇》有精辟的论述："应龙问于岐伯曰：膜原与肌腠有分乎？岐伯曰：二者不同也。应龙曰：请问不同？岐伯曰：肌腠在膜原之外也。应龙曰：肌腠有脉乎？岐伯曰：肌腠膜原皆有脉也，其所以分者，正分于其脉耳。肌腠之脉外连于膜原，膜原之脉内连于肌腠。应龙曰：二脉乃表里也，有病何以分之？岐伯曰：外引小络痛者，邪在肌腠也。内引小络痛者，邪在膜原也。应龙曰：小络又在何所？岐伯曰：小络在膜原之间也。"可见外在"肌腠"与内部"膜原"是相连相通的，切割外在"肌腠"，可以松解内部"膜原"。

6. 切开郁结、疏通经络

经络是运行气血、联系脏腑和体表及全身各部的通道。正常情况下经络是畅通的，其循行路线上肌肤正常，由于各种原因引起经络不通，经气郁滞，日久则会在经络循行路线上或其周围出现病理性结节状、条索状反应物。局部血液供应差会表现为皮肤色素沉着、粗糙等，反过来病理性结节、条索、高起、凹陷等和色素沉着、粗糙等又影响阻滞经气的运行，使经气郁滞更重，如此形成恶性循环。在其郁滞部位顺着经络走行疏通，可快速疏导郁滞，增加局部气血的供应，消除其对气血运行的影响，快速畅通经络。

7. 刺激穴位、调节经气

小周天之穴位与任督二脉的腧穴相比，既有相同点，又有不同点，是人体脏腑、经络气血输注出入、储藏、调节的特殊部位。犹如道路上的车站，调节人流、车流、物流一样调节气血运行；犹如加油站，增加动力、能量一样增加、释放气血；也如维修站，提高运行能力、效率一样使气血的运行高效。微铍针通过刺激，可打通关卡、疏通经络，释放储藏的气血，增加气血供给，为机体提供能量，提高运行效率，可调节改善经气的运行、畅通经络。穴位是一个点，一个区域，针灸"宁失其穴，勿失其经"的原则，在小周天疗法中尤其重要，选点可偏离穴位，但不能偏离经络，要在小周天之任督二脉循行线上选择。

8. 刺激骨骼、调节机体

刺骨针法也称刺骨术，是根据患者不同的疾病，选择相应的穴位、部位进行针刺至骨膜、骨皮质、骨髓质的一种方法。刺骨针法是微铍针常用的针刺方法之一，在临床上常用治疗一些慢性疼痛、脊柱相关性疾病以及脑瘫、中风后遗症等疑难病症，即时疗效十分显著。

（1）针刺骨骼、调节肾气

肾应骨，通过刺激调节，调节先天之本肾的功能，通过肾调节有关脏腑的功能活动。

骨在五体中处于最深层的部位，骨和骨髓与肾的关系最为密切，均由肾精所生。肾在体为骨、藏精生髓、主骨，髓居于骨中，骨赖髓以充养，肾气的盛衰影响骨髓的变化。肾脏也是五脏中最深层次的藏精所在，病邪侵犯人体后的传变，病变及肾大多已在后期虚损阶段，病邪深入及骨，其病最甚，肾虚精亏，多可累及于骨。如小儿囟门迟闭、骨软无力或骨脆易折或骨折后不易愈合等肾中精气渐亏之象。肾虚精亏，髓衰骨弱，则支撑人体的能力减退，势必出现腰膝酸软无力、不耐久行久立等症。西医学认为，骨主要受内分泌系统的调节，如雌激素、降钙素等，骨髓对骨起营养作用。肾不但对骨至关重要，且肾为先天之本，对全身其他脏腑具有调节作用，肾的病证可引起骨及其他脏腑病证，针刺骨可治疗肾及其他脏腑病证，而且针刺深刺到骨骼，刺激量大，其效更显。《素问·长刺节论》："刺家不诊，听病者言。在头头疾痛，为藏针之，刺至骨，病已止，无伤骨肉及皮，皮者道也。"说明针灸治疗痛证时，针刺深至骨有显著的止痛效果，因此运用刺骨针法可治疗各种急慢性痛证。

（2）针刺骨膜、调节筋膜

通过对骨膜的刺激，可调节机体筋膜，再通过筋膜可调节深部脏腑、组织、器官的功能活动。骨膜在解剖学中属最深层、最致密的结缔组织之一，它覆盖于骨组织之表面具有营养、保护、传递、运输、支持等功能，各肌肉、腱、韧带等组织的起、止点均附着于骨膜上，因此所有软组织急、慢性劳损均能在骨膜上产生病变点、区，出现疼痛、酸胀、麻木、肢冷等临床症状，如腰椎间盘突出症、颈椎病、骨性关节炎、肩周炎、网球肘等。通过针刺骨膜产生的治疗反应我们称为刺骨针法的骨膜效应，骨膜效应在急、慢性软组织劳损疾病的治疗中有着特有的"效应值"。它的"效应值"远远大于其他结缔组织，即"骨膜效应值"大于深层结缔组织效应值，远大于浅层结缔组织效应值，具有较好的疗效。

（3）调节结构、改变功能

人体各组织、器官结构决定功能，功能也可改变结构。骨与肌、腱与筋膜是直接劳损的组织，损伤后可产生结构的改变，但其结构的改变具有可塑性。人体损伤部位结构上发生改变导致支配它的大脑中枢神经区域的结构发生变化（神经的易化及可塑性）。刺骨针法刺激骨膜、骨骼使其结构发生变化，这种变化又可以瞬间影响支配它的大脑功能区，使大脑功能区发生神经的敏感性变化，中枢的敏感性变化便可直接导致它所支配的组织功能的改变，进而引起结构的改变，产生功能的改变，使症状缓解或消失。

（4）针刺骨质、调节压力

手法较重者可刺入骨皮质甚至骨髓质，骨内高压得以释放，改善了骨的血液流变学状态，减压孔处新生血管形成，增加了骨内外血液循环的通道，打破了骨内高压参与的恶性循环，从而使骨内血液循环状态和代谢水平恢复正常。骨内压力减小，渗透压进行了调节，趋于平复。

（5）传导压力、调节机体

刺骨针法通过上下磨骨等按压力的直接传导，作用于骨及骨深层，通过骨将力传导至内部组织脑、脊髓，对脑、脊髓等具有调节作用，进而调节全身的功能活动。

同时头正中、脊柱骨骼的短刺、输刺，皮下已近骨骼，没有肌肉组织，经脉、筋膜较少，可达到治骨不伤筋、肉、脉等目的。

四、微铍针的治疗方法

1. 选穴

根据临床症状进行辨证分析，确定病变部位、涉及脏腑及性质、深浅、轻重，再观察任督二脉循行部位的色泽、粗糙度、色素沉着度、有无出血点、形状的变化，局部有无压痛、酸胀，帮助诊断疾病，以辨证分析为主，任督二脉检查为辅，综合考虑，确定治疗点。先选分析确定的穴位，次选相关穴位，最后选其他小周天穴位，做好标记。《灵枢·官针》："故用针者，不知年之所加，气之盛衰，虚实之所起，不可以为工也。"每次1~2穴，2天1次。

2. 备皮

治疗前按手术要求备皮，尤其头颈部、骶尾部，以便于消毒、防治感染，同时治疗时视野较好，利于操作治疗，治疗后也利于创可贴覆盖。

3. 消毒

微铍针治疗按手术要求严格消毒，要在消毒无菌手术室治疗，医务人员要戴医用口罩、帽子、手套，局部消毒要规范、严格，范围要适当，以防感染。

4. 麻醉

微铍针治疗要求每个患者治疗前必须打局麻药，局麻药多用0.5~1%的利多卡因，每个点2~4ml，局部消毒后，医者左手拇指按住进针点上方，用5号注射针先在各进针点打一皮球，再将各点分别麻醉，头部、颈椎、胸椎、腰椎、骶椎、尾骨、胸骨、耻骨联合等可将注射针头刺至骨面，腹部刺约1cm。

5. 治疗

治疗手法以大泻刺切割为基础，以切割为主要手法，《灵枢·官针第七》："六曰大泻刺，大泻刺者，刺大脓以铍针也。"随着治疗范围的扩大，手法可稍作变动，同时配合短刺、输刺、关刺、经刺、分刺、半刺、合谷刺等，具体为。

（1）头部、颈椎、胸椎、腰椎棘突，尾椎下、胸骨、耻骨联合等处

对于头部、颈椎、胸椎、腰椎棘突，尾椎下、胸骨等处，刺入皮肤后直至骨面，采用短刺、输刺，先进行纵行切割20~30针，横行切割3~5针，至骨加压短刺，可刺骨内，《灵枢·官针》："短刺者，刺骨痹，稍摇而深之，致针骨所，以上下摩骨也……五曰输刺，输刺者，直入直出，深内以至骨，以取骨痹，此肾

之应也。"对于棘突间，刺入 1cm 左右，纵行切割约 10 针，横行切割 2~3 针，耻骨联合刺入 0.5cm，纵行切割约 10 针，横行 2~3 针，或短刺 10 余针。

（2）腹部

任脉循行路线上纵行切割约 10 针，横行切割 2~3 针，深 0.3~0.5cm，不可突破腹壁。

（3）结节状、条索状、线状、点状、片状反应物

沿着任督二脉的走向关刺、经刺、分刺，《灵枢·官针》："三曰经刺，经刺者，刺大经之结络经分也……五曰分刺，分刺者，刺分肉之间也……三曰关刺，关刺者，直刺左右尽筋上，以取筋痹，慎无出血，此肝之应也；或曰渊刺；一曰岂刺。"在结节状、条索状反应物中心线切割，一针紧挨一针，突破结节、条索即可。

（4）皮肤变厚、粗糙、丘疹、出血、色素沉着、脱屑等皮肤改变处

皮肤变厚、粗糙、色素沉着等皮肤改变处说明局部血液循行较差，血运障碍，治疗应顺着任督二脉或平衡任督二脉皮肤浅刺，将筋膜切开，面积较大者可分次治疗。

（5）疏散郁滞，畅通经气

腧穴、阳性反应点为经气聚结处，治疗用微铍针顺任督二脉合谷刺，《灵枢·官针》："四曰合谷刺，合谷刺者，左右鸡足，针于分肉之间，以取肌痹，此脾之应也。"即直刺一下，在上下斜刺一下，可有酸、胀、沉等针感，出针不留针。

出针后，局部按压以压迫止血 3~5 分钟，然后创可贴覆盖。

五、微铍针的特点

1. 微铍针具有多重作用

微铍针取古铍针切开脓肿引流的作用，切开高压组织，外排压力，释放压力，恢复其压力平衡。取小针刀松解软组织的作用，通过切开松解，恢复动态、静态力的平衡，同时顺经络循行纵行疏离。类似针灸针的作用，疏通经气郁滞，但疏通经气效果比针灸针好。《灵枢·九针十二原》："皮肉筋脉各有所处，病各有所宜，各不同形，各以任其所宜，无实无虚……针各有所宜，各不同形，各任其所为，刺之要，气至而有效，效之信，若风之吹云，明乎若见苍天，刺之道毕矣。"

2. 手法刺激量大

古九针时代，针灸治疗效如桴鼓，疗效迅速，如《灵枢·九针十二原》："今夫五脏之有疾也，譬犹刺也，犹污也，犹结也，犹闭也。刺虽久，犹可拔也，污虽久，犹可雪也，结虽久，犹可解也，闭虽久，犹可决也，或言久疾之不可取者，非其说也。夫善用针者，取其疾也，犹拔刺也，犹雪污也，犹解结也，犹决闭也，疾虽久，犹可毕也，言不可治者，未得其术也。"当今针灸治疗，疗效要差得多，究其原因，一是针具的原因，现代人生活优越，治病不愿受皮肉之苦，比起古九针，针具小得多，决定了其刺激量小，疗效也随之降低。二是手法轻、刺激量小，机体的反应就小，调节效果也就减小，当然也与医生的医疗水平有关。所以刺激量决定治疗效果，治疗要用适宜的针具、强刺激手法，才能达到满意的疗效，刺激量大，是微铍针治疗的特点。

3. 纵切为主、兼顾横切

如果只纵行切割，要达到充分松解的效果，局部损伤较大，过后疼痛较重，部分患者因畏针不敢治疗或中断治疗，影响了治疗的顺利进行。为了减轻疼痛，消除患者畏惧心理，我们采取纵行切割为主，横行切割为辅的方法，在纵行切割的中点两侧，稍作横行切割松解，达到充分松解的目的，收到了预期效果，但损伤大为减轻，治疗后疼痛也大为减轻。

4. 治疗过部位不易重复治疗

由于微铍针手法较重，松解较为彻底，故一个部位治疗后，一般不再重复治疗，而是选取其他部位治疗。

5. 疏通经气郁滞迅速

经气郁滞是经络系统不通的原因，通过穴区的刺激疏通经气为治疗方法，微铍针相对其他针具，进行纵行切割疏通经气郁滞迅速而彻底，疗效快捷，立竿见影，为疏通经络的较佳方法。

六、微铍针的注意事项

1. 严格消毒，防止感染。

2. 发热患者不可用微铍针。

3. 颈部治疗不可过深，防止损伤蛛网膜、延髓、脊髓。

4. 术前必须拍 X 线片或做 CT 检查，以诊断是否有骨质破坏或骨质疏松，颅骨是否有蛛网膜颗粒压迹。对于肿瘤、结核等骨质破坏者、骨质疏松者，局部要慎重治疗，蛛网膜颗粒压迹处不能针刺，或刺至骨即止，不可加压。

5. 血友病、再生障碍贫血等出血疾病不可做微铍针，防止造成出血。

6. 局部有皮损或感染者不可做微铍针，防止发生感染。

7. 高血压、心脏病患者慎用微铍针，以免出现并发症。高血压、心脏病等严重内脏疾病可服药后再进行治疗。

8. 畏针者慎用微铍针。

9. 微铍针治疗时要严格无菌操作，以免发生感染。

10. 治疗后当天不宜洗澡，以防感染。

11. 胸腹部宜浅刺。

第五章　员针

一、概念

《灵枢·九针论》："二者地也。地者土也。人之所以应土者肉也。故为之治针，必筩其身而员其末，令无得伤肉分，伤则气得竭……二曰员针，取法于絮针，筩其身而卵其锋，长一寸六分，主治分间气。"员针针尖如卵形，没有针尖，前边是椭圆形，摩擦力和阻力相对比较小，很方便在分肉间前后滑行，不容易损伤肌肉、神经、血管等组织，损伤较小。古九针员针"长一寸六分"，约合现代36.8mm，如果用分刺尚可，但用于皮下浮刺，则太短，用以小周天治疗更短，因前后正中线较平坦，容易运针，适当加长，可减少进针次数，提高用针效率，减少进针时对皮肤等组织的损伤，我们将员针做成除去针柄外，针身可达100~200mm长短不同的型号（5-1），《灵枢·官针》："长短大小，各有所施也。"以便于临床。

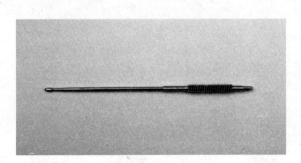

图 5-1　员针

二、员针的作用

员针主泻分肉间气、疏通经气。《灵枢·九针十二原》："员针者，针如卵形，揩摩分间，不得伤肌肉者，以泻分气。"

1.疏通经气、畅通经脉

《素问·针解篇》："二针肉。"员针对小周天郁滞的"分肉间"进行斜行分刺，刺激穴位的分肉，激发、调节穴位区域的经气，使小周天郁滞消散，经气畅通。促进经气运行的力量为调节力，通过穴位的调节小周天经气的运行，使任督二脉畅通。员针分刺与普通针灸治疗的机制基本相同，所不同的是针刺的深浅、位置，员针只刺激肉，不进入脉、筋等，中病即止，减少了对组织损伤的不良反应，《素问·刺要论》曰："刺肉无伤脉，脉伤则内动心，心动则夏病心痛。"《素问·刺齐论》："刺肉无伤脉者，至脉而去，不及肉也……所谓刺皮无伤肉者，病在皮中，针入皮中无伤肉也；刺肉无伤筋者，过肉中筋也。"而且员针较普通针灸针粗大，刺激较重，效果较好。

2. 调节卫气、运行气血

皮肤之中、分肉间为卫气运行之处，《素问·痹论篇》："卫者水谷之悍气也，其气慓疾滑利，不能入于脉也，故循皮肤之中，分肉之间，熏于肓膜，散于胸腹。"而《灵枢·官针》曰："病在分肉间，取以员针于病所。"说明两层意思，一是卫气运行的"皮肤之中、分肉间"为病变部位，二是员针为治疗"分肉间"的专用针具，可直趋病所，员针也是治疗卫气郁滞、疏通卫气的专用针具。由于皮肤神经分布较多、组织致密，针刺较痛且不易运针，故一般不针刺皮肤，只通过皮下的"分肉间"疏导卫气。虽然卫行脉外，营行脉中，但二者同时运行，"营卫相随"，员针疏导卫气的运行，也有利于营气的运行，对营气具有调节作用，共同促进经脉气血的运行，《难经·三十难》："卫行脉外，营周不休，五十而复大会，阴阳相贯，如环无端，故知营卫相随也。"

3. 松解粘连、解除郁结

员针浮刺在运针过程中，可感觉到不同程度串珠样的突破感，突破的力称之为疏通力，突破感有的较为明显，有的较轻，突破感的轻重预示郁结、粘连的轻重、病情的轻重，突破感较轻则说明郁结、粘连较轻，所用疏通力较小，突破感较重则说明郁结、粘连较重，所用疏通力较大，突破感也说明粘连已被解除、郁结已被通过、被消除、被疏通，同向接力运针，则更加增强经络被疏通。任督之皮下虽然不是小周天通道的全部，只是一小部分，而疏通的只是皮下的一部分，但部分的疏通利于全部的疏通，局部气血的疏通，利于经络运行形成"侧副循环"，增加气血的运行，从而改善小周天的运行。笔者认为接力疏通比穴位刺激对于气血的运行疗效更直接、更迅速，是一种刺激性较强、疗效较好但痛苦较小、损伤较小、较安全的治疗方法。

4. 同向疏通、助力运行

员针运针方向与小周天运行方向相同，同向即同力，运针用力方向与小周天气血运行方向相同称之为同向力，同向力使经气运行力量增强，形成合力，则帮助、增加了小周天运行的力量，促进了经气的运行，与疏通力、调节力相加，使小周天运行的力量更强、更大，疗效更明显。

三、员针的刺法

《素问·针解篇》："二针肉。"即刺分肉之间，其针刺有以下几种刺法。

（1）分刺：《灵枢·官针》："分刺者，刺分肉之间也。"《说文解字》："分，别也。从八从刀，刀以分别物也。"分刺，就是针刺肌肉和肌肉筋膜之间凹陷间隙处。员针分刺就是刺小周天郁滞的"分肉间"，选择适宜体位，常规消毒，畏针者可给予局麻药，锋针开皮后，顺小周天运行方向员针刺入，可直刺，也可斜刺，顺小周天运行方向斜行运针3~5下，可选一个点，也可选多点。

（2）浮刺：《灵枢·官针》："浮刺者，傍入而浮之，以治肌急而寒者也。"《说文解字》："浮，氾也。从水孚声。"浮刺就是针刺后不深入，浮于肌表，是员针在皮下浅筋膜或者筋膜之间平行透刺的一种针法，顺小周天运行方向员针刺入，进入皮下，再顺小周天运行方向疏通，清·叶霖《难经正义》曰："卫为外表，阳行于脉外，欲其浅，故刺卫者，宜卧针而刺之，以阳气轻浮，过之恐伤营也。"《灵枢·刺节真邪》指出："一经上实下虚而不通者，此必有横络盛加于大经，令之不通，视而泻之，此所谓解结也。"经脉伏行于分肉之间，小周天分肉（经筋）的损伤影响经脉的畅通，阻碍气血的运行，从而导致临床症状。松解经脉上的结络、条索压迫，这就是"此所谓解结也"。《灵枢·刺节真邪》的"解结"法，取小周天郁滞处为治疗点，选择适宜体位，常规消毒，锋针开皮，员针斜刺或平刺，刺过皮后顺小周天方向浅筋膜浅刺，可遇到间断的、串珠样、不同程度的阻挡感，阻挡感越轻、阻挡点越少，病变越轻，阻挡感越重、阻挡点越多，则病变越重，感觉到皮下已被疏通即可，疏通过程中可感觉到甚至听到不同程度串珠样的突破感、突破声。可疏通一个方向，也可稍调方向疏通3~5下，病变部位较小，疏通较短，部位较大，疏通较长，也可接力疏通，即接着上次疏通的位置依次疏通，督脉从骶椎至玉枕关，任脉从天突至曲骨，将浅筋膜紧张、粘连充分疏通，敷料覆盖。

分刺与浮刺法就是松解横络以达到通则不痛的目的。

第六章　意象小周天针法

意象小周天针法来源于中医的取象比类理论，是编者对全息针灸、八字针灸、董氏奇穴等针法临床应用的总结、升华，是一种简单易学、疗效可靠、较为安全的治疗方法。笔者将任督二脉的循环称为整体小周天，局部具有完整阴阳（任督）两面的部位称为意象小周天。

一、关于意和象的论述

1. 关于"意"

"意"，《说文解字》云："志也，从心察言而知意也。从心从音。""意"有认识之义，又作"测度"即推测，又作记忆。

《内经》"意"，有以下意义：①意义、旨意：如《素问·八正神明论》："未得其意。"《素问·离合真邪论》："余尽通其意矣。"《灵枢·胀论》："未解其意，再问。"，作意义、旨意之义。②情绪：如《素问·脏气法时论》及《素问·气交变大大论》"清厥意不乐"，《素问·刺疟篇》"意恐惧气不足"等，作情绪之义。③心意、心志：如《素问·标本病传论》"谨察间甚，以意调之"，《灵枢·九针十二原》"迎之随之，以意和之"，《素问·五脏生成篇》"五脏相音，可以意识"等，作心意、心志之义，又含有注意的意思，即对一定事物的指向和集中。④记忆：如《灵枢，厥病》"意善忘"，作记忆之义。⑤推测、测度：《灵枢·决气》"余意以为一气耳"，《灵枢，逆顺肥瘦》"故匠人不能释尺寸而意短长"等，作推测、测度之义。

2. 关于"象"

《说文解字》："象也。从人从象，象亦声，读若养。"《说文解字注》："像者、似也。似者、像也。像从人象声。许书一曰指事。二曰象形。当作象形。"

《内经》中"象"，意义多表示形象、现象之义。①形象和现象：如《素问·气交变大论》说："有喜有怒，有忧有丧，有泽有燥，此象之常也，必谨察之。"是说，就像人有喜怒忧伤、地有润泽干燥一样，任何事物都会表现出各种现象，要仔细地观察和把握。②象的概括、升华：如《素问·五运行大论》说："夫变化之用，天垂象，地成形，七曜纬虚，五行丽地。地者，所以载生成之形类也；虚者，所以列应天之精气也。形精之动，犹根本之与枝叶也，仰观其象，虽远可知也。"是说，天与地的形象和运动不同：精气无形，运行于天；事物有形，承载于地。日月五星运行于空虚之宇宙，木火土金水五行施行于大地。天地运动变化的各种形象，虽然幽远微妙，但通过"仰观其象"的方法，可以为人们所掌握。这里"天垂象"的"象"，与《素问·阴阳应象大论》的"象"为天地自然、社会及人体生命活动的总体现象，是对各种客观事物具体形象和现象的概括。在人体生命活动方面，有《素问·脉要精微论》之"五色精微象"，指五脏所藏精气的本色外现之象，如肝脏精气之色为青、心脏精气之色为赤等。还有，《素问·六节藏象论》之"藏象"，表示藏于体内的脏腑器官的形象及其功能表现于外的现象等。

任何事物都有形象、现象，可以为人们所观察、把握。比如火的炎热、上行，水的润泽、下行，土地、树木、金属等也各有其"象"，这就是"象"的最基本、最普通的含义。一般而言，"形象"多指事物的结构、外形之"象"，"现象"则多指事物运动时表现的"象"。如树木的"形象"是有树冠、树干和树根；"现象"是不断向上生长，有韧性，随风摇摆，并随时令而开花结实等。

《素问·五运行大论》提出"天地阴阳者，不以数推，以象之谓也。"这里的"以象"比前文的各"象"字以及"仰观其象"前进了一步，是将"象"作为一种分析天地阴阳运行规律的手段，明确提出了"象"的方法，也就是对多种事物的形象、现象进行分析、综合，以研究事物运行规律的方法。

二、取象类比

象在一定程度上可以反映事物本质。观察事物的形象和现象是研究事物的起点，也是最基本的方法。取象类比的思维方法，可使人们借助已有的知识，通过类比，迅速而简便地把握未知事物的特点及其与已知事物勿之间的联系，为掌握未知事物的内在性质和运动规律，正确利用未知事物提示了方向。这就是取象类比思维方法之所以能在中医学中广泛使用的原因。

《内经》在总结医疗经验、形成医学理论时，曾大量地应用"取象类比"的方法。所使用的"象"也极为广泛，涉及天象、地象、气候象、生物象、颜色象、社会象、生活经验象等。如《素问·生气通天论》以太阳类比人体阳气,《素问·八正神明论》以月廓盈亏类比人体血气消长,《素问·五脏别论》以天地藏泻类比脏腑功能特点,都是用天地之象。《素问·脉要精微论》、《素问·五脏生成》以不同事物的色泽晦明与含蓄暴露来类比人体气色的善恶,是用颜色之象。《素问·灵兰秘典论》以官职制度类比人体脏腑的功能和主次关系,是用社会之象。《素问·脉要精微论》以工具和事物形态的变动来类比人体四时不同脉象特点,是用生活经验象等。通过具体的事物和现象,能够使人很容易地领悟医学概念和理论所要表达的含义。

唐代医家孙思邈曾提到:"医者意也,善于用意,即为良医。"意象是人们面对自然万物的形象、征象或拟象所产生的会意。这种会意,又产生于主体与客体的相融。意象是"意"与"象"的统一,两者的关系是,象是意的形式,象负载意;意是象的内容,意蕴象中。王弼《周易略例·明象》:"尽意莫若象。"立象是为了尽意,尽意是为了用意或效意。象思维的具体实施就是以象为据,寻象观意,以意为法,以简驭繁,从而把握天地自然的规律性,万事万物的整体性、丰富性、联系性以及无穷变易性。

意象思维即把形象、征象、意象相同、相通、相似,或相感者归为同类。其"类"的划分是建立在对大量"象"观察经验筛选,对事物内涵分析,对事物现象乃至本质进行逻辑类推、概括、归纳,从而确定出它们的抽象属性,找出它们的共性的基础上,再借助一定的形式加以标识。《黄帝内经·素问》:"天地阴阳者,不以数推,以象之谓也。"《周易·系辞传上》也说:"书不尽言,言不尽意……圣人立象以尽意。"则反映了象在解决复杂问题时的特殊作用和意义,也就是说利用象进行思维的目的就是要"尽意",即达到一定的认识意境。

三、意象小周天的治疗原理

生物克隆技术的成功证明了生物的每一个细胞都带有整个生命体的信息,那么人体局部的组织或器官肯定也和整个人体有密切的联系,带有整个生命体的信息,意象小周天是人体各个不同部位、不同层次的组织对应人体的阴阳任督二脉小周天,其各个不同部位、不同层次的生理、病理表现,反映了小周天的状况,针对意象小周天的针刺治疗同样可以让任督二脉小周天产生治疗反应,从而让人体恢复健康。

1. 意象小周天与小周天的对应关系

意象小周天与小周天存在对应关系，这种关系不是一一对应关系，而是一对多的关系，整体小周天对应所有不同部位、不同层次的无数意象小周天，《素问·阴阳离合论》："阴阳者，数之可十，推之可百，数之可千，推之可万，万之大，不可胜数，然其要一也。"这种对应关系是小周天的上部（头部）对应意象小周天的躯干部各个部位层次的上部、四肢各个部位层次的近心端，下部（尾腹）对应意象小周天的躯干部各个部位层次的下部、四肢各个部位层次的远心端，督脉对应意象小周天的阳面（外侧面），任脉对应意象小周天的阴面（内侧面），意象小周天部位在大脑皮层中占的部位越大，其对应性越强，关系越紧密，意象小周天的部位越完整、规整，其对应性越强，关系越紧密，这些部位是主要的典型对应部位，也是主要的治疗部位，对应性越强，疗效越好，如手部、手指等。

2. 意象小周天是小周天的意象

小周天与意象小周天的关系是整体与局部，整体与个体的关系，小周天是意象小周天的根本，意象小周天是小周天的外在表现，其不同程度的反应小周天的运行状况。

意象小周天的状况由小周天决定，小周天运行正常，处于生理状态，则意象小周天功能正常，人体健康，小周天失调，处于病理状态，则意象小周天出现不同程度的异常表现。这种异常表现可以是功能的，也可以是色泽的、形态的、感觉的等，可以是一个部位，也可以是多个部位，可以是单一改变，也可以是多方面的综合改变。

小周天的功能状态除表现为其循行部位的各种表现外，意象小周天也反映了小周天的功能状态，意象小周天是小周天状况的外在具体表现。意象小周天功能、形态、色泽正常，则反映小周天运行良好，功能正常；意象小周天的色泽、形态异常，或功能异常，则说明小周天运行有不同程度的异常，其异常程度与小周天异常程度成正比。

3. 意象小周天的治疗可调节小周天

由于意象小周天与小周天的密切关系以及小周天对人体的重要性，通过对异常部位意象小周天的治疗，则意象小周天异常得到调节，通过机体的自我调节、调整，小周天的异常可间接得到调节，再通过小周天对脏腑、经络调节，使脏腑、经络的功能得到调节，从而全身得到调节，达到治疗的目的。

四、意象小周天穴位

1. 意象针法穴位

意象针法的方法思路可以用于人体的整体，也可以用于人体的局部，既可以用于经筋，也可以用于经络的取穴。只要了解这个取穴思路既可以做到手中无穴心中有穴，以不变应万变。如意象手针就是通过象思维以及全息理论把手部取象为一个人体，手掌看作人体的腹面，手背看作人体的背面，腕骨看作人体的中轴脊柱，拇指看作头部，第一掌骨看作颈部，第二掌骨看作肩胛骨，第三掌骨看作胸部，第四掌骨看作髋部，第五掌骨看作骶部，食指看作上肢，中指看作躯干，无名指看作下肢，小指看作尾椎（图6-1）。

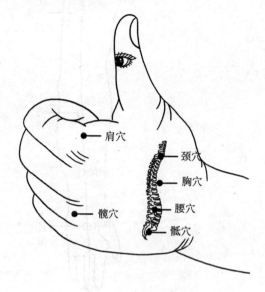

图 6-1　意象针法穴位

肩穴　颈穴　胸穴　腰穴　髋穴　骶穴

2. 意象小周天穴位

意象小周天针法的思路同意象针法穴位，既可以用于人体的整体，也可以用于人体的局部，局部可以是较大的部位，也可以是较小的部位，但必须具有阴阳两面、相对独立的部位。

上肢意象小周天穴位：上肢背面正中线手少阳三焦经约为上肢小周天的督脉，自上向下分玉枕关、夹脊关、尾闾关，内面正中线手厥阴心包经约为上肢小周天的任脉，自上向下分上丹田、中丹田、下丹田（图6-2）。前臂背侧面正中线约为前臂小周天的督脉，前臂内侧面正中线约为前臂小周天的任脉。

手部意象周天穴位：就手来说，手背正中为手部意象小周天的督脉，自近心端向远心端分别为玉枕关、夹脊关、尾闾关，手心正中为手部意象小周天的任脉，自近心端向远心端分别为上丹田、中丹田、下丹田。

腕骨意象周天穴位：任脉三丹田定位以手掌侧腕骨手舟骨与大多角骨之间和豌豆骨与钩骨之间连线为任脉，桡侧为上丹田，尺侧为下丹田，中间为中丹田。

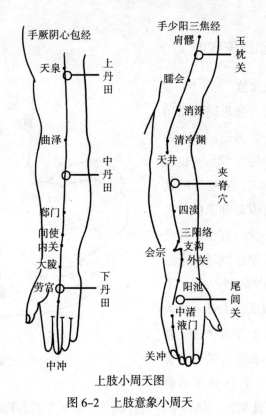

上肢小周天图

图 6-2　上肢意象小周天

督脉三关定位手掌背侧以手舟骨与大多角骨之间和三角骨与钩骨之间的连线为督脉，桡侧为玉枕关，尺侧为尾闾关，中间为夹脊关（图 6-3）。

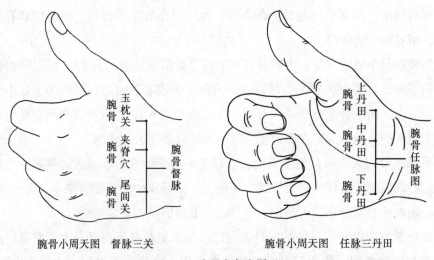

腕骨小周天图　督脉三关　　　　　　　腕骨小周天图　任脉三丹田

图 6-3　腕骨意象小周天

掌骨意象周天穴位：各个掌骨背侧正中线为意象小周天的督脉，自近心端向远心端分别为玉枕关、夹脊关、尾闾关，掌骨掌侧中线为小周天的任脉，自近心端向远心端分别为上丹田、中丹田、下丹田（图6-4）。

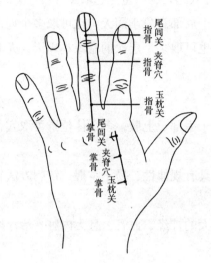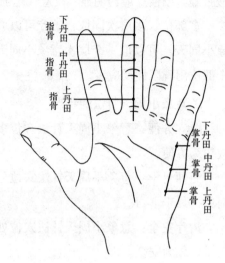

掌骨指骨小周天图　督脉三关　　　　　掌骨指骨小周天图　任脉三丹田

图6-4　掌骨意象小周天

指骨意象周天穴位：双手每一个手指，其背面正中线为指骨意象小周天的督脉，自近心端向远心端分别为玉枕关、夹脊关、尾闾关，掌面正中线为指骨意象小周天的任脉，自近心端向远心端分别为上丹田、中丹田、下丹田（图6-5）。

以此类推，下肢、身体其他部位意象小周天的划分也是如此。

五、意象小周天针法治疗方法

1. 取穴原则

取穴同小周天：局部意象小周天的取穴同整体小周天，取小周天的同名穴。

规范完整者首取：局部意象小周天阴

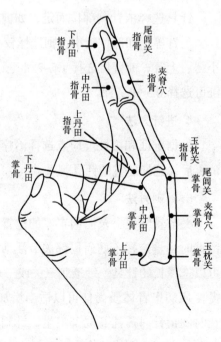

图6-5　指骨意象小周天

阳分布越规律、规范、完整，疗效越好，为首取。

注重阳性反应：局部意象小周天的取穴要结合局部阳性反应点，色泽的改变如变暗、色素沉着、发红充血等，形态改变如高起、凹陷等，感觉改变如压痛、酸胀等。阳性反应约明显，反应性越强，疗效越好，应重点选取。

多部位、多层次同取：治疗可以取一个局部意象小周天，也可取多个局部意象小周天，可以取一个层次意象小周天，也可取多个层次的意象小周天，尤其多个部位出现阳性反应者。

2. 意象小周天针法的特点

取穴方便：意象小周天针法穴位多位于手部、上肢，多个体位皆可取穴，取穴较为方便。

简便易学：意象小周天针法穴位分布具有规律性，易于掌握，针刺方法较为简单，易于学习。

治疗安全：意象小周天针法穴位处无大的神经、血管，且无内脏，治疗风险较小，较为安全。

疗效可靠：意象小周天针法取效较快，疗效可靠。

3. 选择针具

针具选择依针刺部位而定，如前后正中线部位较大，选择针具较大，用微铍针、员针等；如部位较小，则选择较小的针具，如毫针，大腿可选择 2~3 寸毫针，小腿、上臂、前臂可选择 1.5~2 寸毫针，手部、足部选择 0.5~1 寸毫针，手指、足趾可选择 0.5 寸毫针。

4. 进针方法

根据辨证和阳性反应点选择治疗穴位，根据穴位选择适宜的体位，局部常规消毒后，选择适宜的针具刺入。

5. 针刺方法

关节骨缝位置及肌肉丰厚的位置可以选择直刺，骨缘位置可以贴骨平刺。久留针时尽量选择不妨碍局部关节活动的位置进针，选择适合的针具。疑难病患者可以选择长的针具一针透刺三关或三丹田，一般患者针刺一个穴位如玉枕关即可。慢性疾病患者体质尚佳可以适当增加留针时间，根据病情可以留针 24~48 小时。长时间留针时需注意局部卫生，针刺关节部位时须与关节皮纹平行横刺。也可用艾灸、点刺放血等其他疗法。

6. 针刺注意事项

①患者处于饥饿、过饱、疲劳、酒后、血压、血糖过高，或者过度紧张时，对针灸存有疑问者，不宜进行针刺治疗。

②体虚气血俱虚者、孕妇、女性经期，不宜针刺治疗。

③留针时患者少说话，少玩手机，做到心静精神专一意守患处，效果最佳。

④对于局部疼痛患者在留针时，尽量慢慢活动患处，这样有利于引导患者意守患处，也有利于局部气血运行加快病情恢复。

⑤拔针时如有出血不必紧张，及时用消毒棉签按压即可。

⑥通过针灸治疗症状消除后部分患者症状会有反复，嘱患者按疗程逐步针刺以巩固疗效。

第七章 辅助疗法

一、中药

中药治疗是小周天疗法最主要的辅助疗法。整体观念、辨证施治是中医治疗的特点，中药治疗必须辨证施治，需根据临床症状、体征，分析、总结、归纳后，进行辨证，然后根据辨证的结果，确定相应的方药。《奇经八脉考》："秦越人难经曰：督脉为病，脊强而厥。王海藏曰：此病宜用羌活、独活、防风、荆芥、细辛、藁本、黄连、大黄、附子、乌头、苍耳之类。"常用有以下几型。

1. 风寒湿型

症状：疼痛呈冷痛、酸痛，得热痛减、遇寒加重，活动不利，甚至活动幅度减小，伴有麻木无力。风气盛者，疼痛部位可上下游走不定；寒气盛者，疼痛较重，甚至白天不能工作，晚上不能睡眠，位置较为固定；湿气盛者，疼痛困重、缠绵难愈，舌淡，苔薄白，脉浮或紧。

病机：气候骤变，或夜卧少被，或汗出当风等风寒湿之邪侵犯，痹阻经脉，致气血运行不通而为疼痛，寒邪为病，故呈冷痛，且得热痛减，遇寒加重，血脉痹阻，新血不达，失于濡养则麻木无力。

治则：祛风除湿、散寒止痛。

方药：头部用川芎茶调散加减；颈、肩、上肢部用蠲痹汤加减；腰、臀、下肢用独活寄生汤加减。偏于风者用防风汤加减；偏于寒者用乌头汤加减；偏于湿者用薏苡仁汤加减。

2. 气滞血瘀型

症状：疼痛较重，呈胀痛或刺痛，疼痛拒按，不敢活动，屈伸不利，疼痛伴有麻木无力，疼痛多因精神刺激诱发或加重，日轻夜重，晚上因疼痛影响睡眠，肌肉萎缩，有外伤史，舌质紫暗或有瘀斑瘀点，脉细涩或弦。

病机：多因情志刺激或外伤、劳损致气滞血瘀而发病。偏于气滞者呈胀痛，遇情志刺激而诱发或加重；偏于血瘀者则刺痛，疼痛较重，拒按，不敢活动，夜卧难眠，瘀血内阻，新血不达，患肢失于气血的营养故见肌肉萎缩、麻木无力，舌质紫暗或有瘀点、瘀斑，脉细涩或弦均为气滞血瘀之象。

治则：理气活血、祛瘀止痛。

方药：头部用通窍活血汤加减；颈肩腰腿痛用身痛逐瘀汤加减；上半身重羌活，下半身重牛膝。心胸部用血府逐瘀汤加减；膈下、两胁、腹部用膈下逐瘀汤加减；少腹部用少腹逐瘀汤加减。气滞为主者重用柴胡、香附、青皮、陈皮等理气药，血瘀者重用川芎、地鳖虫、水蛭、乳香、没药等活血药。

3.气血虚弱型

症状：疼痛，痛势不剧，呈酸痛、隐痛，肌肉萎缩、麻木无力、活动不利、疼痛劳累后加重，休息后减轻，多伴有身倦乏力、头晕、健忘、心悸，面色无华，舌淡，苔薄白，脉细无力。

病机：气血虚弱，不能充养腰腿部筋骨，不荣则痛，故腰、腿隐痛；不能充养肌肉筋脉，则见肌肉萎缩、麻木无力；不能营养脑、心、面，则见头晕、健忘、心悸、面色无华，劳则气耗，气血更虚，故劳累加重，休息减轻；身倦乏力、脉细无力均为气血虚弱之象。

治则：补气养血、荣筋止痛。

方药：八珍汤加减。党参、白术、云苓、当归、白芍、熟地黄、黄芪、甘草、川芎，上半身加羌活，下半身加牛膝。

4.湿热痹阻型

症状：疼痛，肢体困重烦热，遇热或雨天疼痛加重，恶热，口舌干，小便短赤，大便不畅，舌红，苔黄腻，脉濡数或弦数。

治则：清热化湿、利水消肿、疏通经络。

病机分析：机体素有湿热或湿邪，外感风寒后郁而化热、形成湿热，或湿热之邪侵袭，痹阻经脉，气血运行不通，故机体肿胀疼痛；湿性黏滞重浊，故疼痛缠绵难愈、周身困重，湿热下注二便，故小便短赤、大便黏滞；舌质红、苔黄厚腻、脉滑数，均为湿热之象。

方药：二妙散加味。苍术、黄柏、防己、薏苡仁、川萆薢、车前子、黄芪、茯苓、蚕沙、鸡血藤、川芎、泽泻、秦艽等，上半身加羌活，下半身加牛膝。

5.痰湿型

症状：疼痛时间较长，缠绵难愈，阴雨天或天冷疼痛加重，得热则舒，疼痛拒按，活动受限，舌淡、苔白腻，脉细涩或弦滑。

病机分析：痰湿型多由素体湿盛或感受湿邪，日久凝聚成痰、留滞机体，或脾胃虚弱，失于健运，水湿内停，日久聚而为痰，形成痰湿。湿性重浊黏滞，故身体重着、缠绵难愈；阴雨天外湿助体内痰湿，寒气凝滞，故阴雨寒冷天痰湿滞者更著，故疼痛加重，得热则血行加快，故得热则舒；舌淡、苔白腻、脉细涩或弦滑，均为痰湿蓄积之象。

治则：祛湿化痰、通络止痛。

方药：头部用半夏白术天麻汤，其他部位用二陈汤合羌活胜湿汤加减。独活、蒿本、半夏、陈皮、茯苓、白术、威灵仙、地龙、全蝎、薏苡仁、蔓荆子、川芎等。

6. 肾阳虚型

症状：隐隐作痛，经久不愈，屈伸无力，筋肉萎缩，伴腰背酸软，形寒肢冷，尿少便溏，头晕耳鸣，舌淡、苔薄白，脉沉细无力。

病机分析：本型老年人多发，病程较长。患者或由于年老体衰、肾脏亏虚，或久病及肾、肾精亏损，或房劳过度、损伤肾精，导致肾精亏虚、肾阳不足。肾阳虚不能温养筋骨，肾精虚不能滋养筋骨，故隐隐作痛、筋肉萎缩、屈伸无力；肾虚为病久之象，较难恢复，故经久不愈；腰为肾之府，肾虚不能充养腰脊，故腰脊酸软；肾阳虚不能温煦，故形寒肢冷；肾开窍于耳、主司二阴，肾虚不能充养于耳、固司二便，故头晕耳鸣、尿多便溏；脉沉细无力，为肾阳虚之象。

治则：温补肾阳、舒筋活络。

方药：金匮肾气丸加减。附子、肉桂、熟地、山药、山茱萸、茯苓、泽泻、丹皮、骨碎补、补骨脂、巴戟天、桑寄生等。

7. 肾阴虚型

症状：隐痛、活动不利、多无肿胀，可轻度压痛，腰脊酸软，有五心烦热，或午后潮热、失眠健忘、头晕耳鸣、咽干舌燥，舌质红、苔薄少，脉细数。

病机分析：本型多见于中老年患者，肾阴不足、精血亏损，不能濡养筋骨，筋骨失养，故隐痛、活动不利、腰脊酸软；肾阴亏虚、阴不制阳，虚火偏旺，故五心烦热、午后潮热、失眠健忘、咽干舌燥、头晕耳鸣；舌质红、少苔、脉细数，均为肾阴不足之象。

治则：滋补肾阴、通络止痛。

方药：六味地黄丸加减。熟地、山茱萸、山药、枸杞子、龟甲胶、泽泻、茯苓、丹皮、知母、秦艽、千年健、黄柏等。

临证时，以上证型可单独出现，但更多的是同时出现，相互夹杂，如风寒与痰湿并见，瘀血与寒凉并存，而患者不同程度地伴有脾胃虚弱、气血不足，故治疗选方用药时，应抓住主要矛盾，兼顾次要矛盾。正如《医宗必读》所言："在外者祛之犹易，入脏者攻之实难。治外者散邪为急，治脏者养正为先，治行痹者散风为主，御寒利湿、仍不可废，大抵参以补血之剂，盖治风先治血，血行风自灭也。治痛痹者散寒为主，散风燥湿，似不可缺，大抵参以补火之剂，非大辛大温，不能释其寒凝之害也。治着痹者，利湿为主，祛风解寒、实不可缺，大抵参以补脾之剂，盖脾强可以胜湿，而气足自无顽麻也。"除此之外患者还存在肝肾亏损、精血不足，不能充养筋骨，以致筋骨疼痛、萎软无力等，所以补肾强骨之剂，不可偏废。部分患者，内蕴湿热，故热象明显者，必用清热燥湿之品，不可拘泥于寒湿温散。同时，本类患者，疑难病症多，病程较长，病情较为顽固，可适当配以虫类药物，如蜈蚣、全蝎、地龙、乌梢蛇、白花蛇等通经活络之品，以祛除病邪、增加疗效。对于非疼痛其他病证，参照有关病证辨证治疗。

二、针刺

针刺方法较多，包括体针针刺、浮针针刺、火针针刺、刺络放血、八字针等，各有特色，是对微铍针、员针疗法的必要补充。

1. 体针针刺

体针针刺选穴原则较多，综合起来有辨证循经取穴法、辨证取穴法、远近取穴法、以痛为腧取穴法等。

循经取穴法：根据膝关节骨性关节炎疼痛部位、活动受限方向、压痛点位置及四诊合参，进行辨证分经，然后循经取穴，《灵枢·经脉》："经脉者，以决死生，处百病，调虚实，不可不通。"

本经取穴法：本经病变，遵循"宁失其穴，勿失其经"的原则，主选本经腧穴进行治疗。《灵枢·周痹》："故刺痹者，必先切循其下之六经，视其虚实，及大络之血结而不通，及虚而脉陷空者而调之。"《灵枢·刺节真邪》："用针者，必先察其经络之虚实，切而循之，按而弹之，视其应动者，乃后取之而下之。"

异经选穴法：人体是一个有机的整体，各经脉之间相互联系，相互影响，一经有病变，除选择本经腧穴外，还可选择与其联系密切的经脉腧穴进行治疗，主要有同名经选穴，表里经选穴。同名经选穴：本经病变，除选择本经腧穴外，还选择与之同名的经脉腧穴进行治疗。表里经选穴法：本经有病，除选本经腧穴治疗外，还选与之相表里的经脉腧穴进行治疗。

远近选穴法：除选择局部腧穴直接治疗外，还可选择远部位的腧穴进行治疗。《灵枢·终始第九》："病在上者下取之，病在下者高取之，病在头者，取之足，病在腰者，取之腘。"

以痛为腧"：根据"以痛为腧"的原则，局部压痛点即是针刺处，进行治疗。

2. 浮针

浮针疗法是符仲华教授发现的一种快速镇痛获效的新疗法，是用一次性的浮针针具在局限性病痛的周围或临近四肢的皮下组织进行扫散的针刺活动，是在传统针灸理论的基础上，结合西医学的研究成果形成的。

（1）浮针疗法的特点

按病位选取进针点：根据病变部位所在的位置和病变部位的大小来决定进针点。

在病灶周围进针：浮针疗法不在病痛的局部进行治疗，而在病痛的周围选择进针点进行治疗，针尖不到病灶处，须保持一定距离，有时甚至相距较远。

皮下浅刺：浮针疗法仅作用于皮下组织，主要是皮下疏松结缔组织。

不必得气：浮针疗法不要求得气且不能得气，如有得气感，则需调整针体深浅度。

留针时间长：一般留针24小时，甚至更长。

针尖必须直对病灶：浮针疗法针尖必须直对病灶或痛点，不能偏歪，尽量不要超过关节。

取效快捷：浮针疗法取效较快，往往针到痛消。如疗效欠佳，则为针刺的方法、部位不对，需重新调整。

留针能保持疗效：留针达到一定时间，起针后疗效也能维持，甚至会加强和提高疗效。

适应证广：浮针对各种原因引起的疼痛基本都可治疗，对麻木、胀满也有较好的疗效，不但消除症状，而且对原发病灶起治疗作用，但对癌症疼痛远期疗效不佳。

（2）浮针的治疗方法

确定治疗部位：根据病变临床症状，触摸疼痛范围，寻找压痛点。触摸用力要由轻而重，范围由大到小，如疼痛范围大，找最疼点，多找主要痛点，患者表述不清时选中央，然后再结合辅助检查。一般来说，疼痛处即为病变部位，病变部位较小或局限者，可选1个点；病变部位大、疼痛点多时可选多个点。治疗部位距病痛部位6~10cm，针尖到达位置距痛点约2cm。

操作：取仰卧位或俯卧位，局部常规消毒后，手持专用浮针单手或双手进针，与皮肤呈15°快速刺入皮肤，确定针尖在皮下疏松结缔组织后，放倒针身，右手持针，将针体稍稍提起，使针尖稍微翘起，向前运针，针下感觉松软易进，没有酸、麻、胀、重、沉等针感，也没有突破感，如有则说明针刺过深，如疼痛，则说明针刺过浅，均应调整针刺深度，针体全部进入体内，以拇指侧为支点，手握针柄做扫散运动，针尖在皮下做扇形运动，幅度尽可能大，直至压痛消失或疼痛不再减轻，扫散过程中可让患肢活动，扫散约2分钟，抽出针芯，胶布将针座贴附于皮肤，留针约24小时，留针过程中，患者因生活需要可适当活动，但不可幅度过大，起针时将软管慢慢起出，消毒干棉球按压，以防出血，起针第2天再行治疗。第二次治疗可选上次病痛处（但要避开上次针眼），也可根据病情变化，选择新的病痛点，如治疗3次无明显疗效，则应选择其他疗法。

（3）注意事项

进针点要避开浅表血管，以免针刺出血或引起疼痛，要避开皮肤上的瘢痕、结节、破损等。进针点与病变部位之间最好不要有关节，以免影响疗效。进针前，进针部位和医生手指要消毒，以防感染。发热、急性炎症、传染病、恶性病患者不宜针刺。有自发性出血疾病如血友病、血小板减少者不宜针刺。肢体浮肿、短期内用过封闭疗法、激素治疗、外用红花油者不宜针刺。留针时，注意封闭针口，避免汗水或水进入体内引起感染。

3.火针疗法

火针疗法是将火针用火烧红后迅速刺入人体的穴位或患处，借其温热刺激，从而达到祛除疾病目的的一种针刺方法。古称为燔针、焠针等。

（1）火针的作用

祛寒除湿、温经止痛：火针具有热力，能鼓动人体阳热之气，使经脉得以温通，以祛除寒气、消散湿邪，使经脉调和、气机畅达而疼痛自止。

运行气血、解痉止痛；火针的温热刺激可促进气血运行，增加血液供给，营养筋脉，祛除风邪，使紧张、痉挛自除。

温通经络、祛风止痒：火针疗法具有温通经络、行气活血之功，促进体表气血流动，营养加强，从而使风邪无处存留，血足风散痒止。

助阳益气、祛除麻木：麻木为脉络阻滞，阳气不能统帅营血、濡养经脉肌肤所致，火针能温通助阳，引阳达络，使气血畅通，经脉肌肤得养而麻木自除。

补脾益气、通利经脉：火针能助阳气，行气血，加之刺脾胃腧穴可使脾胃气盛，气血生化充足，筋脉得以濡养而坚韧，肌肉得以濡养而丰满，强壮有力。

壮阳补肾、升阳举陷：火针能增强人体阳气，激发经气，调节脏腑功能，具有外助阳气，升阳举陷的作用。

攻散痰结、消除瘰疬：火针能温通阳气，温化痰饮，攻散痰结，疏通气血，消积化痰，可治疗瘰疬结核等。

引热外达、清热解毒：火针疗法有发散、引气之功，使火热毒邪从针孔外散，而达到清热解毒、泻火排毒的目的。

生肌敛疮、祛腐排脓：火针能温通经络，运行气血，使气血流通加速，疮口瘀积的气血得以消散，脓毒从针孔排出，腐肉得以外排，增加了病灶周围的营养，促进了组织再生，促使疮口愈合。

（2）火针的适应证

风湿性关节炎、类风湿关节炎、膝关节骨性关节炎、痛风、急性扭挫伤、足跟痛、肩周炎、颈椎病、腱鞘炎等疼痛疾病，对上述疾病属虚寒者尤宜。肛裂、痔疮、急性乳腺炎、下肢静脉曲张等外伤病。慢性胃肠炎、咳嗽、气喘、阳痿、内脏下垂等内科疾病。斑秃、白癜风、带状疱疹等皮肤病。乳腺增生、腱鞘囊肿、瘰疬痰核等病证。

（3）火针操作

选穴：火针治疗病证选穴原则同毫针选穴，根据病证不同而辨证取穴。

消毒：局部常规消毒。

烧针：用酒精灯烧针，根据针刺的深度，决定针体烧红的长度，将针烧红或发白。

进针：迅速将针刺入穴位或病变部位。

出针、留针：一般快速出针火针，出针后即刻用干棉球按压一下针眼。

（4）注意事项

精神过于紧张、过饥、过饱、过劳、大醉等禁用火针。发热性疾病不宜用火针。血液病、糖尿病患者禁用火针。血管、主要神经分布部位不宜火针。面部慎用火针。火针治疗后当天不要洗澡。

4. 刺络放血疗法

刺络放血法又称刺血疗法。刺血疗法，是指用锋利的针刺入络脉，使之溢出一定量的血液，从而达到治疗疾病目的一种独特外治法。《灵枢·寿夭刚柔》："久痹不去身者，视其血络，尽出其血。"《灵枢·禁服》："泻其血络，血尽不殆矣。"

（1）刺络放血法的治疗作用

活血化瘀、改善微循环：刺络放血法使瘀血随之外排而去，瘀血得去，新血得以布达，血运加快，起到了活血化瘀、改善局部微循环的作用。

通络止痛：刺络放血法可排除经络中瘀滞的病邪，使经络通畅，疼痛消除。

祛风逐痹、强化筋骨：刺络放血法可使风寒湿邪随瘀血排出，局部血运丰富，筋骨得以滋润濡养而起到祛风逐痹、强壮筋骨的作用。

清热解毒、消肿祛腐：刺络放血法使热毒瘀血随瘀血而外排，为热毒腐脓提供了较好的外出通道，局部蓄积瘀血随之排出，起到了清热泻火、解毒消肿、祛腐排脓、祛瘀生新的作用。

调节脏腑的功能：脏腑功能活动失常，气化失职，气机失调，经脉气血运行紊乱，脏腑功能活动减退。刺络放血法一方面使经脉郁滞紊乱得除，气机升常有序，另一方面穴区的刺激，利于脏腑功能的调整，使脏腑功能趋于正常而起到镇静安神、止咳平喘、健脾和胃、疏利肝胆、补肾壮阳、调经止血、利水消肿等作用。

（2）刺络放血法的适应证

传染性疾病：流感、流行性腮腺炎、结核病、病毒性肝炎、病毒性胃肠炎等。细菌感染性疾病：咽炎、扁桃体炎、白喉、肺炎、丹毒、败血症等。结缔组织病：风湿性关节炎、类风湿关节炎、皮肌炎、干燥综合征、筋膜炎、红斑狼疮。运动系统病：膝关节骨性关节炎、颈椎病、肩周炎、腱鞘炎、腰肌扭伤、腰椎间盘突出症、椎管狭窄、股骨头坏死、强直性脊柱炎等部位肌肉、骨关节病。神经系统疾病：面神经炎、面肌痉挛、三叉神经痛、坐骨神经痛、臂丛神经痛、桡尺神经麻痹、腓总神经损伤、末梢神经炎、多发性神经炎、脊髓炎等。外科疾病：疖肿、疔疮、背疽、痤疮、蜂窝组织炎、伤口感染、急性脉管炎、急慢性骨髓炎、阑尾炎等。

此外还有呼吸系统、循环系统、消化系统、泌尿系统、内分泌系统等病变。

（3）刺络放血的操作

选穴：选穴，同毫针针刺法而辨证选穴；观察患部大小静脉有否曲张、怒张，静脉显现处即为放血处；寻找病变压痛点，压痛明显处即为放血点。

局部常规消毒后，用三棱针点刺出血，对于腧穴、压痛点，点刺出血后用手挤压，使瘀血尽出，也可加拔火罐，以使瘀血尽量外排。每次放血选3~5个地方。对于局部显现静脉，可用压脉带上部结扎，然后刺入输液器抽血，尽量使血外排。放血量可达数毫升、数十毫升，甚则100~200ml，每天1次。

（4）注意事项

凝血机制障碍者禁用。掌握好出血量，体壮可多出血，体弱、贫血者少出血，总量一般不超过200ml。孕妇、产后、月经期慎用。刺血后避免患处接触冷水。

5. 八字针灸疗法

八字针灸疗法是：在"阴阳、相对、平衡、反应"八个字的指导下，掌握人体的各种疾病并了解在各个部位所发生的原因与治疗的方法，通过"定位"规律和"以针刺为主的反击方法"，能在瞬间达到消退各种病痛的一种治疗方法。八字针灸疗法的发明人李柏松先生通过《针灸大成》《医宗金鉴》《黄帝内经》等中医经典的学习总结，在历尽数十年的临床与研究后创研而成，《素问·阴阳应象大论》："故善用针者，从阴引阳，从阳引阴，以右治左，以左治右。"

（1）八字针灸疗法机制

八字针灸疗法中的"阴阳"的概念：上阳下阴。背阳腹阴（即后阳前阴）。左阳右阴。外阳内阴。四肢中，手掌连胳膊肚面为阴，足背顺连腿前为阴，反之为阳（图7-1）。

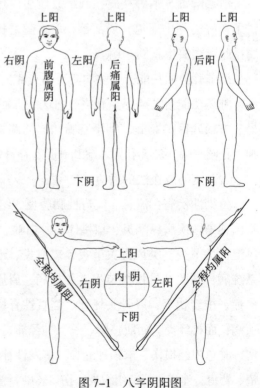

图7-1 八字阴阳图

八字针灸疗法中的"相对"是指病点与治疗点的相对关系，把人看成是一个有生命力的四维生物体，而不是二维的物体。相对的原则是"阴病阳治、阳病阴治"，具体为：上病下取，下病上取，左病右取，右病左取，后病前取，前病后取，内病外取（图7-2）。

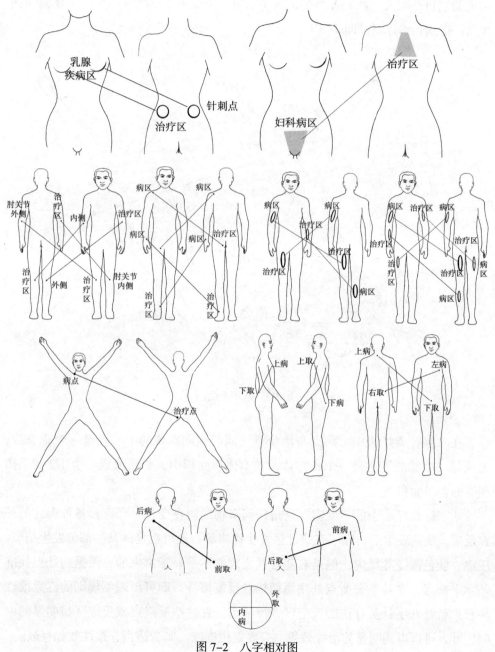

图7-2　八字相对图

　　八字针灸疗法中的"平衡"是指身体局部发生病变的内因是局部"自然物质"失调而撤走的结果，"自然物质"离去造成了身体的不平衡。"自然物质"离去的地方有规律可循，失去的地方是有"定向"和"定处"的，根据"定向"与"定处"的特性，再通过刺激，会立即返回原位（病患部位），八字疗法治病的原理就是让离走的"自然物质"回到原来的的地方，从而恢复机体的平衡，这样的点就是平衡点，也就是治疗点（图7-3）。

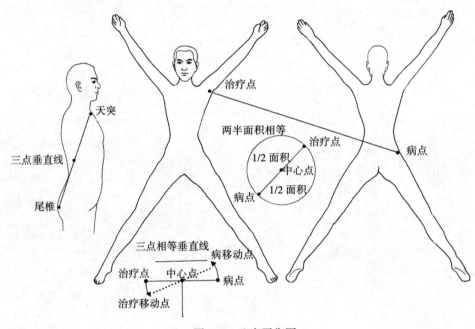

图7-3　八字平衡图

　　在八字针灸疗法中，病点与治疗点之间必须同本体的中心点是一个垂直线，无论是一个椭圆体还是一个长方体，在本体总面积中，必须形成一个1/2的平衡相等的各半面积。

　　八字针灸疗法中的"反应"是指任何事物的内在变化，都有其各种形式的外在反应。疾病发生后，除了在病灶区发生疼痛等，还可在身体某些部位发生结节、压痛、肤色改变等反应，但是有些外在表现并不是显示出来的，根据病灶点找准基本平衡点，在基本平衡点处用酒精棉球反复擦洗，即可出现不规则的红点或红块状，就是八字针灸疗法的反应区或反应点。在这些反应点或反应区最明显的中间施针，可以得到明显的治疗效果。只要定位准确，刺激适当，往往效如桴鼓。

（2）八字针灸疗法的整体观与辨证施治

八字针灸疗法的整体观：由于疾病与人体脏腑等有着不可分割的关系，人体是以五脏为中心、通过经络联系的有机整体，各脏腑之间、经络之间、经络与组织之间生理上相互联系，病理上相互影响，所以八字疗法以中医的整体观念为指导思想，无论诊断还是治疗均强调整体性。

八字针灸疗法的辨证施治：八字疗法以中医的辨证论治为指导思想，辨证以脏腑辨证、经络辨证为主。例如肝系病变：肝在胁下，胆附与肝，二者互为表里。肝主筋，司全身筋骨关节之伸屈；肝主疏泄，其志为怒，与精神情志的疾病调节密切相关；肝藏血，与血液循环密切相关；其华在爪甲，开窍于目。肝为风之脏，主升主动，喜条达，恶抑郁。五行属木，其色为青。喜酸味，其液为泪。临床上见到与此相关的疾病，须从肝而治。如肝司全身筋骨关节，若膝关节拘挛失用，单纯治疗反应区，就易反弹，疗效不稳。这时若加用肝相应区及上行关节相应区，效果就显著。肝病、胆病、眼病、情志病、妇科病等，均宜用之。其他脏腑病变，亦同样治疗。

从经络角度考虑，肝脉起于足大趾，环阴器，过少腹，夹胃，属肝络胆，布胁肋，循咽喉，连目系，上颠顶等，这些部位病变为足厥阴肝经病，治疗除反应区外，必须在相应的肝反应区予以治疗，与其相表里的足少阳胆经、同名经手厥阴心包经也要协同治疗。其他十二经病变，亦同样治疗。关于任督二脉，因其总管人身阴阳之气，也是非常关键的经络，亦辨经治疗。

可见临床上的病证，一般很少单纯出现，多虚实夹杂、错综复杂。单独针对某一反应区或某一脏治疗，也不利于疗效的巩固。我们必须强调整体观念，捋顺相互之间的关系，按照主次顺序，实施符合病情的治疗方案，才会取得更佳疗效。病情有急有缓、有标有本，治疗不可齐头并进，急症宜先治，靶目标明确，症状缓和后或慢性病，则标本兼治，对于正气虚弱患者，首先要调理气血化生之源（脾胃）。

（3）八字针灸疗法的适应证

颈椎病、肩周炎、网球肘、腕部损伤、腰椎间盘突出症、腰椎骨质增生、股骨头缺血坏死症、膝关节骨性关节炎、踝关节损伤、肌肉损伤等。

（4）八字针灸疗法治疗方法

常规消毒，先取大椎、命门、长强等毫针点刺不留针，对应疼痛处用 0.5mm 员针或刀针点刺，可以是一处，也可以是多处，针刺同时活动病变部位，3 天 1 次。

（5）八字针灸疗法的注意事项

寻找敏感点，治疗点不但是对应区域，而且是敏感区域，按压有痛酸等感觉。留针时间要足够长，八字针灸疗法即时效果较好，但留针时间较短，症状易于反复，故留针时间要长，一般超过半小时。刺激量要大。要边行针边活动患肢，以利于经气疏通。

三、功法

小周天内丹术，是要求内气在身体内按经络路线，循环周转。小周天就是指内气从下丹田开始，逆督脉而上，沿任脉而下，经历尾闾、夹脊、玉枕三关，上、中、下三丹田和上下鹊桥，上鹊桥在印堂、鼻窍处，下鹊桥在会阴、谷道处，作周流运转。

1. 姿势（调身）

主要取平坐或盘坐。初学者或体弱者可选用仰卧或侧卧、自然站桩。个别人在真气发动采药时可选用盘根式；在自然盘坐的基础上改用一只脚的脚跟，抵住肛门或会阴，另一只脚仍为盘坐式。该式还可用于纠正"走火入魔"及遗精、阳痿等问题。

2. 呼吸（调息）

随着练功的进展，在不同的锻炼步骤调息有所变化，但并不复杂。常用的呼吸形式有：

①自然呼吸，在初期练功调神时应用。

②逆呼吸，即逆腹式呼吸。在自然呼吸基础上进一步锻炼而形成。

③撮闭呼吸，是小周天功夫达到真气发动（产药），行周天采药时运用的呼吸法。分吸、抵、撮、闭四步完成，行气开始用鼻吸气，舌抵上腭，紧缩肛门，轻闭气，调练后气可通尾闾、夹脊到泥丸（头顶），从任脉下行，入下丹田，达到心息相依的程度。

④胎息，又称内呼吸或真息。呼吸达到不知不觉，腹动很微弱。这是通周天后进一步修"性"而采用的呼吸法。

3. 意守（调神）

多以意守下丹田为主，但也有意守上丹田（泥丸宫）的。由于分大、小周天练法，而小周天又分几个步骤，所以在每个步骤中，意念活动也有变化。

小周天功，传统上又称"百日筑基"。可分为炼己、调药、产药、采药、封炉、炼药六个步骤。

1. 炼己

指的就是如何集中意念，排除杂念，所以又称为修心炼性。此步强调建立起正念、真意，在程度上来说，真意较正念更为安静、集中，因此内丹术中称它为"土"，又称"黄婆"，是媒介。炼己的关键是排除杂念，思想入静，具体方法大多采用意守丹田或数息。

2. 调药

就是设法得到足够的药物，以供冶炼。这里的药物即指精、气、神而言。三者是以神来调精、气的药，使它充实、旺盛。具体方法就是凝神入穴，在炼己排除杂念的基础上，意守下丹田。凝神的时候，只是用意，想在下丹田，以求意到气到，发生作用。但应在有意无意之间，不可用意太过，要若存若亡。

3. 产药

通过凝神入气穴的锻炼，精气渐渐旺盛，于是产生了小药（大周天产大药）。小药产时，就是一般所说的一阳生、活子时。是练功过程中出现的一种景象。在古代丹书中，对这种景象时的描述大都略而不详，其大致情况是：丹田融和，从十指至全身，周身酥绵快乐，身从耸直，心自虚静，四肢似不能自主，杳杳冥冥，恍恍惚惚，似将走汇而并不走泄。接着丹田缓，窍中之气，自下往复行，行毛际，痒生难禁，光透眼帘，阳物勃举。上述产药景象，在时间上仅是一会儿。对此，要如鸡抱卵那般耐心，等待它自己产生，不能刻意追求。假如主观想象地要它发功，即非真机，毫无益处。需要注意的是，由于发念等原因，有时举阳之后，会有泄精。这会使才产生的一点先天精气，又化为后天浊精了。当有这种预感时，须采取一定方法，这就是守上丹田泥丸宫，或用吸、抵、撮、闭四字诀。

4. 采药

小药即产，即应及时采药。采取之诀，古属不传之秘，实际上就是丹书中透露的"火逼金行"。火，指心、神，即用意；金，指肾中精气。具体方法就是加强意识的作用，使暖气感往下往后行。意念除了可以守泥丸宫外，一般采用吸、抵、撮、闭四字决。即"撮提谷道（肛门），舌抵上腭，目闭上视，鼻吸莫呼"（《类修要诀》）。与此同时，要加强后天呼吸，必须进用武火（深呼吸。）这样，"鼓之橐龠，吹以巽风，煅之以猛火，火炽则水沸，水沸则驾河车"（《性命圭旨》）。才能采药入炉。

5. 封炉

亦即封固。即所谓"药已归炉"，必要封固，不令外驰。封固的方法，仍要按前述的四字诀，继续火逼金行，使之自然上行于督脉。

6. 炼药

当封固之后，仍采用"火逼金行"的方法，续进武火（口吸）使暖流感自然走上背部督脉，通过三关。

各论

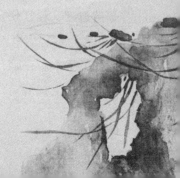

第八章　内科系统疾病

一、中风后遗症

（一）概述

　　脑中风后遗症是由出血性脑中风（脑出血或蛛网膜下腔出血）、缺血性脑中风急性期治疗后遗留的半侧肢体障碍、肢体麻木、偏盲、失语、记忆力下降、口眼歪斜、吞咽困难、呛食呛水、共济失调、头晕头痛等病证。多发生于 50 岁以后，男性略多于女性。中风后遗症既为脑部病变，也为督脉病变，小周天疗法治疗中风后遗症疗效显著，对于新发病者，也有较好疗效。

（二）病因病机

1. 七情内伤、气机郁滞

　　七情内伤，肝失疏泄，气机郁滞，肝气郁结，气滞则血瘀，瘀血结于脑络而发病；或恼怒伤肝，肝阳上亢，引动心火，火盛生风；或五志过极，郁而化火，肝风内动，肝火上扰，风火上扇，气血上冲；或肝火伤阴，肝肾阴虚，水不涵木，肝风妄动，发为本病。

2. 饮食不节、痰浊内生

　　饮食不节，暴饮暴食，损伤脾胃，脾失健运，水湿内停，聚湿为痰，痰郁化热；或过食肥甘厚味，内蕴湿热，痰浊内生，痰浊上蒙清窍；或脾失健运，化源不足，气血亏虚，脑失所养。

3. 劳欲过度、精血亏损

　　劳则气耗，劳力过度，损伤中气，中气不足，气血推动无力，脑神失养；或烦劳过度，耗气伤阴，阴虚阳亢，引动内风，风动于上，气血上逆，壅塞清窍；或纵欲过度，房事不节，耗伤肾精，肾阴亏虚，水不制火，阳亢风动。

　　可见本病在脑，与心、肝、肾密切相关，与督脉关系密切，风、火、痰、瘀等顺督脉上扰清窍，气血逆乱，导致督脉瘀阻，发生中风。既病之后，虽然疾病已发，但各种病理基础仍在，督脉仍然瘀阻，加之肝肾阴虚，水不涵木，肢体麻木，气血不足，推动无力，肢体无力或力量减弱，半身不遂，瘀血痰浊内阻，血脉涩滞，运行不畅，影响清阳上升，脑髓失养。《灵枢·邪气脏腑病形》："邪之中人，或中于阴，或中于阳，上下左右，无有恒常……中于面则下阳明，中于项则下太阳，中于颊则下少阳，其中于膺背两胁亦中其经。"《灵枢·刺节真邪第》："虚邪偏客于身半，其入深，内居荣卫，荣卫稍衰，则真气去，邪气独留，发为偏枯。"

（三）诊断

脑中风后遗症的轻重，因患者发病轻重、体质和并发症而异。常见的后遗症表现如下。

1. 出血性脑中风

（1）患侧肢体麻木、无力，活动困难或不能活动，口眼歪斜。

（2）较大范围或多次复发的脑出血，可留有精神和认知障碍，如性格改变、消极悲观、郁郁寡欢、精神萎靡、易激动等。

（3）言语障碍，说话不清或不流利。

（4）吞咽不利。

（5）其他症状：头痛、眩晕、恶心、失眠、多梦、注意力不集中、耳鸣、眼花、多汗、心悸、步伐不稳、颈项酸痛疲乏无力、食欲不振、记忆力减退、痴呆、抑郁等。

2. 缺血性脑中风

（1）一侧肢体肌力减退、活动不利或完全不能活动。常伴有同侧肢体的感觉障碍如冷热不知、疼痛不觉等，有时还可伴有同侧的视野缺损。

（2）运动性失语表现为患者能听懂别人的话语，但不能表达自己的意思。感觉性失语则无语言表达障碍，听不懂别人的话，也听不懂自己所说的话，表现为答非所问。命名性失语则表现为看到一件物品，能说出它的用途，但却叫不出名称。

（3）较大范围或多次复发，脑血栓后遗症可留有精神和智力障碍。如性格改变、消极悲观、郁郁寡欢、精神萎靡、易激动等。

（4）其他症状：头痛、眩晕、恶心、失眠、多梦、注意力不集中、耳鸣、眼花、多汗、心悸、步伐不稳、颈项酸痛、疲乏无力、食欲不振、记忆力减退、不能耐受噪声等。

（四）鉴别诊断

1. 痉证与中风鉴别

痉证是以项背强直，四肢抽搐，甚则角弓反张为主症的病证，并可见于多种疾病的过程中。而中风兼有筋脉拘急的症状，同时可见口眼歪斜，半身不遂等症状，清醒后多有后遗症。

2. 颅内占位性病变

颅内肿瘤或脑脓肿也可急性发作，引起局灶性神经功能缺损，类似于脑梗死，脑脓肿可有身体其他部位感染或全身性感染病史。头部 CT 及 MRI 有助于明确诊断。

（五）治疗

脑中风为脑的病变，督脉络属于脑、循行于头部，与脑关系密切，故脑中风也为督脉病变。小周天疗法直接调节任督二脉，使脑部督脉通畅，气血上营，脑髓得养，病情向愈。脑中风急性期即可进行治疗，越早治疗效果越好，遗留后遗症状越少，急性期过后，病情一旦稳定，立即进行康复治疗。可以说小周天疗法贯穿中风病的全过程，由于各种原因，没有及时治疗，病程较长者，小周天疗法也有较为明显的效果。病情较重者，可多次门诊、住院治疗，多有较好疗效。

1. 小周天疗法

（1）首先在长强、玉枕关、百会治疗。长强取侧卧位，屈曲下肢，常规消毒，因此部位细菌较多，应严格消毒，微铍针快速刺过皮肤，朝下纵行切割至骶骨、尾骨后 10 余刀，横行切割 3~5 刀，也可听得咯咯的声音，进行充分的切割，此部位较浅，松解较为容易。玉枕关取伏俯座位，局部常规消毒后，注射局麻药，微铍针快速刺过皮肤，朝内上方纵行切割至骨 20 余刀，横行切割 3~5 刀，即可听得咯咯的声音，进行充分的切割，或短刺。百会短刺、输刺，突破皮肤直至骨，纵向加压磨骨后出针。每次选择 1 个穴位，也可选择 2 个穴位，1~2 天 1 次。

（2）其次选择三关、三丹田的其他穴位，一般每次 1~2 点。

（3）选择关窍的穴位，如天突等。

（4）员针顺小周天方向皮下接力疏通任督二脉。

（5）选择前后正中线上其他敏感点、穴位。

每日1次，每次1~2穴。

2.辅助治疗

（1）内服中药，补阳还五汤辨证加减，每天1剂。

（2）针灸：可用针灸针、火针等。针灸针用石学敏教授的醒脑开窍法，选用水沟、内关、极泉、尺泽、委中、三阴交等，达到要求的针感后出针，也可选择督脉、手足阳明经、少阳经、足少阴经、足太阳经等腧穴，每天1次。火针选督脉、患肢穴位，3天1次。

（3）推拿：可用各种推拿手法以舒筋活络、活血化瘀、改善功能，每天1次。

（4）理疗：可用各种理疗仪器，每天1次。

（5）作业疗法：要长期坚持，持之以恒。

（六）典型病例

1.张某某，男，52岁，2015年12月12就诊。左侧肢体麻木、无力、说话不利7天。患者较为肥胖，身高170cm，体重98kg，喜食大鱼大肉，患糖尿病、高血压10余年，7天前突感左侧肢体麻木、无力，上肢握力差，下肢腿软，不能迈大步，说话欠流利，颌下有阻塞感，左侧鼻唇沟稍浅，诊为脑中风，给予输液住院治疗3天，效果不明显，要求配合针灸治疗，现上下肢肌力5级，感觉减退，给予尾闾关切割松解治疗后，腿较前有力，上肢握力增强，麻木减轻，颌下阻塞感消失，17日玉枕关切割松解治疗，症状又明显好转，18日百会短刺、输刺，突破皮肤直至骨，纵向加压磨骨后出针。19日针刺天突治疗，症状已完全消失，肌力恢复正常，3月后随访，已从事正常生产劳动。

2.王某，男，62岁，2016年2月15日就诊。右侧偏瘫、半身不遂1年10个月。患者1年10个月前，早晨起床时发现右侧偏瘫、半身不遂，当时比较重，当地医院诊为脑梗死，经住院、康复等治疗后好转，遗留右侧偏瘫、半身不遂。现右侧上下肢麻木、无力，右侧口眼歪斜，时流口水，说话慢且不太清晰，右踝沉紧，步行10m即右脚画圈，再行困难，不能下蹲，俯卧不能爬起，全身沉重，查右侧颜面歪斜，右上下肢感觉减退，右上肢肌力3级，右下肢肌力4级，诊为脑梗死后遗症。给予玉枕关、尾闾关治疗，症状明显好转，即可走路200m左右，后又治疗阳窍、上中下丹田、夹脊关、天突、前后正中敏感点等，每次治疗后症状都有不同程度的减轻，共连续治疗半个月，上肢肌力5级，下肢肌力正常，可连续行走 3 公里，说话流利，起蹲自如，全身轻松。

二、眩晕

（一）概述

眩指眼花或眼前发黑，晕指头晕甚至感觉自身或外界景物旋转，二者常同时出现，故统称为"眩晕"。轻者闭目即止，重者如坐车船，旋转不定，不能站立，或伴有恶心、呕吐、汗出，甚则昏倒等症状，又称"头眩""掉眩""冒眩""风眩"等。各种原因导致督脉不通、不畅，脑失所养，为督脉病证。本病证多见于西医学中的内耳性眩晕（梅尼埃病、晕动症等）、脑性眩晕（高血压、低血压、动脉硬化等）、神经官能症、贫血、颈椎病（椎动脉型、交感神经型）等病。

（二）病因病机

1. 情志失调、肝阳上亢

忧郁恼怒太过，肝失条达，肝气郁结，气郁化火，肝阴耗伤，风阳易动，上扰头目，发为眩晕。《类证治裁·眩晕论治》所言："良由肝胆乃风木之脏，相火内寄，其性主动主升，或由身心过动，或由情志郁勃。"或素体阴虚阳盛，肝阳上亢，发为眩晕；或肾阴素亏，肝失所养，以致肝阴不足，肝阳上亢，发为眩晕。《素问·至真要大论》云："诸风掉眩，皆属于肝。"

2. 气血亏虚、清窍失养

久病不愈，耗伤气血，导致气血不足，或失血之后，未能及时补充，虚而不复，或脾胃虚弱，化源不足，不能健运水谷，生化气血，以致气血两虚，气虚则清阳不展，血虚则脑失所养，皆能发生眩晕。《灵枢·口问》："故上气不足，脑为之不满，耳为之苦鸣，头为之苦倾，目为之眩。"明·李中梓《医宗必读》："一有此身，必资谷气，谷入于胃。洒陈于六腑而气至，和调于五脏而血生，而人资之以为生者也。故曰后天之本在脾。如脾气亏虚，则运化失职，升举乏力，则脑窍失养而发为眩晕。"

3. 肾精不足、髓海空虚

肾为先天之本，藏精生髓，若先天不足，肾阴不充，髓海空虚，或老年肾亏，或久病伤肾，或房劳过度，导致肾精亏耗，肾虚不能生髓，而脑为髓之海，髓海不足，上下俱虚，清窍失养，发生眩晕。《灵枢·海论》曰："髓海不足，则脑转耳鸣，胫酸眩冒。"

4. 痰湿中阻、蒙蔽清窍

嗜酒肥甘，饥饱劳倦，伤于脾胃，化源不足，健运失司，以致水谷不化精微，水湿内停，聚湿生痰，痰湿中阻，则清阳不升，浊阴不降，引起眩晕。七情所伤，肝乘土，肝郁脾虚，脾失健运，水湿内停，为湿为痰，发为眩晕。《素问·气交变大论》言："岁木太过，风气流行，脾土受邪。民病飧泄食减……甚则忽忽善怒，眩冒颠疾。"《医学从众录·眩晕》："盖风非外来之风，指厥阴风木而言，与少阳相火同居。厥阴气逆，则风生而火发……风生必夹木势而克土，土病则聚液成而痰。"《金匮要略》："心下有痰饮，胸胁支满，目眩。"《丹溪心法·头眩》云："无痰则不作眩，痰因火动。又有湿痰者，有火痰者。"

5. 瘀血内停、阻塞清窍

跌仆所伤，血溢脉外，瘀血内阻，阻塞经脉，气血不能布达，清窍失养，或情志内伤，气滞血瘀，瘀阻经脉，瘀血阻窍，清窍失养，即可出现眩晕。亦有痰湿阻塞日久形成瘀血者。《医宗必读》曰："瘀血停蓄，上冲作逆，亦作眩晕。"日·丹波元坚《杂病广要·眩晕》云："诸阳上行于头，诸阳上注于目，血死则脉凝泣，脉凝泣则上注之力薄矣，薄则上虚而眩晕生焉。其脉必涩，涩为滞涩，征死血之不流行也。"

本病病位在脑，与肝、脾、肾三脏关系密切，与督脉、足三阴经相关。眩晕的病性以虚者居多，张景岳谓"虚者居其八九"，如肝肾阴虚、肝风内动，气血亏虚、清窍失养，肾精亏虚、督脉空虚，脑髓失充。眩晕实证多由痰浊阻遏，气血阻塞，督脉升降失常，或痰火气逆，顺督脉上犯清窍所致。

（三）诊断

1. 症状

头晕目眩，视物旋转，轻者闭目即止，重者如坐车船，甚则仆倒。伴有恶心呕吐，眼球震颤，耳鸣耳聋，汗出，面色苍白等。

2. 病史

多慢性起病，反复发作，逐渐加重。也可见急性起病者。

3. 检查

查血红蛋白、红细胞计数、测血压、作心电图、颈椎 X 片、头部 CT、MRI 等项检查，有助于明确诊断。排除颅内肿瘤、血液病等。

（四）治疗

1. 小周天疗法

眩晕为脑部病变，小周天疗法通过任督二脉的调节，使督脉郁滞消除、脉气通畅，气血上营，脑髓得养，同时脏腑得以调节，化生精血上荣于脑，故治疗眩晕效果好。无论时间长短、病情轻重皆可治疗，多可获得较好疗效，尤其是功能性眩晕、颈椎病眩晕、脑性眩晕，对于内耳眩晕，也有一定疗效。

（1）首先选取玉枕关、尾间关、百会治疗，玉枕关微铍针快速刺过皮肤，朝内上方纵行切割至骨，进行充分的纵行、横行切割松解。尾间关虽然位居于下，但其为督脉的起始部，利于激发经气，使督脉通畅，尾间关微铍针快速刺过皮肤，垂直纵行切割至骶中嵴，进行充分的纵行、横行切割松解，或短刺。百会短刺、输刺，突破皮肤直至骨，纵向加压磨骨后出针。每次1穴，多数治疗1次，症状即可缓解。

（2）其次在上丹田、天突、大椎等进行治疗。

（3）员针接力疏通任督二脉。

（4）任督其他部位配合运用，尤其病情较重、病程较长者。

每日1次，每次1~2穴。

2. 辅助治疗

（1）针灸治疗：辨证选穴，多选督脉、足三阴经腧穴，也可选取阳性反应点，也可针灸头颈部、前胸等部位进行治疗。如百会、太冲、太溪、昆仑、风池、阴陵泉、丰隆、足三里、太阳等，针灸每天1次，艾灸每天1次，每次30分钟。颈椎病眩晕可用浮针治疗，2天1次。也可小针刀治疗，5天1次。

（2）内服中药：辨证治疗，每天1剂。

（3）推拿：对于头颈部等进行推拿治疗。

（4）外周理疗：可用各种理疗仪器对头颈部进行理疗。

（五）典型病例

黄某，男，81岁，2014年11月15日初诊。眩晕2个月。2个月前无明显原因起床时突感眩晕，很快消失，以后每卧床、起床、转头即感眩晕，曾服中西药、输液扩血管等治疗，无明显疗效。现转头即诱发眩晕，数秒恢复，以致不敢活动，查颈部、风池穴处轻度压痛，头活动幅度稍大即眩晕。X片示：颈椎骨质增生、钩椎关节变尖，脑CT无异常。诊为眩晕（椎动脉型颈椎病）。给予玉枕关、尾闾关切割松解治疗，眩晕明显减轻，次数减少，后又先后治疗天突穴、上中下丹田、夹脊关、颈部正中压痛点等，共治疗6次，眩晕消失，1个月后随访，无复发。

三、头痛

（一）概述

头痛又称头风，指持续性的头部闷痛、压迫感、沉重感、紧箍感，大部分患者为两侧头痛。任督二脉、手足三阳经、足厥阴肝经循行于头，故头痛与任督二脉、三阳经、足厥阴经相关，故头有"诸阳之会""清阳之府"之说，督脉为阳经之海，故与督脉最为紧密。头痛为临床常见病、多发病，头痛病因繁多，如神经痛、颅内感染、颅内占位病变、脑血管疾病、颅外头面部疾病，以及全身疾病急性感染、中毒等均可导致头痛。小周天疗法主要治疗功能性头痛、颈椎病头痛等，多由精神紧张、生气、受凉等引起，对于其他原因引起的头痛，也有临时止痛或较长期的效果。

（二）病因病机

1. 感受外邪、阻塞头部

多因起居不慎，坐卧当风，或气候骤变，衣被不适，或涉水雨淋，感受风寒等。感受风邪，"伤于风者，上先受之"，外邪自肌表侵袭经络，上犯颠顶，使清阳之气受阻，气血凝滞，阻遏络道，而致头痛。风为百病之长，多夹时气而发病，若风夹寒邪，寒凝血滞，阻遏脉络，血郁于内而生头痛；若风夹热邪，火热上炎，侵扰清空，气血逆乱而发头痛；若风夹湿邪，蒙蔽清窍，清阳不升，亦致头痛。《医碥·头痛》所说："六淫外邪，惟风寒湿三者，最能郁遏阳气。火暑燥三者皆属热，受其热则汗泄，非有风寒湿袭之，不为患也。然热甚亦气壅脉满，而为痛矣。"

2. 七情内伤、肝气郁结

多因情志郁怒，或长期精神紧张、压力过大，肝失疏泄，气机失调，肝气郁结，气滞血瘀，瘀阻于头部而致头痛。肝气郁结，气郁化火，日久肝阴被耗，肝阳失敛而上亢，气血上冲，气壅脉满，清阳受扰而头痛。气郁化火，灼伤阴液，肝肾阴亏，精血不能上荣于头，清窍失养而致头痛。亦有肝气郁结，肝郁脾虚，脾失健运，水湿内停，聚湿成痰，痰浊上蒙清窍而致头痛。

3. 饮食不节、上蒙痰浊

素嗜肥甘厚味，内蕴痰湿，或暴饮暴食，损伤脾胃，或劳力过度，损伤脾胃，皆可致脾胃虚弱，脾阳不振，脾失健运，脾不能运化转输水津，聚而痰湿内生，以致浊阴内阻，清阳不升，清窍为痰湿所蒙而致头痛。或脾胃损伤，化源不足，气血生化无力，而致气血虚弱，不能充营脑海，不荣则痛。或痰阻脑脉，血行受阻，痰瘀痹阻，气血不畅，致脑失清阳、精血之充，脉络失养而痛。如《丹溪心法·头痛》："头痛多主于痰。"

4. 精血不足、不荣则痛

头为神明之府，诸阳之会，脑为髓海，五脏精华之血，六腑清阳之气皆能上注于头。即头与五脏六腑之阴精、阳气密切相关，凡能影响脏腑之精血、阳气的因素皆可成为头痛的病因，先天禀赋不足，或劳欲伤肾，阴精耗损，或年老体虚，气血衰败，或久病不愈，脾胃虚弱，产后失血之后，营血亏损，气血不能上营于脑，髓海不充而致头痛。

5. 头部外伤、血瘀内阻

外伤跌仆，或久患者络行不畅，血瘀气滞，脉络被阻，头部失养而致头痛。亦有瘀血、痰浊相互胶结，阻塞脉络，头痛顽固难愈。

头痛病位虽在头，却与肝、脾、肾密切相关，与任督二脉、三阳经、足厥阴经关系密切。风、火、痰、瘀、虚为致病之主要因素。邪阻脉络，任督二脉、三阳经、足厥阴经郁滞，清窍不利，精血不能上承或精血不足，脑失所养，为头痛之基本病机。

（三）诊断

（1）疼痛：可呈胀痛、刺痛、冷痛、闷痛，有压迫感、沉重感。

（2）头痛部位：两侧、后枕部、头顶部、前额或全头部。

（3）压痛：两侧颞部、后枕部等多有压痛。

（4）程度：隐痛、微痛或剧痛。

（5）时间：呈阵发性或持续性。

（6）头痛经脉分类：根据疼痛部位，进行辨证分经，为循经选穴治疗打下基础。

阳明头痛：疼痛部位在前额、眉棱、鼻根部。少阳头痛：疼痛部位在头侧部。太阳头痛：疼痛部位在后枕部，下连于项。厥阴头痛：疼痛部位颠顶部，下连于目。

（7）伴有症状：头晕、恶心、呕吐、烦躁易怒、心慌、气短、恐惧、耳鸣、失眠、多梦、颈部僵硬等。

（8）诱因：疲劳、生气、失眠、焦虑、忧郁、受凉等诱因皆可诱发或加重头痛。

（四）治疗

1.小周天疗法

小周天疗法治疗头痛效果较好，疗效肯定，对各种原因引起的各经病变都有效果，尤以功能性头痛、颈椎病颈型头痛效果最佳。

（1）首先在玉枕关、尾闾关、阳窍治疗。玉枕关微铍针快速刺过皮肤，朝内上方纵行切割至骨，进行充分的纵行、横行切割松解。尾闾关微铍针快速刺过皮肤，垂直纵行切割至骶中嵴，进行充分的纵行、横行切割松解。阳窍短刺、输刺，突破皮肤直至骨，纵向加压磨骨后出针。

（2）其次在上丹田、天突、大椎进行治疗。

（3）督脉员针接力疏通，尤其颈部不适者。

每日1次，每次1~2穴。

2.辅助治疗

（1）内服中药：川芎茶调散辨证加减，每天1剂。

（2）针灸推拿：头痛可配合头颈部针灸、推拿治疗，针灸、推拿应辨证分经，循经选穴治疗，多选任督二脉、三阳经、足厥阴经等腧穴，阳明头痛选头维、合谷、内庭等，少阳头痛选风池、外关、太阳等，太阳头痛选后溪、申脉、昆仑等，厥阴头痛选太冲、行间、中冲、四神聪等，每天1次，艾灸每次30分钟，以热敏灸为好，每天1次。头痛顽固者也可配合浮针治疗，尤其后头部，2日1次。也可配合小针刀治疗，5天1次。冷痛者可火针治疗，3天1次。

（3）理疗：头颈部理疗，每天1次。

（五）典型病例

1.张某某，男，62岁，2016年2月11日初诊。头痛6年，加重15天。患者

6年前受凉后出现头痛,以后枕部、双颞部为主,口服药物后缓解。后经常头痛,多受凉、生气、休息不好时出现,有时自行缓解,有时自购止痛药内服缓解。15天前又头痛,头痛较重,影响工作、生活、休息,服药不能缓解。现头痛,以后枕部、双颞部为重,呈跳痛、冷痛,头有沉重感,查双侧上下项部、颈上部、双颞部压痛明显,伴有心烦、头晕、恶心等。诊为头痛。给予玉枕关切割松解,感觉筋膜硬化较重,切割声音较响,治疗后头痛明显减轻,心烦、头晕、恶心消失,又先后给予尾闾关、上丹田、百会、大椎、天突等治疗,头痛消失,2个月后随访,无复发。

2.高某,男,35岁,司机,2015年3月7日初诊。主诉后枕部疼痛1年。经过多次针灸按摩、服用中西药物等对症治疗,疗效不明显。现后枕部烧灼样疼痛并向前额放射,脑CT及脑电图无异常。诊断为神经性头痛。给予玉枕关微铍针松解治疗,治疗后头痛缓解,后又经微铍针松解大椎穴、颈部正中压痛点等,共治疗3次,患者痊愈,1年后随访,无复发。

四、失眠

(一)概述

失眠指患者对睡眠时间和(或)质量不满足并影响日间社会功能的一种病证,也指无法入睡或无法保持睡眠状态,导致睡眠不足。又称入睡和维持睡眠障碍,也称为"不寐""目不眠""不得卧"。

(二)病因病机

1.情志所伤、心神不宁

由情志不遂,七情所伤,肝失疏泄,气机郁结,肝郁化火,邪火上扰心神,心神不宁而不寐;或由五志过极生火,心火内炽,心神扰动而不寐;或由思虑太过,损伤心脾,一方面心血暗耗,血不养心,心神失养,神不守舍,另一方面脾虚生化乏源,气血化生不足,营血亏虚,不能奉养心神,导致失眠。《类证治裁·不寐论治》曰:"由思虑伤脾,脾血亏损,经年不寐。"亦有因心虚胆怯,暴受惊恐,神魂不安,以致夜不能寐或寐而不酣。《杂病源流犀烛·不寐多寐源流》:"有心胆惧怯,触事易惊,梦多不祥,虚烦不寐者。"

2. 饮食不节、心神不安

过饮过食，食滞不化，宿食停滞，瘀而化痰化湿，酿生痰热，上扰心神，而卧寐不安。或饮食不节，脾胃受损，宿食停滞，壅遏于中，胃气失和，阳气浮越于外而卧寐不安。《素问·逆调论》："阳明者胃脉也……下经曰：'胃不和则卧不安'。"《张氏医通·不得卧》云："脉数滑有力不眠者，中有宿滞痰火，此为胃不和则卧不安也。"或由饮食不节，脾胃受伤，脾失健运，气血生化不足，心血不足，心失所养而失眠。酒、咖啡、浓茶也是造成失眠的直接原因。

3. 病后血虚、心神失养

久病血虚，或产后失血，或年迈血少，皆可引起心血不足，心失所养，心神不安而不寐。戴元礼《证治要诀》："年高之人阳衰不寐。"《景岳全书·不寐》："无邪而不寐者，必营气之不足也，营主血。血虚则无以养心，心虚则神不守舍。"

4. 阴虚火旺、扰动心神

素体阴虚，阴不制阳，或房劳过度，肾阴耗伤，不能上奉于心，水火不济，心火独亢，或肝肾阴虚，肝阳偏亢，火盛神动，心肾失交而神志不宁。《景岳全书·不寐》所说："总属真阴精血之不足，阴阳不交而神有不安其室耳。"

失眠的基本病机是阴阳失调，营卫不和，阳不入阴，脑髓失养，心神不宁。心、肝胆、脾胃、肾等脏腑的气血失和，阴阳失调，进而导致心失所养及由于心火偏亢、肝郁、痰热、胃失和降而导致心神不安。其病位在心和脑，但与肝、胆、脾、胃、肾关系密切，督脉、阴阳跷脉郁滞，或督脉空虚、脑髓失养所致。《灵枢·大惑论》："卫气不得入于阴，常留于阳。留于阳则阳气满，阳气满则阳跷盛，不得入于阴则阴气虚，故目不瞑矣。"明·李中梓云："不寐之故，大约有五：一曰气虚，一曰阴虚，血少心烦，一曰痰滞，一曰水停，一曰胃不和。"

（三）诊断

1. 症状

轻者为入睡困难，或寐而不酣，时寐时醒，或过早睡醒，醒后不能再寐，严重者彻夜难眠，伴有心悸、健忘、多梦、头痛、头晕、神疲乏力等。

2. 诊断标准

《中国成人失眠诊断与治疗指南》制定失眠的诊断标准：①失眠表现：入睡困难，入睡时间超过30分钟；②睡眠质量：睡眠质量下降，睡眠维持障碍，整夜觉醒次数≥2次、早醒、睡眠质量下降；③总睡眠时间：总睡眠时间减少，通常少于6小时。

伴有日间功能障碍。睡眠相关的日间功能损害包括：①疲劳或全身不适；②注意力、注意维持能力或记忆力减退；③学习、工作和（或）社交能力下降；④情绪波动或易激惹；⑤日间思睡；⑥兴趣、精力减退；⑦工作或驾驶过程中错误倾向增加；⑧紧张、头痛、头晕，或与睡眠缺失有关的其他躯体症状；⑨对睡眠过度关注。

3. 病史

多有失眠病史，常因情绪波动、精神紧张而诱发或加重。

（四）治疗

1. 小周天疗法

失眠属脑病，督脉络属于脑、循行于头，与脑关系密切，失眠也为督脉病变。小周天有调节心肾的作用，心肾相交，水火既济，李濒湖曰："任、督二脉，人身之子午也。乃丹家阳火阴符升降之道，坎水、离火交媾之乡。"故小周天疗法治疗失眠效果较好，疗效肯定。

（1）首先在玉枕关、尾闾关、阳窍治疗。玉枕关微铍针快速刺过皮肤，朝内上方纵行切割至骨，进行充分的纵行、横行切割松解。尾闾关微铍针快速刺过皮肤，垂直纵行切割至骶中嵴，进行充分的纵行、横行切割松解，或短刺。阳窍短刺、输刺，突破皮肤直至骨，纵向加压磨骨后出针。

（2）其次在天突、上丹田、大椎等进行治疗。

每日1次，每次1~2穴。

2. 辅助治疗

（1）内服中药：辨证治疗，每天1剂。

（2）针灸推拿：头痛可配合头颈部针灸、推拿治疗，针灸、推拿应辨证分经，循经选穴治疗，多选督脉、手少阴、跷脉、厥阴经腧穴，如照海、申脉、行间、神门、三阴交、心俞、肾俞等，每天1次，艾灸每次30分钟。

（3）理疗：头颈部理疗，每天1次。

（五）典型病例

李某，女，65岁，2013年4月23日初诊。睡眠障碍5年，并逐渐加重，现服用中西药物每天只能睡眠 2~3 小时，患者非常痛苦，已经出现抑郁现象，诊断为失眠症。给予玉枕关、夹脊关微铍针松解治疗，患者当晚睡眠 5 个小时，第二次尾闾关、上丹田治疗，失眠进一步改善，又给予下丹田、大椎、夹脊关等治疗 6 次，睡眠恢复正常，每晚睡眠约 7 小时，抑郁症状消失，1 年后随访，未见复发。

五、郁证

（一）概述

郁证指由于情志不舒、气机郁滞，导致心情抑郁、情绪不宁、胸部满闷、胁肋胀痛，或易怒易哭，或咽中如有异物梗塞等症为主要临床表现的一类病证。

（二）病因病机

1. 七情内伤、肝气郁结

七情所伤，恼怒伤肝，导致肝失疏泄，气机郁滞，肝气郁结，发为郁证。肝气郁结，失于条达，气郁不疏，郁而化火，形成肝火，火性上炎，则会扰动心神，造成神不得安。肝气郁结，气滞则影响血液运行，导致血瘀。肝气郁结，木克土，肝气乘脾，脾失健运，水湿内停，液行不畅，聚而成痰，形成痰郁。忧思伤脾，也可导致脾失健运，水湿内停，聚湿成痰，形成痰郁，痰蒙心神。

2. 阴血不足、心神失养

精神紧张、忧愁、悲哀等因素，损伤心神，暗耗心血，血虚而不能濡养于心，以至心失所养而心神不宁，从而引发抑郁。心血暗耗，心阴亏虚，心火亢盛，肾阴耗损，不能引水济心，从而导致肾水、心火不济，以至心神不交而神志不宁，从而引发抑郁。

郁证的发生与肝气郁结、脾失健运、心失所养、身体虚弱等因素有关，督脉络属于脑、循行于脑，与脑关系密切，郁证与督脉相关，还与手足厥阴经、手少阴心经有关。七情（喜、怒、忧、思、悲、恐、惊）表现过度或不及都会对人体五脏造成不利影响，而五脏亏虚或不足亦可导致人体的情志变化，督脉郁滞或空虚也可导致脑失所养，形成郁证。郁证可出现许多症状，元代医学家朱震亨："气血冲和，万病不生，一有怫郁，诸病生焉。"故人身诸病，多生于郁。

（三）诊断

1.临床表现

情绪低落，抑郁悲观，轻者闷闷不乐、无愉快感、兴趣减退，重者痛不欲生、悲观绝望、度日如年、生不如死。思维迟缓，反应迟钝，思路闭塞，言语减少，语速减慢，声音低沉，对答困难，严重者无法顺利进行交流。行为缓慢，生活被动、疏懒，不想做事，不愿和周围人接触交往，常独坐一旁，或整日卧床，闭门独居、疏远亲友、回避社交。严重时连吃、喝等生理需要和个人卫生都不顾，蓬头垢面、不修边幅，甚至发展为不语、不动、不食等。认知功能损害，近事记忆力下降、注意力障碍、反应时间延长、抽象思维能力差、学习困难、语言流畅性差、空间知觉、眼手协调及思维灵活性等能力减退。

躯体症状有睡眠障碍、乏力、食欲减退、体重下降、便秘、身体任何部位的疼痛、咽中如有异物梗塞、性欲减退、阳痿、闭经、恶心、呕吐、心慌、胸闷、出汗等。

2.病史

多有忧虑、焦躁、悲哀、恐惧、愤怒等情志内伤史。病情随情志变化而波动。

（四）治疗

1.小周天疗法

郁证为心理病变，也为脑病、督脉病变，小周天疗法治疗郁证可调节气机、疏通郁滞、调整脏腑、解除郁结，故效果较好，疗效肯定。

（1）首先在玉枕关、尾闾关、阳窍治疗。玉枕关微铍针快速刺过皮肤，朝内上方纵行切割至骨，进行充分的纵行、横行切割松解。尾闾关微铍针快速刺过皮肤，朝下纵行切割至骶骨，进行充分的纵行、横行切割松解，或短刺。

（2）其次在天突、上丹田、中丹田、下丹田、大椎等进行治疗。

（3）员针督脉接力疏通。

2.辅助治疗

（1）内服中药：辨证施治，每天1剂。

（2）针灸推拿：辨证选穴治疗，多选督脉、手足厥阴经、手少阴心经等腧穴，如百会、印堂、太冲、神门、内关、丰隆、肝俞等，每天1次。

（3）精神上给予关心、安慰，避免精神刺激。

（五）典型病例

王某，女，23岁，2014年8月23日初诊。心情抑郁、失眠6个月。患者因谈恋爱遇到挫折，出现心烦、失眠、焦躁，影响生活、工作，曾在某精神病院诊为抑郁症，住院治疗，无明显好转。现患者情绪低落、抑郁悲观、思维迟缓、言语减少、失眠，单位已停止其工作，诊为郁证。给予玉枕关治疗，症状减轻，第二次进行天突、上丹田治疗，悲观明显减轻，失眠明显改善，又给予尾闾关、阳窍、大椎、夹脊关等治疗10余次，睡眠恢复正常，其他症状消失，愉快上班。3个月后随访，一切正常。

六、老年痴呆症

（一）概述

老年痴呆症又称阿尔茨海默病（AD），是一种起病隐匿的进行性发展的神经系统退行性疾病。临床上以记忆障碍、失语、失用、失认、视空间技能损害、执行功能障碍以及人格和行为改变等全面性痴呆表现为特征，也称呆病。常起病于老年或老年前期。本病的病位在脑，与任督二脉和五脏关系密切。

（二）病因病机

七情内伤，肝郁气滞，气机不畅则血涩不行，气滞血瘀痰结，蒙蔽清窍；或瘀血内阻，脑脉不通，脑气不与脏器相接，或日久生热化火，神明被扰，则性情烦乱，忽哭忽笑，变化无常。或因病耗损，或年迈体虚，而致气血不足，肾精亏耗，脑髓空虚，痰瘀互阻，脑髓失养，脑为元神之府，神机之源，一身之主。脑髓空虚则心无所虑，神无所依而使理智活动、记忆减退。

老年性痴呆是一种全身性疾病，病位在脑，与心、肝、脾、肾功能失常有关。

总之，本病的发生，与心、肾、脾、肝有关，脏腑功能失调，产生虚、痰、瘀，并且三者互为影响。虚指气血亏虚，脑脉失养，阴精亏空，髓减脑消；痰指痰浊中阻，蒙蔽清窍，痰火肆虐，上扰心神；瘀指瘀血阻塞，脑脉不通，脑髓失养，虚为本，痰浊、瘀血为标。与督脉、足少阳、足少阴有关，与督脉关系密切，督脉瘀阻或督脉空虚，气血不能上荣，则脑髓失养。

（三）诊断

1. 症状

起病缓慢或隐匿，常说不清何时起病，多见于 70 岁以上老人，女性多于男性。主要表现为认知功能下降、精神和行为障碍、日常生活能力逐渐下降。根据认知能力和身体功能的恶化程度分成三期。

为轻度痴呆期（1~3 年）：记忆减退，对近事遗忘突出；判断能力下降，患者不能对事件进行分析、思考、判断，难以处理复杂的问题；工作或家务劳动漫不经心，不能独立进行购物、经济事务等，社交困难，尽管仍能做已熟悉的日常工作，但对新的事物却表现出茫然难解，情感淡漠，偶尔激惹，常有多疑，出现时间定向障碍，对所处的场所和人物能做出定向，对所处地理位置定向困难，复杂结构的视空间能力差；言语词汇少，命名困难。

中度痴呆期（2~10 年）：远近记忆严重受损，简单结构的视空间能力下降，时间、地点定向障碍；在处理问题、辨别事物的相似点和差异点方面有严重损害；不能独立进行室外活动，在穿衣、个人卫生以及保持个人仪表方面需要帮助；不能计算；出现各种神经症状，可见失语、失用和失认；情感由淡漠变为急躁不安，常走动不停，可见尿失禁。

重度痴呆期（8~12 年）：完全依赖照护者，严重记忆力丧失，仅存片段的记忆；日常生活不能自理，大小便失禁，呈现缄默、肢体僵直，查体可见锥体束征阳性，有强握、摸索和吸吮等原始反射。最终昏迷，一般死于感染等并发症。

2. 神经影像学检查

用于排除其他潜在疾病和发现 AD 的特异性影像学表现。头 CT 和 MRI 检查，可显示脑皮质萎缩明显，特别是海马及内侧颞叶。与 CT 相比，MRI 对检测皮质下血管改变和提示有特殊疾病的改变更敏感。

（四）治疗

1. 小周天疗法

老年痴呆症为脑病，也为督脉病变，小周天疗法通调督脉、调节脏腑、消除痰瘀、化生精血、上荣大脑，治疗效果相对较好，疗效肯定。

（1）首先在玉枕关、尾闾关、阳窍治疗。玉枕关微铍针快速刺过皮肤，朝内上方纵行切割至骨，进行充分的纵行、横行切割松解。尾闾关治疗，尾闾关微铍针快速刺过皮肤，朝下纵行切割至骶骨，进行充分的纵行、横行切割松解，或短刺。百会短刺、输刺，突破皮肤直至骨，纵向加压磨骨后出针。

（2）其次在天突、上丹田、大椎、下丹田等进行治疗。

每日1次，每次1穴。

2. 辅助治疗

（1）内服中药：辨证施治，每天1剂。

（2）针灸：辨证选穴治疗，多选督脉、足少阳、足少阴等腧穴，如四神聪、百会、太溪、悬钟、足三里、肾俞、心俞、丰隆等，每天1次。

（3）精神上给予关心、安慰，避免精神刺激。

（五）典型病例

张某，男，72岁，2014年5月15日初诊。痴呆5年。5年前患中风，左侧肢体无力、麻木，经住院治疗后肢体无力、麻木消失，遗留痴呆，不愿说话交流，避人，较少看电视，多一人默坐，多次治疗无明显好转，近来逐渐加重。现思维、交流尚可，但不愿说话，喜一人独处，记忆力减退，头脑欠清，CT示：陈旧性脑梗死灶。诊为老年痴呆。给予玉枕关治疗，头脑不清明显减轻，又先后给予尾闾关、阳窍、上丹田、天突、大椎、下丹田等治疗，已头脑清晰，心情开朗，经常与老友交流、玩耍。

七、面瘫

（一）概述

面瘫又称周围性面瘫、周围性面神经麻痹，是指面神经核以下病变所致的面部肌肉瘫痪，口眼歪斜，常发生于一侧。本病属"口眼㖞斜""吊线风""口僻"范畴，为阳经病证。

（二）病因病机

1. 气血亏虚、筋脉失养

劳作过度，劳则气耗，正气损伤，正气不足，气血虚弱，或素体脾虚，气血化生不足，不能滋养筋脉，络脉空虚，面部失养，或肾气不足，不能温养于脾，脾虚化生气血不足，或肾阴不足，水不涵木，致肝阴血不足，筋失所养而发病。

2.外邪郁滞、阻滞筋脉

头为诸阳之会，百脉之宗。风属阳邪，具有向上、向外散发的作用，风寒、风热乘虚入侵于面部经络，气血阻滞，经脉失养，以致肌肉弛缓不收。《素问·太阴阳明论》："故伤于风者，上先受之。"《灵枢·经筋》："足阳明之筋……上颈，上夹口，合于頄，下结于鼻，上合于太阳，太阳为目上网，阳明为目下网；其支者，从颊结于耳前。其病……卒口僻，急者目不合，热者筋纵，目不开。颊筋有寒，则急引颊移口；有热则筋弛纵缓，不胜收故僻。"《灵枢·邪气脏腑病形》："诸阳之会，皆在于面。中人也，方乘虚时，及新用力，若饮食汗出腠理开，而中于邪。中于面则下阳明，中于项则下太阳，中于颊，则下少阳。"

可见面瘫为劳作过度，正气不足，风寒、风热乘虚而入，气血瘀阻，经筋失养所致，多涉及诸阳经，为手足阳明、手少阳等阳经受邪所致。"足之阳明，手之太阳筋急，则口目为僻"。

（三）诊断

1.症状

多数患者往往于清晨洗脸、漱口时突然发现一侧面颊动作不灵、嘴巴歪斜。病侧面部表情肌完全瘫痪，前额皱纹消失、眼裂扩大、鼻唇沟平坦、口角下垂。病侧不能作皱额、蹙眉、闭目、鼓气和噘嘴等动作。鼓腮和吹口哨时，因患侧口唇不能闭合而漏气。进食时，食物残渣常滞留于病侧的齿颊间隙内，并常有口水自该侧淌下。由于泪点随下睑外翻，使泪液不能按正常引流而外溢，部分患者可有舌前2/3味觉障碍，外耳道疱疹等。伴有头痛，以患侧耳后为主，周围性面瘫发病率很高，而最常见者为面神经炎或贝尔麻痹。

2.检查

茎乳突多疼痛，额部皮肤皱纹变浅或消失，眼裂变小，上眼睑下垂，下眼睑外翻，眼有流泪、干涩、酸、胀等症状，鼻唇沟变浅、消失，面部感觉发紧、僵硬、麻木或萎缩，人中偏斜，味觉可受累。额部平坦，皱纹一般消失或明显变浅，眉目外侧明显下垂。

（四）鉴别诊断

中枢性面瘫与周围性面瘫

中枢性者哭笑时面瘫表现不明显，周围性者则瘫痪更加明显。中枢性者闭眼、扬眉、皱眉均正常，额纹与对侧深度相等，眉毛高度与睑裂大小均与对侧无异。（表8-1）。

表8-1 中枢性面瘫与周围性面瘫的鉴别诊断表

项目	中枢性面瘫	周围性面瘫
神经元	上运动神经元（皮质延髓束）	下运动神经元
病灶	对侧	同侧
面瘫范围	眼裂以下面肌瘫痪	全面肌瘫痪
味觉	正常	可能有障碍
伴发症状	如偏瘫等	不一定有伴随症状
电变性反应	无	有

（五）治疗

1. 小周天疗法

小周天疗法治疗面瘫是通过治疗督脉，调节诸阳经、疏通诸阳经而达到治疗目的，效果肯定，无论时间长短、病情轻重皆可治疗，多可获得较好疗效。病程短，疗效好，病程较长者，也有较明显疗效。对中枢性面瘫也有疗效，临床上多配合涉及阳经的治疗。

（1）首先取玉枕关、尾闾关治疗，玉枕关微铍针快速刺过皮肤，朝内上方纵行切割至骨，进行充分的纵行、横行切割松解。尾闾关微铍针快速刺过皮肤，朝下纵行切割至骶骨，进行充分的纵行、横行切割松解。每次1穴，多治疗1次，症状即有所缓解。

（2）其次在阳窍、上丹田、天突、大椎等进行治疗。

（3）任督脉其他部位也可配合运用，尤其病情较重、病程较长者。

2. 辅助治疗

（1）针灸治疗：辨证分经，循经选穴，以督脉、手足阳明经、手少阳经为主，如四白、阳白、颧髎、颊车、地仓、风池、翳风、合谷、迎香等，也可选择阳性反应点，可用针灸、火针、火罐等对头颈部、面部等部位进行治疗，病程较长者配合补气养血、滋补肝肾等穴位，针灸每天1次。病程较长者火针治疗，3天1次。局部小号闪罐，3天1次。

（2）内服中药：辨证治疗，每天1剂。

（3）推拿：对于面部、头颈部等推拿治疗。

（4）外周理疗：可用各种理疗仪器对面部、头颈部理疗。

（六）典型病例

罗某，男，42岁，2014年7月12日初诊。左侧面瘫18年。18年前体育锻炼冲凉后出现面瘫，自述当时较重，左侧完全瘫痪，吃饭困难，左耳后疼痛，用多种单方、膏药、针刺等治疗虽然有所好转，但遗留面部瘫痪。现左侧面部瘫痪，皱眉皱纹小，眼裂明显变小，上眼睑有下垂感，睁眼时尤甚，左侧鼻唇沟变浅，左脸歪斜、左侧面部麻木沉紧感。诊为面瘫后遗症。给予微铍针玉枕关切割治疗，自述左侧面部不适感明显减轻，左上眼睑已无下垂感，又给予尾闾关、上丹田、天突、大椎等微铍针治疗，并配合普通针灸治疗，自觉不适感已消失，只有左侧面部稍有歪斜。

八、面肌痉挛

（一）概述

面肌痉挛又称面肌抽搐，表现为一侧面部不自主抽搐，抽搐呈阵发性且不规则，程度不等，可因疲倦、精神紧张及自主运动而加重。起病多从眼部开始，然后涉及整个面部。本病多在中年后发生，常见于女性，属"面风""风痉""筋惕肉""中风"等范畴，为筋病。

（二）病因病机

1.精血亏虚、筋脉失养

肝主疏泄，疏泄正常则气血调畅、经络通利，若疏泄功能失常，可致肝气郁结，木气克土，肝郁脾虚，气血生化无力则血虚，或素体脾虚，或久病脾虚，气血生化无力，或肾阴不足，水不涵木致肝阴不足，或肝血不足，肝阳偏亢，侵及肝之经络可致阳亢风动，肝主藏血，在体合筋，开窍为目，若肝血虚不能养筋，则筋脉失养也可导致面肌拘急。《素问·至真要大论》："诸风掉眩，皆属于肝。"《灵枢·经脉》："肝足厥阴之脉……夹胃，属肝，络胆……连目系，上出额，与督脉会于颠。其支者，从目系下颊里，环唇内。"故可出现眶、额、面、唇等抽动。

2.风邪阻滞、壅遏筋脉

风为百病之长，善行而数变，风性善动，颠顶之上，惟风可到，体质虚弱，外感风邪，风邪循经上扰头面，阻滞经络，气血不能上达，面部筋肌气血失和，筋脉失养则致面肌痉挛。

本病的病位在肝，为精血亏虚、筋脉失养，风邪阻滞、壅遏筋脉，客于手阳明、少阳、足阳明等经，面部经脉失养，引动肝风，肝风内动所致。《灵枢·经筋》云："足之阳明，手之太阳，筋急则口目为噼。"

（三）诊断

多见于中年女性。初起多为一侧眼轮匝肌阵发性不自主的抽搐，逐渐缓慢扩展至一侧面部的其他面肌，严重者可累及同侧的颈阔肌，但额肌较少累及。抽搐的程度轻重不等，为阵发性、快速、不规律的抽搐。初起抽搐较轻，持续仅几秒，以后逐渐延长，可达数分钟或更长，而间歇时间逐渐缩短，抽搐逐渐频繁加重。严重者呈强直性，致同侧眼不能睁开，口角向同侧歪斜，无法说话，常因疲倦、精神紧张而加剧。入眠后多数抽搐停止。可伴有心烦意乱、同侧头痛、耳鸣等。各种检查多无异常。

（四）鉴别诊断

面瘫后遗症与面肌痉挛

面肌抽搐以往有明显的面瘫史，由于面瘫恢复不全发生轴索再生错乱所遗留，患侧多有不同程度的面肌无力和麻痹现象，而面肌痉挛不发作时一切正常。

（五）治疗

1. 小周天疗法

小周天疗法治疗面肌痉挛是通过调节任督二脉，进而调节经络系统，使经脉、筋脉得以调节。治疗越早效果越好。

（1）首先取玉枕关、尾闾关治疗，玉枕关微铍针快速刺过皮肤，朝内上方纵行切割至骨，进行充分的纵行、横行切割松解。尾闾关微铍针快速刺过皮肤，朝下纵行切割至骶骨，进行充分的纵行、横行切割松解，每次1穴，多数治疗1次。

（2）其次在阳窍、上丹田、天突、大椎等进行治疗。

（3）任督脉其他部位配合使用，尤其病情较重、病程较长者。

2. 辅助治疗

（1）针灸治疗：辨证分经，循经选穴，以督脉、手少阳经、太阳经、手足阳明经为主，如翳风、风池、攒竹、四白、迎香、合谷、太冲等，也可治疗阳性反应点，每天 1 次。也可局部小号闪罐，3 天 1 次。

（2）内服中药：辨证治疗，每天 1 剂。

（3）推拿：对于面部、头颈部等推拿治疗。

（六）典型病例

曹某，男，67 岁，2016 年 2 月 16 日初诊。右侧面部肌肉抽动 6 个月。患者于 6 个月前无明显诱因出现右侧面部肌肉跳动，呈阵发性，经外院针刺、膏药外敷、中成药内服，效果不显，肌肉抽动程度加重，逐渐牵及右嘴角抽动，甚则右侧面部整体抽动。现右侧面部肌肉抽动，呈阵发性，以右眼下、鼻旁最重，多在紧张和劳累后发作。诊为面肌痉挛。给予玉枕关微铍针切割松解，右面抽动次数减少、幅度减小，又给予尾闾关、大椎、中丹田、下丹田、百会、天突等切割松解治疗，配合局部推拿，嘱其绝对戒酒，治疗 11 天，面部抽动消失，2 个月后随访，无复发。

九、三叉神经痛

（一）概述

三叉神经痛是以一侧面部三叉神经分布区内反复发作的阵发性剧烈疼痛为主要表现的病证，疼痛多为闪电样、刀割样、烧灼样、顽固性、难以忍受的剧烈性疼痛。发病骤发、骤停，说话、洗脸、刷牙或微风拂面，甚至走路时都会导致阵发性时的剧烈疼痛。疼痛历时数秒或数分钟，疼痛呈周期性发作，发作间歇期同正常人一样。本病女性略多于男性，发病率可随年龄而增长，三叉神经痛多发生于中老年人，右侧多于左侧，与阳经、督脉有关。属于"面风痛""面颊痛"等范畴。

（二）病因病机

1. 外感风邪、经脉凝滞

外感风寒，风寒侵犯阳明，风阳升发，易犯头面，而寒为阴邪，其性凝滞，易伤阳气，致血脉收引，气血闭塞不通则痛；或外感风热，邪热犯胃，胃火熏蒸，产生疼痛。

2. 七情内伤、肝火上炎

多因情志不遂，肝失疏泄，气机失常，肝气郁结，郁而化火，肝火上炎，或因肾阴不足，水不涵木，阴不制阳，阴虚阳亢，肝胆之火升腾，内风上扰，肝火循胃络上扰面颊，阻遏血脉而发病。

3. 胃热上攻、清窍被扰

过食肥腻辛热之物，辛辣为热邪，热邪积于胃腑，肥腻之品郁而化热，可致胃中积热，胃热偏盛，循经上攻头面，致头面火瘀内停，发为面痛。

4. 痰瘀阻络、络脉不通

多因病程长久，脾虚运化失常，水湿内停，湿聚成痰，痰浊内盛，阻塞脉络；或久病入络入血，瘀血内阻，络脉不通，不通则痛，痰瘀互结，阻塞经脉更重，使病情缠绵难愈。

5. 劳倦内伤、经脉失养

工作疲劳，劳力过度，脾胃损伤，耗伤气血，劳心思虑过度，损伤心血，睡眠不足，暗耗心血，导致气血、阴液不足，经脉失养，不荣则痛。

本病病位在头面部三叉神经分布区域内，也是阳经循行部位，风寒入客，或外感风热，循经入里，或肝郁化火，或阳明热盛上攻，清窍被扰，或痰浊凝滞，或血瘀内阻，经脉不通，或阴虚阳亢，煎灼经络等所致。中老年多见，中老年体质虚弱，气血不足，精血亏虚，面部失荣，发为疼痛。本病涉及经脉为手、足阳明经、督脉等。《张氏医通·面痛》云："忽一日连口唇颊车发际皆痛，不能开口言语，饮食皆妨，在额与颊上常如糊，手触之即痛。此足阳明经络受风毒，传入经络，血凝滞而不行。"

（三）诊断

1. 发患者群

高发于中老年患者，女性多于男性。

2. 三叉神经痛的疼痛特点

疼痛多为撕裂性、刀割样、烧灼样疼痛，让患者痛到难以承受，而且发作前没有征兆。

3. 疼痛的部位

疼痛由面部、口腔或下颌的某一点开始扩散到三叉神经某一支或多支，以第二支、第三支发病最为常见，第一支少见。其疼痛范围绝对不超越面部中线，亦不超过三叉神经分布区域。偶尔有双侧三叉神经痛者。

4. 扳机点

扳机点亦称触发点，常位于上唇、鼻翼、齿龈、口角、舌、眉等处。轻触或刺激扳机点可使疼痛发作。

5. 诱发因素

说话、吃饭、洗脸、剃须、刷牙以及风吹等均可诱发疼痛发作，以致患者精神萎靡不振，行动谨小慎微，甚至不敢洗脸、刷牙、进食、说话。

6. 疼痛发作的频率

疼痛会反复发作，尤其是发作频繁的患者，其疼痛会持续好几个小时或者一整天，但是会自行缓解，一段时间后又会再次发作。

7. 疼痛的伴随症状

伴有汗出、流泪、瞳孔增大以及皮肤肿胀或温度升高等症状。

（四）鉴别诊断

1. 牙痛

第二、三支的三叉神经痛早期很容易被误诊为牙痛，常常多次拔牙，疼痛不得缓解，但牙科检查无病变。另外牙痛无明显的阵发性发作及触发点，且与冷热食物刺激关系较大。

2. 舌咽神经痛

疼痛特征与三叉神经痛有相似之处，都有剧烈、难以忍受的疼痛，但舌咽神经痛疼痛部位更多见于舌根、扁桃体窝和耳。

3. 颞颌关节病

疼痛位于耳前颞颌关节处并由此放射，但疼痛多较轻，颞颌关节活动范围变小，运动时有弹响声，关节囊有压痛。

（五）治疗

1. 小周天疗法

三叉神经痛辨经施治，涉及手阳明经、足阳明经等阳经，督脉为阳经之海，小周天调节诸阳经，故小周天疗法治疗三叉神经痛有一定疗效。

（1）首先选取玉枕关、尾闾关治疗，玉枕关微铍针快速刺过皮肤，朝内上方纵行切割至骨，进行充分的纵行、横行切割松解。尾闾关微铍针快速刺过皮肤，朝下纵行切割至骶骨，进行充分的纵行、横行切割松解。每次1穴，多数治疗

1 次，症状即有所缓解。

（2）其次在阳窍、上丹田、天突、大椎等进行治疗。

（3）配合运用任督其他部位，尤其病情较重、病程较长者。

2. 辅助治疗

（1）针灸治疗：辨证分经，循经选穴，多选手阳明经、足阳明经腧穴，如四白、下关、地仓、合谷、太冲、内庭、颊车等，也可治疗压痛等阳性反应点。可用针灸、浮针、火针等对面颈部、上肢、下肢等部位进行治疗，针灸每天 1 次，浮针对扳机点、病痛点进行治疗，每日 1 次，火针 3 天 1 次。

（2）内服中药：辨证治疗，可适当运用虫类通络止痛药物，每天 1 剂。

（3）推拿：对于面部、头颈部等推拿治疗。

（4）外周理疗：可用各种理疗仪器对面部、头颈部理疗。

（六）典型病例

谢某，女，68 岁，2015 年 3 月 16 日初诊。右面部三叉神经痛 5 年，加重 3 年。5 年前右面部突发三叉神经痛，北京某医院手术治疗，术中发现神经没有粘连，给予部分神经切断，症状消失，但遗留面部麻木，3 年前右面部鼻唇沟又痛，疼痛难忍，影响睡眠、饮食，给予卡马西平，效不明显，购买进口卡马西平疼痛缓解，开始用一片，逐渐加量，用到早晚各一片，才能止住。现右鼻唇沟处疼痛，局部麻木，按压压痛、扳机点不明显，右上肢手三里穴上下约长 10cm、右下肢伏兔穴上下约长 20cm、双内庭穴压痛明显，给予玉枕关微铍针松解，面痛明显减轻，依次尾闾关、阳窍、上丹田、下丹田、天突、大椎等微铍针松解，配合针灸右侧手三里、伏兔穴上下、内庭穴等，疼痛逐渐减轻，药量逐渐减少。治疗 15 天，不用服药也未出现疼痛，3 个月后随访，无复发。

十、哮喘

（一）概述

哮喘是常见的慢性疾病，分为喘证与哮证。喘证为气息急促、呼吸困难、甚至张口抬肩、不能平卧的病证，哮证为发作时喉中哮鸣有声、呼吸急促困难、喘息不能平卧的病证，常哮喘并称。多在夜间、清晨发作加剧，遇异味、寒冷等诱发，多数患者可自行缓解或经治疗缓解。

（二）病因病机

1. 外邪袭肺、肺气不宣

感受外邪以风寒之邪居多，如气温变冷，风寒束表，肺气失宣，气逆于上，或风寒缠绵日久，邪伏于里，留于肺脏而致病，或久居寒湿之地，寒湿侵袭，日久聚湿成痰，寒痰犯肺，肺气失降，或感受温热、火热之邪，热邪犯肺，灼津成痰，或感受异物、异味的刺激，导致肺气壅阻，寒凝津液为痰，或热蒸津液成痰，痰阻气道，气道不畅、肺气不宣，发为哮喘。

2. 饮食失节、痰浊内生

过食肥甘辛辣厚味，或嗜酒伤中，内蕴湿热，痰湿久蕴化热，痰热交阻，壅滞肺气则发为热哮或热喘。饮食失节，损伤脾胃，脾失健运，水湿内停，痰湿内生，上干于肺，壅阻肺气而发哮喘。或进食鱼虾蟹等，导致脾失健运，饮食不能正常转化为精微，反而变成痰浊，上干于肺。或食过咸过甜食物等，过咸伤肾，过甜伤脾，肾主水，脾主运化水湿，脾肾被伤，水湿内停，聚而成痰，痰湿上犯于肺，肺失宣降，发为哮喘。

3. 情志所伤、气郁失宣

忧思气结，肺气结不能宣发，肝气郁滞，木气克土，肝郁脾虚，脾失健运，水湿内停，聚湿成痰，痰浊上犯，肝气郁结，反克肺金，肝气上逆犯肺，肺气痹阻，不得宣降，发生哮喘。或惊恐伤肾，肾不纳气，肺气浮越，肺失宣降，发为哮喘。

4. 劳欲过久，气失所主

素体肾虚，或久病及肾，或年老肾虚，或房劳伤肾，导致肾气不足，肾为气之根，肾失摄纳，气浮于上，或肾阳衰微，不能化气行水，水凌心肺，而引起哮喘。或劳力过度，损伤脾气，脾失健运，水湿内停，聚湿成痰，痰湿上犯。或反复感冒，损伤肺气，或肺病日久，肺气耗损，肺主通调水道，肺气虚弱，气不化津，水道不通，痰饮内生，《证治心得》云："肺为气之主，而脾则肺之母也，脾肺有亏则气化不足，不足则短促而喘。"

可见哮喘病位在肺，与脾、肾、肝关系密切，为内有伏痰，遇有外感、异味、异常空气、食物等，肺气失宣，痰随气升，气因痰阻，痰气搏结，壅塞气道，肺管狭窄，通气不利，肺气升降失常，以致痰鸣吼响、气急短促。《证治汇补·哮病》："因内有壅塞之气，外有非时之感，膈有胶固之痰，三者相合，闭拒气道，搏击有声，发为哮病。"本病与手太阴肺经、足太阳膀胱经、任督经气郁滞、升降失常相关。

（三）诊断

1. 症状

发作伴有哮鸣音的呼气性呼吸困难或发作性咳嗽、胸闷，严重者被迫采取坐位或呈端坐呼吸，干咳或咳大量白色泡沫痰，甚至出现发绀等，哮喘症状可在数分钟内发作，经数小时至数天，用支气管舒张剂或自行缓解。某些患者在缓解数小时后可再次发作。夜间及凌晨发作和加重是哮喘的特征之一。

2. 体征

发作期胸部呈过度充气状态，胸廓膨隆，叩诊呈过清音、哮鸣音，呼气延长。严重哮喘发作时常有呼吸费力、大汗淋漓、发绀、胸腹反常运动、心率增快、奇脉等体征。

3. 检查

（1）血液常规可有嗜酸性粒细胞增高，并发感染者可有白细胞数增高，分类中性粒细胞比例增高。

（2）痰液检查涂片可见较多嗜酸性粒细胞。

（3）肺功能检查缓解期肺通气功能多数在正常范围，哮喘发作时，可有肺活量减少、残气量增加、功能残气量和肺总量增加，残气占肺总量百分比增高。经过治疗后可逐渐恢复。

（4）哮喘严重发作时血气分析可有缺氧，PaO_2 和 SaO_2 降低，由于过度通气可使 $PaCO_2$ 下降，pH 值上升，表现呼吸性碱中毒。如重症哮喘，病情进一步发展，气道阻塞严重，可有缺氧及二氧化碳潴留，$PaCO_2$ 上升，表现呼吸性酸中毒。如缺氧明显，可合并代谢性酸中毒。

（5）胸部 X 线检查早期在哮喘发作时可见两肺透亮度增加，呈过度充气状态；在缓解期多无明显异常。如并发呼吸道感染，可见肺纹理增加及炎症性浸润阴影。同时要注意肺不张、气胸或纵隔气肿等并发症的存在。

（四）鉴别诊断

心源性哮喘多见于老年人，原因有高血压、冠状动脉硬化、二尖瓣狭窄或慢性肾炎等，发作以夜间阵发性多见，表现为胸闷，呼吸急促而困难，有咳嗽及哮鸣音，严重者有发绀，面色灰暗，冷汗，精神紧张，与哮喘急性发作相似。患者除有哮鸣音外，常咯大量稀薄水样或泡沫状痰或粉红色泡沫痰，并有典型的肺底湿啰音，心脏向左扩大，心瓣膜杂音，心音不规律甚至有奔马律。胸部 X 片示心影可能扩大，二尖瓣狭窄的患者，左心耳经常扩大。肺部有肺水肿征象，血管阴影模糊。由于肺水肿，叶间隔变阔，叶间隔线下移至基底肺叶。

（五）治疗

1. 小周天疗法

哮喘虽然病位在肺，与脾、肾、肝关系密切，与手太阴肺经、足太阳膀胱经、督脉等经气郁滞、升降失常相关。小周天疗法治疗哮喘效果佳，无论时间长短、病情轻重皆可治疗，多可获得即时、长期的疗效，多数患者第 1 个点还在治疗中，呼吸道已感通畅，病已减轻，长期疗效肯定。小周天与脏腑关系密切，尤其是肺、肾，同时哮喘为痰浊阴邪致病，而督脉为阳经之海，能补阳气，通过气化可化痰行气，从而消除顽痰、宿痰，脏腑得到调节，恢复了督升任降的小周天循环。

（1）首先选取尾闾关、玉枕关治疗。尾闾关疗效优于玉枕关，尾闾关微铍针快速刺过皮肤，朝下纵行切割至骶骨，进行充分的纵行、横行切割松解。玉枕关微铍针快速刺过皮肤，朝内上方纵行切割至骨，进行充分的纵行、横行切割松解，每次 1 穴，多数治疗 1 次，症状即可缓解。

（2）其次在中丹田、天突、大椎、夹脊关等微铍针进行治疗。

（3）配合运用任督脉其他部位，尤其病情较重、病程较长者。

2. 辅助治疗

（1）部分病情较重者可给予抗炎、解痉、平喘等药治疗，也可外用气雾剂，症状缓解后，立即停止。

（2）内服中药：辨证治疗，每天 1 剂。

（3）针灸：病情较重者可配合运用，辨证选穴，手太阴肺经、足太阳膀胱经、任督二脉等腧穴，如中府、膻中、肺俞、定喘、风门、肾俞、脾俞、太渊等，多选针灸、火针、穴位注射等方法治疗，针灸每天 1 次。稳定期可以艾灸，以热敏灸最好，每日 1 次。火针 3 天 1 次。也可穴位注射。

（4）三伏贴、三九贴贴服治疗：辨证选穴，多选足太阳膀胱经背俞穴、任督二脉穴位，药物为温阳、化痰、涤痰、宣肺、活血药，能增强抵抗力，疗效较好，每伏、每九 1 次，3 年为 1 疗程，由于痛苦小，患者乐于接受。

（5）注意保暖，避免感冒。

（六）典型病例

王某某，女，60 岁，2015 年 4 月 17 日就诊。哮喘 45 年。45 年前 15 岁时到西安参军，受凉感冒后出现哮喘，卫生队给予对症处理后缓解，以后经常发作，10 年后转业回到当地，仍然哮喘，多年来反复发作，症状逐渐加重，曾多次治疗，无明显好转。现患者哮喘、胸闷、憋气、有哮鸣音，咳嗽，吐白痰，卧位有持续哮鸣音，伴有心悸，动则加重，易感冒，每次感冒则哮喘加重，每天用气雾剂 5~6 次，查面色晦暗，胸廓膨隆，呈桶状胸，叩诊呈过清音，X 片肺纹理增加。诊断为哮喘。给予尾闾关治疗，治疗过程中，即感觉呼吸通畅，治疗后症状明显缓解，2 诊来告气雾剂已不用，玉枕关治疗，症状又减轻，3 诊天突松解治疗，晚上哮鸣音已无，可进行正常生活，到韩国旅游 6 天，没有发作，后又夹脊关、中丹田、下丹田、大椎、阳性反应点等治疗 5 次，诸症消失，2 个月后随访，感觉良好，也未再感冒。

十一、类冠心病

（一）概述

类冠心病是指有冠心病胸闷、心悸等症状，与冠心病相似，但没有冠状动脉粥样硬化，而是由于脏腑功能失调、经脉运行失常、心脉瘀阻所致，为功能性疾病。属于"胸痹""心悸""怔忡""心痛"等范畴。

（二）病因病机

本病的发生与年老体衰，膏粱厚味，七情内伤，寒邪侵袭等因素有关，而心脉痹阻是本病的主要病机。

1. 劳欲过度、肾脾不足

多因素体肾气不足，或年老体衰，肾气亏虚，或久病及肾，肾精气不足，肾阳虚则不能温煦脾阳，而致运化无能，营血虚少，脉道不充，血液流行不畅，以致心失所养；脾失健运，水湿内停，聚湿成痰，痰浊壅塞心脉。或肾阴虚则不能滋养其他内脏之阴，阴虚火旺，热灼津液为痰，痰热上犯于心而发病。或劳力过度，劳则气耗，心气受损，运血无力，心脉瘀阻。或劳心过度，心脾受损，心脾不足，心虚心脉鼓动无力，心脉受阻；脾虚气血生化无力，气血亏虚，不能充养心脉，皆可出现胸闷、心悸等。

2. 七情所伤、气滞血瘀

七情内伤，情志郁结，肝失疏泄，导致气机不畅，气机郁滞，气为血帅，气滞则血瘀，心脉失于通畅，以致心脉痹阻。情志过极，可耗散心神，导致气血失和，血行不畅，心脉闭阻。忧思过度，耗伤心脾，心脉损伤，则脉道不利，脾气损伤，则化源不足，气血亏虚，心脉失养，水湿不化，聚湿成痰，痰浊内生，阻遏心脉。《灵枢·口问》："忧思则心系急，心系急则气道约，约则不利。"

3. 饮食失节、痰浊内阻

恣食膏粱辛辣厚味，助湿生热，热耗津液，形成痰热、痰湿，暴饮暴食，损伤脾胃，脾胃亏虚，化源不足，气血化生无力，心脉失养，脾虚失于健运，水湿内停，聚湿成痰，转化为痰浊脂液，气血往来受阻，致使气结血凝而发生胸痛。饱餐或大量饮酒，可导致胃气壅滞，升降失司，浊气上凌于心而致胸痹。

4. 寒邪凝滞、胸阳被遏

寒为阴邪，易阻遏气机，损伤阳气，寒邪侵袭，凝于胸中，胸阳失展，胸阳不振，以致心脉不通，发为胸痛。《素问·举痛论》说："经脉流行不止，环周不休。寒气入经而稽迟，泣而不行，客于脉外则血少，客于脉中则气不通，故猝然而痛。"《诸病源候论·胸痹候》："寒气客于五脏六腑，因虚而发，上冲胸间，则胸痹。"

本病以心、肾、肝、脾诸脏功能失调及气血阴阳虚衰为本，气滞、血瘀、痰浊、寒凝为标。本虚标实，心脉痹阻致成本病，而劳累、情绪激动、饱餐、饮酒、受寒则为本病之诱发因素，均可导致胸痛的发作或加重。本病经络与手少阴心经、足太阳膀胱经、任督脉等经气郁滞、升降失常相关。

（三）诊断

（1）阵发性心前区疼痛、压榨痛，硝酸甘油含化不缓解。

（2）心慌、胸闷、气急、胸部不适，也可出现心律不齐。

（3）伴有头晕、失眠、多汗。

（4）增加体力活动，症状变化不明显。

（5）血脂、心电图正常。

（四）治疗

1. 小周天疗法

小周天疗法治疗类心脏病，多可获得较好疗效。对于冠心病、肺心病等实质心脏病，也能缓解症状，有一定疗效。通过小周天的调节，胸背部经气得以畅通，脏腑功能活动得以改善，心脉顺畅。

（1）首先选取玉枕关、尾闾关、夹脊关治疗，玉枕关微铍针快速刺过皮肤，朝内上方纵行切割至骨，进行充分的纵行、横行切割松解。尾闾关微铍针快速刺过皮肤，朝下纵行切割至骶骨，进行充分的纵行、横行切割松解。夹脊关微铍针快速刺过皮肤，纵行垂直切割至骨，进行充分的纵行、横行切割松解。每次1穴，每日1次。多治疗1次，症状即可缓解。

（2）其次在天突、中丹田、大椎、下丹田等进行治疗。

（3）小周天员针疏通，尤其胸背部，5天1次。

（4）配合运用任督脉其他部位，尤其病情较重、病程较长者。

2. 辅助治疗

（1）针灸治疗：辨证选穴，多选手少阴心经、足太阳膀胱经、任督脉腧穴，如心俞、厥阴俞、膻中、神门、内关、膈俞等，也可选取阳性反应点，可用小针刀、针灸、火罐等对颈背、前胸等部位进行治疗。小针刀用于阳性反应点，5天1次，针灸、火罐每天1次。

（2）内服中药：辨证治疗，每天1剂。

（3）病情较重者可给予地西泮、谷维素等治疗。

（4）外周理疗：可用各种理疗仪器对颈背部理疗。

（5）颈部推拿，也可给予颈部、背部推拿治疗，可用各种手法。

（6）保持好睡眠，避免精神刺激。

（五）典型病例

吴某某，男，51岁，2014年8月就诊。心慌、胸闷2年，2年前发现心悸、胸闷，上午较轻，下午明显，当地医院就诊无效，曾到北京某医院就诊，心脏动脉造影检查无异常，给予药物治疗，无明显疗效。近1个月加重，现患者心悸、胸闷，上腹部不适，严重时干咳，伴失眠、多梦、烦躁、鼻痒、鼻塞、频繁喷嚏，脉搏20~25/分，心电图检查为频发室早，诊为类心脏病（早搏），给予玉枕关松解治疗，症状当即缓解，心悸、胸闷明显减轻，早搏减为 5 次／分，晚上休息很好，尾闾关、夹脊关、天突、中丹田、下丹田、督脉阳性反应点等治疗 5 次，每次都有较明显效果，心慌、胸闷消失，偶有早搏。3 个月后随访，无复发，已正常工作。

十二、慢性胃炎

（一）概述

慢性胃炎系指各种慢性胃黏膜炎性病变，是一种常见病，其发病率在各种胃病中居首位。自纤维内镜的应用对本病认识有明显提高。常见慢性浅表性胃炎、慢性糜烂性胃炎和慢性萎缩性胃炎，属于"胃脘痛""心痛""心下痛""胃痞"等范畴。

（二）病因病机

1. 外邪客胃、阻遏气机

胃部感受外邪，如寒、湿、热等外邪客于胃部，导致胃部气机阻滞，气血不通，不通则痛。其中以寒邪为主，寒属阴邪，其性凝滞收引，气候寒冷，寒邪由口吸入，或脘腹受凉，寒邪直中，内客于胃，或服苦寒药太过，或寒食伤中，致使寒凝气滞，胃气失和，胃气阻滞，不通则痛。《素问·举痛论》："寒气客于肠胃之间，膜原之下，血不得散，小络急引，故痛。"

2. 饮食失节、损伤脾胃

若饮食不节，暴饮暴食，损伤脾胃，饮食停滞，致使胃气失和，胃中气机阻滞，不通则痛；或五味过极，辛辣无度，胃中积热，阻遏气机，或恣食肥甘厚味，或饮酒如浆，则伤脾碍胃，蕴湿生热，阻滞气机，以致胃气阻滞，不通则痛，皆可导致胃痛。或过食香燥之品，耗伤胃阴，胃失滋养，不荣则痛，故《素问·痹论》曰："饮食自倍，肠胃乃伤。"《医学正传·胃脘痛》曰："更原厥初致病之由，多因纵恣口腹，喜好辛酸，恣饮热酒煎煿，复餐寒凉生冷，朝伤暮损，日积月深……故胃脘疼痛。"患病之后，饮食失调，又可使病情加重。

3. 肝气犯胃、胃失和降

七情所伤，忧思恼怒，情志不遂，肝失疏泄，气机失调，肝郁气滞，木旺克土，横逆犯胃，以致胃气失和，胃气阻滞，即可发为胃痛。肝郁日久，又可郁而化火，火热犯胃，灼伤胃络，导致肝胃郁热而痛。《杂病源流犀烛·胃病源流》："胃痛，邪干胃脘病也……唯肝气相乘为尤甚，以木性暴，且正克也。"患病之后，情志不遂，也可使病情加重。

4.脾胃虚弱、胃脉失养

若素体不足，脾胃虚弱，或劳倦过度，损伤脾气，或饮食所伤，损伤脾胃，或过服寒凉药物，寒邪直中，脾胃受损，或久病脾胃受损，气血未复，均可引起脾胃虚弱，化源不足，气血虚弱，胃脉失养，不荣则痛，中焦虚寒，血行涩滞，胃失温养，发为胃痛。或热病伤阴，胃阴不足，或胃热火郁，灼伤胃阴，或久服香燥理气之品，耗伤胃阴，胃失濡养，也可引起胃痛。肾为先天之本，阴阳之根，脾胃之阳，全赖肾阳之温煦；脾胃之阴，全赖肾阴之滋养。若肾阳不足，火不暖土，可致脾阳虚，而成脾肾阳虚，胃失温养之胃痛；若肾阴亏虚，肾水不能上济胃阴，可致胃阴虚，胃失濡养之胃痛。

5.瘀血内停、阻滞胃络

若七情所伤，肝失疏泄，气机不畅，气郁气滞，气滞则血瘀，血行瘀滞，阻滞胃络，可形成瘀血胃痛。或久痛入络，胃络瘀阻，或胃出血后，离经之血未除，以致瘀血内停，胃络阻滞不通，均可引起瘀血胃痛。若脾胃虚弱，失于健运，湿邪内生，聚湿成痰成饮，蓄留胃脘，或阴虚火旺，灼津成痰，又可致痰饮胃痛。痰瘀互结，互相影响，阻滞胃络，使疾病顽固难愈。《临证指南医案·胃脘痛》："胃痛久而屡发，必有凝痰聚瘀。"

慢性胃炎病位在胃，但与脾、肝、肾相关，为外邪、气滞、瘀血、食积、痰浊阻滞胃络，不通则痛，或气血不足、肾气亏虚，不荣于胃，胃络不通、不荣所致。与任脉、足阳明胃经、手足厥阴经、足太阳经等经脉关系密切。

（三）诊断

（1）症状：上腹部疼痛、恶心、不欲饮食、纳差、餐后饱胀、反酸、贫血、消瘦等。

（2）体征：上腹部出现不同程度的压痛。

（3）检查

①内镜：内镜下慢性胃炎分为浅表性胃炎和萎缩性胃炎。如同时存在平坦糜烂、隆起糜烂或胆汁反流，则诊断为浅表性或萎缩性胃炎伴糜烂或伴胆汁反流。病变的分布及范围：胃窦、胃体、全胃。内镜下慢性胃炎的诊断依据：浅表性胃

炎：红斑（点、片状、条状），黏膜粗糙不平，出血点、斑。萎缩性胃炎：呈颗粒状，黏膜血管显露，色泽灰暗，皱襞细小。

②X线钡餐检查：轻度慢性浅表性胃炎无阳性发现，中度以上可显示黏膜广泛增粗，胃体黏膜皱襞大于1cm，其纵行黏膜纹的排列及走向与胃体不平行，或呈迁曲交叉状，胃小区常大于3mm、形状不规则，胃小弯呈锯齿状、蠕动亢进、张力增高。萎缩性胃炎皱襞相对平坦、减少，胃窦炎时黏膜纹排列紊乱、皱襞增粗，呈钝锯齿状，胃窦部呈不规则痉挛性收缩。

（四）鉴别诊断

1. 胃癌

慢性胃炎的症状如食欲不振、上腹不适、贫血等，少数胃窦胃炎的X片征象与胃癌颇相似。但慢性胃炎的症状时轻时重，胃癌呈进行性加重，慢性胃炎一般情况好，胃癌消瘦较重，胃镜检查及活检有助于鉴别。

2. 消化性溃疡

两者均有慢性上腹痛，但消化性溃疡以上腹部规律性、周期性疼痛为主，而慢性胃炎疼痛很少有规律性并以消化不良为主。胃镜检查可确诊。

3. 慢性胆道疾病

慢性胆囊炎、胆石症常有慢性右上腹痛、腹胀、嗳气等消化不良的症状，与胃炎症状相似，但慢性胃炎部位在胃上部偏左，慢性胆道疾病胃肠检查无异常，胆囊造影及B超异常，慢性胃炎胃肠检查明显异常。

4. 功能性消化不良

功能性消化不良是指一组病因未明的、具有上腹痛、上腹胀、早饱、嗳气、食欲不振、恶心、呕吐等不适症状，经检查排除引起上述症状的器质性疾病的一组临床综合征。

（五）治疗

1. 小周天疗法

小周天疗法治疗慢性胃炎疗效肯定，无论病程长短皆可，对浅表性胃炎、萎缩性胃炎、慢性糜烂性胃炎等皆有较好疗效。萎缩性胃炎病程较长，治疗困难，可多次治疗。

（1）首先选取玉枕关、夹脊关、尾闾关治疗，玉枕关微铍针快速刺过皮肤，朝内上方纵行切割至骨，进行充分的纵行、横行切割松解。夹脊关微铍针快速刺过皮肤，纵行垂直切割至棘突，进行充分的纵行、横行切割松解。尾闾关微铍针快速刺过皮肤，朝下纵行切割至骶骨，进行充分的纵行、横行切割松解。每次1穴。多治疗1次，症状即可缓解。

（2）其次在中丹田、天突、下丹田等进行治疗。

（3）配合运用任督脉其他部位，尤其病情较重、病程较长者。

2. 辅助治疗

（1）病情较重者可给予抑制胃酸、抗菌治疗药。

（2）内服中药：辨证治疗，每天1剂。

（3）针灸推拿：病情较重者可配合针灸、浮针、推拿治疗，辨证选穴，多选任脉、足阳明胃经、手足厥阴经、足太阳经等腧穴，如足三里、内关、公孙、内庭、太冲、胃俞、脾俞等，针灸每天1次。胃寒者也可火针、艾灸治疗，火针3天1次。艾灸每天1次，以热敏灸疗效最好。浮针2天1次。推拿每天1次。也可在常用穴位埋线治疗，每次5~7穴，每月1次。

（4）少食刺激食物、刺激性药物，饮食要有规律，缓解精神紧张。

（5）虚寒性胃痛给予三伏、三九贴，每伏、每九1次，3年为1个疗程。

（六）典型病例

贺某，男，43岁，2015年2月12日就诊。患者在北京经商多年，由于压力大，生活不规律导致胃部胀满、纳差、恶心、不欲饮食、消瘦，某医院检查诊断为慢性萎缩性胃炎（胃黏膜出现肠上皮化生），口服中西药物1年，症状无明显好转，复查胃镜肠上皮化生无改善，诊断为慢性萎缩性胃炎。给予玉枕关、尾闾关治疗，术毕患者诉胃部症状改善，后又经过夹脊关，上、中丹田等穴位的微铍针松解治疗，临床症状消失，1年后复查无复发，胃镜肠上皮化生也消失。

十三、十二指肠溃疡

（一）概述

十二指肠溃疡是指上腹偏右有规律的餐前疼痛、进食后缓解的病证，为常见病、多发病，是消化性溃疡的常见类型。好发于气候变化较大的冬春两季。男性发病率明显高于女性。与胃酸分泌异常、幽门螺杆菌感染、非甾体抗炎药、生活及饮食不规律、工作及外界压力、吸烟、饮酒以及精神心理因素密切相关。十二指肠溃疡多发生在十二指肠球部，以前壁居多，其次为后壁、下壁、上壁。属于"胃脘痛""心下痛"等范畴。

（二）病因病机

1. 饮食失节、损伤脾胃

多因饮食失节，损伤脾胃，或饮食不洁，热毒侵袭，或恣食辛辣肥甘之品、喜酒嗜烟，湿热内蕴，中焦气机受阻，或服食药物、脾胃损伤，或贪食生冷，损伤胃阳，皆可导致脾胃虚弱，气血生化不足，脾胃经脉失养，而致疼痛，也可致气血、药毒、湿热蕴结，气血运行涩滞，不通则痛。

2. 情志内伤、肝郁脾虚

多因恼怒伤肝，肝失疏泄，横逆犯胃，胃失和降，可致胃痛，或气郁久而化热，肝胃郁热，阻遏气机，热灼而痛，或气滞则血行不畅，瘀血停滞，胃肠不通，瘀血内停亦可为痛。或忧思损伤心脾，导致脾虚，脾失健运，气血生化不足，胃肠经脉失养，不荣则痛。

3. 脾胃虚弱、不荣则痛

多因素体脾胃虚弱，气血不足，或劳倦过度，损伤脾胃，或失治、误治，累及脾胃，或久病损伤，脾胃虚弱，皆可致脾失健运，气血生化不足，胃肠失养，不荣则痛。中阳不足，虚寒内生，温养失职，胃肠疼痛。亦有胃火灼伤胃阴，胃阴不足，或久病肾阴不足，不能滋养胃阴，致胃阴不足，濡养不能，不荣而痛。

十二指肠溃疡病位在胃，与脾、肝、肾有关，为气滞、瘀血、痰浊阻滞胃络，不通则痛，或气血不足、肾气亏虚，不荣于胃，不荣所致。与任脉、足阳明胃经、手足厥阴经、足太阳经等经脉有关。

（三）诊断

1. 疼痛部位

十二指肠溃疡病的疼痛位于剑突和脐之间，多在上腹部，靠近中线的任何一侧，通常是右侧，范围非常局限，患者常可指出疼痛区域，直径约在2~10cm之间。偶尔疼痛在背部中线 T_7~T_{12} 之间，而上腹部疼痛极为轻微或缺如，常见于溃疡的向后穿透。个别十二指肠溃疡病患者的疼痛位于脐部以下，在右下腹部。

2. 疼痛的性质和强度

十二指肠溃疡病疼痛性质和强度变化很大，有压迫感、堵胀感、烧灼感，有时患者的感觉很难和饥饿相鉴别。无并发症的患者即使感到疼痛，往往不是剧痛，而是隐痛、钝痛。十二指肠溃疡病患者的疼痛性质和强度受患者的痛阈和对疼痛的反应性这两个因素影响，痛阈因人而异，对疼痛的反应性，不但人与人之间有很大差别，即在同一患者，不同时间亦大不相同。溃疡穿透至浆膜时，疼痛剧烈而持久。并发症的发生常常改变溃疡病疼痛的性质和强度。

3. 疼痛的节律性

十二指肠溃疡病疼痛与进食有固定关系。疼痛发生在胃处于空虚状态时，即上午 11:00、下午 16:00 左右，进餐后消失是酸被食物缓冲的结果。夜间痛在凌晨 1:00~2:00，因疼痛而醒来，稍进食物或服抗酸药即可缓解。

4. 疼痛的周期性、长期性

十二指肠溃疡病的症状逐天出现，持续数天、数周或数月而后缓解，数月至数年后又行复发，复发常在春季和晚秋，整个冬季也有可能复发。大多数患者在夏季感觉良好。本病持续时间较长，往往有数月、数年，甚至 20~30 年以上的病史。

5. 检查

（1）胃镜检查：可见溃疡表面坏死，覆盖较厚的白苔或黄白苔，周边明显充血、水肿。

（2）X 线钡餐检查：为十二指肠球部溃疡诊断的直接征象。其龛影一般较小，常为绿豆或黄豆大，直径很少超过 1cm。正面观呈圆形、椭圆形、多角形、环圈形和点线形，边缘大部光整，加压检查龛影周围有形态规则、柔顺的透明区为溃疡周围炎症、水肿造成，侧面观为突出于腔外的半圆形、乳头形及锯形龛影。

（四）鉴别诊断

1. 功能性消化不良

功能性消化不良的症状是上腹部疼痛或饱胀不适，也可有反酸，嗳气等表现，与十二指肠溃疡的胃痛、腹胀相似，但其胃痛无规律性，体检可完全正常或仅有上腹部轻度压痛，胃镜和 X 线检查正常。

2. 胃癌

胃癌临床上难以区分良性溃疡与恶性溃疡，恶性溃疡有时经治疗也可暂时愈合，故极易误诊为良性溃疡，两者鉴别主要依靠 X 线钡餐和胃镜检查，钡餐检查时，如发现龛影位于胃腔轮廓内，龛影周围黏膜强直、僵硬，向溃疡聚集的黏膜皱襞有中断现象是恶性溃疡的特点，胃镜下如溃疡直径大于 2.5cm，形态不规则，底部附以污秽苔，周边呈围堤状，僵硬，触之易出血，以及局部蠕动减弱或消失是恶性溃疡的特点，结合溃疡边缘黏膜病理组织学检查即可确诊。

（五）治疗

1. 小周天疗法

小周天疗法治疗十二指肠溃疡，调节任督二脉，通过任督二脉调节相应的经脉，疗效肯定，对于病程长短皆有较好疗效。

（1）首先选取玉枕关、夹脊关、尾闾关治疗，玉枕关微铍针快速刺过皮肤，朝内上方纵行切割至骨，进行充分的纵行、横行切割松解。夹脊关微铍针快速刺过皮肤，纵行垂直切割至棘突，进行充分的纵行、横行切割松解。尾闾关微铍针快速刺过皮肤，朝下纵行切割至骶骨，进行充分的纵行、横行切割松解。每次 1 穴。多治疗 1 次，症状即可缓解。

（2）其次在中丹田、天突、下丹田等进行治疗。

（3）配合运用任督脉其他部位，尤其病情较重、病程较长者。

2. 辅助治疗

（1）症状较重者给予抗菌、抑制胃酸治疗药。

（2）内服中药，辨证治疗，每天 1 剂。

（3）针灸推拿，辨证取穴，多选任脉、足阳明胃经、手足厥阴经、足太阳经腧穴，如足三里、内关、公孙、胃俞、脾俞、内庭、太冲等，选用针灸、浮针、推拿等治疗，针灸每天 1 次，浮针 2 天 1 次。虚寒者也可火针、艾灸治疗，火针 3 天 1 次，艾灸每天 1 次，以热敏灸最好。

也可在常用穴位埋线治疗，每次 5~7 穴，每月 1 次。

（4）虚寒性疼痛者给予三伏、三九贴，每伏、每九 1 次，3 年为 1 个疗程。

（5）戒烟酒，少食刺激食物、刺激性药物，饮食、作息要有规律，缓解精神疲劳、紧张。

（6）典型病例

王某，女，47岁，2014年3月6日初诊。上腹部疼痛3年，喜温喜按，空腹疼痛加重，经胃镜检查诊断为十二指肠球部溃疡，口服中西药物症状缓解不明显，并逐渐加重，给予微铍针松解夹脊关、玉枕关，针毕症状当即缓解，1周后复诊诉症状明显减轻，再给予微铍针松解尾闾关、中丹田、阳性反应点等，配合中脘、下脘、脾俞、肝俞、足三里埋线，共治疗5次，患者症状消失，1年后随访，无复发。

十四、溃疡性结肠炎

（一）概述

溃疡性结肠炎是一种病因尚不十分清楚的结肠和直肠慢性非特异性炎症性疾病，病变局限于大肠黏膜及黏膜下层。病变多位于乙状结肠和直肠，也可延伸至降结肠，甚至整个结肠。病程漫长，常反复发作。本病见于任何年龄，但20~30岁最多见。溃疡性结肠炎属"肠澼""下利""久泄""久痢""腹痛"等范畴。

（二）病因病机

1. 饮食失节、脾虚湿滞

饮食过量，停滞不化，伤及脾胃，或恣食膏粱厚味，辛辣肥腻，湿热内生，蕴结肠胃，或误食生冷不洁之物，导致脾胃损伤，运化失职，水谷精微不能转输吸收，停为湿滞，皆可引起泄泻。刘完素《素问玄机原病式·吐下霍乱》："然诸泻痢皆属于湿，今反言气燥者，谓湿热甚于肠胃之内，而肠胃怫热郁结，而又湿主乎痞以致气液不得宣通。"

2. 内伤七情、肝郁脾虚

七情内伤，肝失疏泄，木气克土，脾气虚弱，或本有饮食停滞，或湿邪内阻，又因情志不畅，忧思恼怒伤肝，致肝失条达，失于疏泄，横逆乘脾犯胃，脾胃不和，运化失常，水湿内停，而成泄泻。若患者情绪郁闷不解，虽无食滞或湿阻因素，亦可因遇大怒气伤或精神刺激，而发生泄泻。发病之后，遇情志刺激引发或加重。

3. 脾肾阳虚、水湿内停

素体脾虚，或饮食所伤，或劳倦内伤，或久病缠绵不愈，均可导致脾胃虚弱，脾气不足,失于健运,水湿内停,水反为湿,谷反成滞,湿滞不去,清浊不分,混杂而下,遂成泄泻。

脾虚及肾,或年老体弱,或久病之后,损伤及肾,肾阳虚衰,命门之火不足,则不能温煦脾土,形成脾肾俱虚,运化失司,水湿内停,引起泄泻。《诸病源候论·久水谷痢候》:"由脾胃大肠虚弱,风邪乘之,则泄痢。虚损不复,遂连滞涉引岁月,则为久痢也。"

本病之发生常因先天禀赋不足,或素体脾胃虚弱,或饮食不节、情志失调、感受外邪等导致脾胃、脏腑功能失常,气机紊乱,湿热内蕴,气机不利,肠络受损,久而由脾及肾,气滞血瘀,寒热错杂。病初与脾胃肠有关,后期涉及肾。故本病是以脾胃虚弱为本,以湿热蕴结、瘀血阻滞、痰湿停滞为标的本虚标实病证。经脉与任脉、足阳明胃经、足太阴脾经、足厥阴肝经、足太阳经等有关。

(三)诊断

1. 临床表现

起病缓慢,病情轻重不一。症状以腹泻为主,排出含有血、脓和黏液的粪便,常伴有阵发性结肠痉挛性疼痛,并里急后重,排便后可获缓解。轻者每日腹泻不足 5 次。重者每日腹泻在 5 次以上,为水泻或血便,腹痛较重,有发热症状。疾病日久不愈,可出现消瘦、贫血、营养障碍、衰弱等。

2. 检查

纤维结肠镜检,可看到充血、水肿的黏膜,脆而易出血。在进展性病例中可看到溃疡,周围有隆起的肉芽组织和水肿的黏膜,貌似息肉样,或可称为假息肉形成。在慢性进展性病例中直肠和乙状结肠腔明显缩小。

(四)鉴别诊断

1. 慢性菌痢

皆有脓和黏液的粪便,并里急后重,但慢性菌痢常有急性菌痢病史,粪便及结肠镜检查取黏液脓性分泌物培养痢疾杆菌的阳性率较高,抗菌药物治疗有效。

2. 阿米巴痢疾

皆有脓和黏液的粪便,并里急后重,但阿米巴痢粪便检查可找到阿米巴滋养体或包囊。结肠镜检查溃疡较深,边缘潜行,溃疡间结肠黏膜正常,于溃疡处取活检或取渗出物镜检,可发现阿米巴的包囊或滋养体。抗阿米巴治疗有效。

3. 直肠结肠癌

皆有黏液的粪便，但直肠结肠癌是发生于直肠之癌肿，行肛指检查可触及包块，纤维结肠镜取活检、X 线钡剂灌肠检查对鉴别诊断有价值。

4. 肠激惹综合征

肠激惹综合征为结肠功能紊乱所致，粪便可有大量黏液，但无脓血，常伴有神经官能症，X 线钡剂灌肠及结肠镜检查无器质性病变。

（五）治疗

1. 小周天疗法

小周天疗法对溃疡性结肠炎有一定疗效，无论时间长短、病情轻重皆可治疗，症状缓解后，要巩固治疗。

（1）首先根据病下穴下的原则，选取尾闾关治疗，尾闾关微铍针快速刺过皮肤，朝下纵行切割至骶骨，进行充分的纵行、横行切割松解。

（2）其次在玉枕关、下丹田、夹脊关、命门等进行治疗，玉枕关微铍针快速刺过皮肤，朝内上方纵行切割至骨，进行充分的纵行、横行切割松解。

（3）配合运用任督脉其他部位，尤其病情较重、病程较长者。

每日 1 次，每次 1~2 穴。

2. 辅助治疗

（1）针灸治疗：辨证选穴，多选任脉、足阳明胃经、足太阴脾经、足厥阴肝经、足太阳经等，部位以下腹部、腰骶部为主，如天枢、大肠俞、脾俞、肾俞、上巨虚、下巨虚、三阴交、足三里、太冲等，也可治疗阳性反应点，可用针灸、火针、火罐、艾灸等治疗，针灸、火罐、艾灸每天 1 次，艾灸热敏灸疗效较好。火针 3 天 1 次。也可在常用穴位羊肠线埋线治疗，每次 5~7 穴，每月 1 次。

（2）内服中药：辨证治疗，每天 1 剂。

（3）推拿：对于下腹部、腰骶部等推拿治疗。

（4）寒性疼痛者给予三伏、三九贴，每伏、每九 1 次，3 年为 1 个疗程。

（5）外周理疗：可用各种理疗仪器对下腹部、腰骶部理疗。

（6）忌寒凉食物，忌酒及辛辣食物。

（六）典型病例

杨某，男，43 岁，2013 年 11 月 14 日就诊。慢性腹泻、脓血便 5 年，伴有里急后重，外院结肠镜检查为溃疡性结肠炎，经多次中西药口服、灌肠等治疗，症状改善不明显，诊断为溃疡性结肠炎，给予微镀针松解尾闾关、夹脊关、玉枕关，临床症状明显改善，后又在上中下三丹田、命门、阳性反应点等微镀针松解治疗20余次，临床症状基本消失，半年后复查症状完全消失，结肠镜检查结肠黏膜无异常发现，1年后随访，无复发。

十五、便秘

（一）概述

便秘又称"脾约""燥结""秘结"，指由于大肠传导功能失常，排便时间延长、排便次数减少、粪便量减少、粪便干结、排便费力，常数日一行，甚至非用泻药不能排便等的病证。便秘为临床常见病证，多见于中老年人。

（二）病因病机

1. 肠胃积热、热盛便秘

素体阳盛，阳盛伤阴，或热病之后，余热留恋，阴津耗损，或肺脏燥热，下移大肠，或过食醇酒厚味，郁而化热，或过食辛辣，热邪内积，均可致肠胃积热，耗伤津液，肠道干涩失润，传导失常，粪质干燥，难于排出。如《景岳全书·秘结》曰："阳结证，必因邪火有余，以致津液干燥。"

2. 气机郁滞、气滞便秘

多由于抑郁恼怒伤肝，肝失疏泄，气机郁滞，升降失常，或忧愁思虑，脾伤气结，传导失司，或久坐少动，气机不畅，运行缓慢无力，均可导致腑气郁滞，通降失常，传导失职，糟粕内停，不得下行，或欲便不出，或出而不畅。如《金匮翼·便闭》曰："气闭者，气内滞而物不行也。"

3. 阴寒积滞、寒凝便秘

恣食生冷寒凉，寒邪凝滞胃肠，或外感寒邪，寒邪直中，留滞肠胃，或过服寒凉之品，阴寒内结，损伤阳气，均可导致阴寒内盛，损伤阳气，寒邪凝滞胃肠，导致大肠传导失常，糟粕滞留，而成冷秘。如《金匮翼·便闭》曰："冷闭者，寒冷之气横于肠胃，凝阴固结，阳气不行，津液不通。"

4. 气虚阳衰、虚损便秘

饮食劳倦，脾胃受损，化源不足，或素体虚弱，阳气不足，推动无力，或年老体弱，气虚阳衰，功能减退，或久病产后，正气未复，阳气衰少，或过食生冷，损伤阳气，导致阳气不足，或苦寒攻伐，伤阳耗气，均可导致气虚阳衰，气虚则大肠传导、推动无力，阳虚则肠道失于温煦，阴寒内结，便下无力，使排便时间延长，形成便秘。如《景岳全书·秘结》曰："凡下焦阳虚则阳气不行，阳气不行则不能传送而阴凝于下，此阳虚而阴结也。"

5. 阴亏血少、津亏便秘

素体津亏血少，肠道失润，或病后、产后，由于损伤，阴血虚少，或失血夺汗，伤津亡血，津血亏虚，或年高体弱，阴血亏虚，亦有过食辛辣燥热，损耗阴血，阴血虚少，均可导致阴亏血少，血虚则大肠不荣，阴亏则大肠干涩，肠道失润，大便干结，传导异常，便下困难，而成便秘。如《医宗必读·大便不通》说："更有老年津液干枯，妇人产后亡血，及发汗利小便，病后血气未复，皆能秘结。"

本病病位在大肠，并与脾、胃、肺、肝、肾等密切相关。脾虚传送无力，糟粕内停，致大肠传导功能失常，而成便秘；胃与肠相连，胃热炽盛，下传大肠，燔灼津液，大肠热盛，燥屎内结，可成便秘；肺与大肠相表里，肺之燥热下移大肠，则大肠传导功能失常，而成便秘；肝主疏泄气机，若肝气郁滞，则气滞不行，腑气不能畅通；肾主五液而司二便，若肾阴不足，则肠道失润，若肾阳不足则大肠失于温煦而传送无力，大便不通，均可导致便秘。各种病因病机之间常常相兼为病，或互相转化，如肠胃积热与气机郁滞可以并见，阴寒积滞与阳气虚衰可以相兼；气机郁滞日久化热，可导致热结；热结日久，耗伤阴津，又可转化成阴虚等。与足阳明胃经、手少阳三焦经、足太阳膀胱经、任脉等经脉相关，为经脉郁滞，传导失常所致。

（三）诊断

1. 症状

排便时间或周期延长，便意少，便次也少，排便艰难、费力，排便不畅；大便干结、硬便，排出无力，出而不畅，排便不净感，伴有腹痛或腹胀、纳呆、头晕、口臭、气短、心悸、失眠、烦躁、多梦、抑郁、焦虑等。

2. 病史

常与外感寒热、七情所伤、饮食失调、坐卧少动、年老体弱、脏腑失调等有关，便秘在人群中的患病率高达 27%，女性多于男性，老年多于青、壮年。辅助检查多无异常。

（四）治疗

1. 小周天疗法

小周天疗法能使督升任降，经脉畅通，气机调畅，运行正常，故治疗便秘有一定效果，尤其病程较长者。

（1）首先，选取尾闾关治疗，尾闾关微铍针快速刺过皮肤，朝下纵行切割至骶骨，进行充分的纵行、横行切割松解。

（2）其次在玉枕关、下丹田、夹脊关、命门等进行治疗，玉枕关微铍针快速刺过皮肤，朝内上方纵行切割至骨，进行充分的纵行、横行切割松解。

（3）配合运用任督脉其他部位，尤其病情较重、病程较长者。

每日1次，每次1~2穴。

2. 辅助治疗

（1）针灸治疗：辨证选穴，多取足阳明胃经、手少阳三焦经、足太阳膀胱经、任脉等腧穴，如天枢、大肠俞、上巨虚、足三里、支沟等，可用针灸等对下腹部、腰骶部等部位进行治疗，针灸每天1次。也可在常用穴位埋线治疗，每次5~7穴，每月1次。

（2）内服中药：辨证治疗，每天1剂。

（3）推拿：对于腹部、腰骶部等推拿治疗，腹部顺时针为主，帮助大肠传导。

（五）注意及预防

（1）避免进食过少或食品过于精细、缺乏残渣、对结肠运动的刺激减少的食物，多食蔬菜、水果。

（2）养成按时排便的习惯。

（3）避免滥用泻药，滥用泻药会使肠道的敏感性减弱，形成对某些泻药的依赖性，造成便秘。

（4）适当的体育锻炼。

（五）典型病例

赵某，女，35岁，2014年4月12日初诊。排便困难10余年，伴腹部胀满、面部痤疮，1周排便1次，口服中西药物可暂时缓解，但停药后症状又出现，诊断为便秘。给予微铍针松解尾闾关、夹脊关，1次即有改善，排便2~3天1次，后又松解玉枕关、中、下丹田等，并配合支沟、丰隆、大肠腧、天枢穴等埋线治疗，经过 5 次治疗，患者每天排便 1 次，恢复正常，其他症状也随之消失，半年后随访，无复发。

十六、慢性前列腺炎

（一）概述

前列腺炎包括细菌性前列腺炎和非细菌性前列腺炎两部分，以尿频、尿急、尿痛、排尿障碍等为主要症状。其中细菌性前列腺炎主要为病原体感染，以逆行感染为主，病原体主要为葡萄球菌属，常有反复的尿路感染发作病史或前列腺按摩液中持续有致病菌存在。非细菌性前列腺炎是多种复杂的原因和诱因引起的炎症、免疫、神经内分泌参与的错综的病理变化，导致以尿道刺激症状和慢性盆腔疼痛为主要临床表现，而且常合并精神心理症状的疾病，临床表现多样。慢性前列腺炎是由于前列腺炎失治误治，长时间不愈，以尿频、尿急、尿痛等长时间反复发作、缠绵难愈的病证，属于"淋浊""白浊""尿精""白淫"等病的范畴。

（二）病因病机

1. 肾气亏虚、阴虚火旺

多因素体阴虚，或性欲旺盛，过度手淫，或经常性交中断，或过多性欲思虑、紧张和焦虑，或嗜烟酒辛辣，热盛伤阴等导致肾阴亏虚，相火妄动，虚火内灼，水液不能宣通，即停滞而生水湿。《诸病源候论·诸淋候》谓："诸淋者，由肾虚膀胱热故也……肾虚则小便数，膀胱热则水下涩。数而且涩，则淋沥不宣，故谓之为淋。"《医宗必读·赤白浊》曰："心动于欲，肾伤于色……败精流溢，乃为白浊。"《素问宣明论方·水湿总论》曰："夫诸湿者，湿为土气，火热能生土湿也……湿病本不自生，因于大热怫郁，水液不能宣通，即停滞而生水湿也，凡病湿者，多自热生。"肾主水，具蒸腾气化和泌别清浊之功，阴损及阳或禀质阳虚，则湿邪易于羁留下焦，盘踞不散，残精败浊易于潴留，并与浊邪相搏，阻遏气机，脉道不利，小便不利。

2. 中气不足、水湿下注

多由素体脾胃气虚，或饮食失调，损伤脾胃，或劳倦过度，耗伤脾气，或肾虚而致脾虚，或情志所伤，肝失疏泄，肝郁脾虚，脾胃气虚，中气不足，健运失职，水湿内停，湿自内生，下留于肾，膀胱气化不利。《灵枢·口问》曰："中气不足，溲便为之变。"《灵枢·本神》曰："脾气虚则四肢不用，五脏不安，实则腹胀，经溲不利。"

3. 湿热下注、蕴结膀胱

多因外感湿热之邪，或嗜食辛辣肥甘厚味之品，脾胃内蕴湿热，或七情内伤，肝气郁结，木气克土，肝郁脾虚，失于健运，水湿内停，郁而化热，形成湿热，湿热下注、蕴结下焦，膀胱气化不利，小便淋漓不尽。朱丹溪曰："诸淋所发，皆肾虚而膀胱生热也。"

本病病位在膀胱、肾，与肝、脾相关，为湿热蕴结下焦，膀胱气化不利所致。与任脉、足太阳膀胱经等经脉相关，为经脉郁滞，运行失常所致。

（三）诊断

（1）尿频、尿急：这是最常见的前列腺炎症状，尿频，且逐渐加重，尤其是夜尿次数增多，受凉、饮酒、劳累等加重。

（2）进行性排尿障碍：前列腺炎的症状主要为起尿缓慢、排尿费力，射尿无力，尿线细小，尿流滴沥，分段排尿及排尿不尽等。

（3）盆骶疼痛：盆骶疼痛表现极其复杂，疼痛一般位于耻骨上、腰骶部及会阴部，放射痛可表现为尿道、精索、睾丸、腹股沟、腹内侧部疼痛，向腹部放射似急腹症，沿尿路放射似肾绞痛。

（4）肾功能不全症状：慢性前列腺炎患者晚期由于长期尿路阻塞而导致肾功能减退，出现食欲不振、恶心、呕吐及贫血等症状。

（5）前列腺炎可引起性欲减退和射精痛，射精过早症，并影响精液质量，在排尿后或大便时还可出现尿道口流白，合并精囊炎时可出现血精。

（6）检查：直肠指诊前列腺呈饱满、增大、质地柔软、有轻度压痛。患病时间较长的，前列腺会变小、变硬、质地不均匀，有小硬结。EPS常规检查前列腺液的白细胞数量 >10 个 / 视野，可诊为前列腺炎，特别是前列腺液中发现含有脂肪的巨噬细胞，基本可确诊前列腺炎。B超检查显示前列腺组织结构界限不清楚、紊乱，提示前列腺炎。

（四）鉴别诊断

1. 慢性尿道炎或膀胱炎

临床表现尿频、尿急与慢性前列腺炎类似，但前列腺检查无异常发现、B超检查前列腺无异常。

2. 前列腺痛

无实质性病变，表现为会阴部和耻骨上区疼痛和压痛，有排尿障碍等临床表现。前列腺触诊正常，前列腺液镜检正常，前列腺液及尿液培养无细菌，B超检查正常。

3. 前列腺增生

前列腺增生多见于 50 岁以上的中老年男性。早期表现为尿频、夜尿增多、排尿困难、尿流无力。晚期可出现严重的尿频、尿急、排尿困难，甚至点滴不通，小腹胀满，可触及充盈的膀胱。直肠指诊前列腺增大、质地较硬、表面光滑、中央沟消失。B超检查可显示增生的前列腺。

（五）治疗

1. 小周天疗法

小周天疗法治疗慢性前列腺炎有一定疗效，尤其病程较长者，对膀胱炎、前列腺增生也有效。

（1）首先，选取尾闾关治疗，尾闾关微铍针快速刺过皮肤，朝下纵行切割至骶骨，进行充分的纵行、横行切割松解。

（2）其次在玉枕关、下丹田、夹脊关、命门等进行治疗，玉枕关微铍针快速刺过皮肤，朝内上方纵行切割至骨，进行充分的纵行、横行切割松解。

（3）配合运用任督脉其他部位，尤其病情较重、病程较长者。

每日 1 次，每次 1~2 穴。

2. 辅助治疗

（1）针灸治疗：辨证选穴，主要选取任脉、足太阳膀胱经等腧穴，如中极、膀胱俞、肾俞、脾俞、三阴交、阴陵泉、太溪等，也可用针灸等对下腹部、腰骶部等部位进行治疗，针灸每天 1 次。

（2）内服中药：八正散加味治疗，每天 1 剂。

（3）推拿：对于下腹部、腰骶部等进行推拿治疗。

（4）中药坐浴治疗，坐浴可以提高局部组织温度、血管扩张、促进皮肤、皮下组织和肌肉的血液循环，提高局部组织的代谢率，使血管通透性增加，缓解痉挛和疼痛，水温 45℃为宜，每天 1 次，每次 20 分钟。

（5）常规给予抗细菌、病毒类等药物。

（6）注意阴部卫生，合理安排性生活，保持心情舒畅。

十七、阳痿

（一）概述

阳痿又称"勃起功能障碍""阴痿"，是指在有性欲要求时，阴茎不能勃起或勃起不坚，或者虽然有勃起且有一定程度的硬度，但不能保持性交的足够时间，因而妨碍性交或不能完成性交。阳痿分先天性和病理性两种，前者不多见，不易治愈；后者多见，而且治愈率高，常于早泄、遗精并见，为小周天疗法的适应证。

（二）病因病机

1.命门火衰、宗筋失养

多因先天禀赋不足，肾阳虚衰，或寒邪外侵，肾阳被遏，或大病久病损及肾阳，或房劳太过、手淫纵欲，阴损及阳，或误治过寒，凉泻太过，或年事已高，以致肾阳亏损，命门火衰，作强无能。《景岳全书·阳痿》："凡男子阳痿不起，多由命门火衰，精气虚冷。"

2.肝郁不舒、宗筋失用

多因事务繁忙，精神压抑，或忧思不解，损伤心脾，或夫妻不睦，房事失谐，或因房事突受惊吓，或初婚同房失败，信心受挫，或交媾疼痛出血，精神紧张，或因手淫而背上思想包袱，肝气抑郁，失于条达，宗筋失用。而肝主筋，阴器为宗筋之汇，不能疏通血气而畅达前阴，则宗筋所聚无能，如《景岳全书·阳痿》说："忽有惊恐，则阳道立痿，亦其验也。"《杂病源流犀烛·前阴后阴病源流》："又有失志之人，抑郁伤肝，肝木不能疏达，亦致阴痿不起。"《景岳全书·阳痿》说："凡思虑、焦劳、忧郁太过者，多致阳痿。盖阴阳总宗筋之会……若以忧思太过，损伤心脾，则病及阳明冲脉……气血亏而阳道斯不振矣。"

3.湿热下注，伤及宗筋

多因素有湿热，或过食肥甘，伤脾碍胃，生湿蕴热，或包皮过长，积垢蕴蓄，或交合不洁，湿热侵袭，伤及宗筋，或肝郁脾虚，脾失健运，水湿内停，肝郁气滞，郁而化火，水湿与火互结，形成湿热，湿热下注，热则宗筋弛纵，阳事不兴，可导致阳痿，即所谓壮火食气是也。《明医杂著·男子阴痿》："阴茎属肝之经络。盖肝者木也，如木得湛露则森立，遇酷热则萎悴。"

4.瘀阻络脉

跌仆损伤，或负重过度，或强力行房，或金刃所伤，或老年气虚血涩。阻滞络脉，宗筋失于濡养，而成阳痿。

阳痿病位在肾，并与脾、胃、肝关系密切。病因主要以房劳太过，频犯手淫为多见，并最终导致宗筋失养而弛纵，发为阳痿。病机以命门火衰较为多见，而湿热下注较少，所以《景岳全书·阳痿》说："但火衰者十居七八，而火盛者仅有之耳。"与任脉、足少阴肾经、足太阳经、足厥阴肝经等经脉相关。

（三）诊断

阳痿分为功能性或器质性，功能性阳痿往往多见青壮年，有精神心理创伤史者表现为突发、间断或境遇性阳痿，夜间或自慰时可有正常勃起，性欲、射精功能多无变化，无外伤、手术、慢性病或长期服药史。器质性阳痿主要表现为阴茎在任何情况下都不能勃起、发病多较缓，且呈进行性加重。此外，伴有相应器质性疾病的症状，如糖尿病等。

（1）成年男子性交时，阴茎不举，或举而不坚，或坚而不久，无法进行正常性生活。但须除外阴茎发育不良引起的性交不能。

（2）常有神疲乏力，腰酸膝软，畏寒肢冷，夜寐不安，精神苦闷，胆怯多疑，或小便不畅，滴沥不尽等。

（3）本病常有房劳过度、手淫频繁、久病体弱，或有消渴、惊悸、郁证等病史。

（四）治疗

1.小周天疗法

小周天疗法治疗功能性阳痿既可补肾、又可通络，疗效肯定，尤其病程较长者。器质性阳痿首先要治疗原发病，部分有一定疗效。

（1）首先选取尾闾关治疗，尾闾关微铍针快速刺过皮肤，朝下纵行切割至骶骨，进行充分的纵行、横行切割松解。

（2）其次在玉枕关、下丹田、夹脊关、命门等进行治疗，玉枕关微铍针快速刺过皮肤，朝内上方纵行切割至骨，进行充分的纵行、横行切割松解。

（3）配合运用任督脉其他部位，尤其病情较重、病程较长者。

每日1次，每次1~2穴。

2. 辅助治疗

（1）针灸治疗：辨证选穴，多选任脉、足少阴肾经、足太阳经、足厥阴肝经等腧穴，如肾俞、脾俞、三阴交、太溪、太冲等，也可用针灸等对下腹部、腰骶部等部位进行治疗，针灸每天1次。

（2）内服中药：辨证治疗，每天1剂。

（3）推拿：对于下腹部、腰骶部等推拿治疗，下腹部、腰部顺时针为主。

（4）较重者可用丙酸睾丸素、促性素、甲状腺素等药物选择性运用。

（5）注意性教育，合理安排性生活，消除紧张因素。

第九章 骨伤科

一、颈椎病

（一）概述

颈椎病又称颈椎综合征，是由于人体颈椎间盘逐渐发生退行性变、颈椎骨质增生，或正常生理曲线改变等造成颈椎管、椎间孔变形、狭窄，以致刺激、压迫颈部脊髓、神经根、交感神经、椎动脉、神经分支等而引起的一组综合征。为临床常见病、多发病，有逐渐增多的趋势，属于"痹证""痿证""头痛""眩晕""项强"等范围。

（二）病因病机

1. 内因

（1）先天畸形、易于发病：颈椎的先天畸形如颈椎隐裂、椎体融合、椎管狭窄等，使颈部代偿空间变小，代偿力降低，改变了颈椎的受力状态，加速了退变，较轻的外因即可形成椎管狭窄、棘突偏移、齿突偏移等颈椎结构的改变而影响神经、血管等出现颈椎病的症状。

（2）肝肾亏虚、筋骨衰退：先天肾气不足，或久病及肾，或年老肝肾亏虚，肝主筋，肾主骨，肝肾亏虚，筋骨失养，肾气虚，骨髓不充，则骨疲懈惰、松软无力，《素问·长刺节论》："病在骨，骨重不可举，骨髓酸痛，寒气至，名曰骨痹。"肝血虚，血不养筋，筋失所养，出现颈部筋拘急挛缩、屈伸不利、活动不灵等，《素问·痹论》："故骨痹不已，复感于邪，内舍于肾；筋痹不已，复感于邪，内舍于肝……痹在于骨则重……而不举……在于筋则屈不伸。"

（3）气血亏虚、经脉失养：气血来源于水谷精微，由脾胃化生，由于老年体虚，脾胃虚弱，化源不足，或由于肾气不足，先天不能充养后天，而至后天不足，气血亏虚，颈部失于气的护卫则受到风寒湿邪侵袭，失于温煦则发凉怕冷，失于推动则血行迟缓、涩滞，失于滋润则拘急痉挛而发为颈椎病。

（4）七情内伤、气滞血瘀：七情即喜、怒、忧、思、悲、恐、惊，是人体的七种情志活动。七情是人们对于外在各种刺激所引起的不同心理状态，外界不同的刺激因素可引起相应的情志活动。七情是人体对外界的正常反应，不会令人致病。但如果外来的精神刺激突然而持久，使情志太过，就会导致疾病的发生，出现气机逆乱，血行失常，气滞血瘀，颈部经脉不通而发为颈椎病。《中藏经·论筋痹》："由怒叫无时，行步奔急，淫邪伤肝，肝失其气，因而寒热所客，久而不去，流入筋会，则使人筋急而不能行步舒缓也。"

2. 外因

（1）外部损伤、瘀血停滞：颈椎位于头部、躯干之间，是人体脊柱活动最大部分，而且承担着头的重力，这就决定了颈椎易于损伤，形成局部瘀血停滞，只不过有的外伤较为明显，瘀血较重，当时出现颈椎疼痛、功能障碍，有的比较隐蔽，瘀血较轻，当时甚至以后很长时间内没有感觉。中、老年代偿能力降低，临床症状就会表现出来。

（2）慢性劳损、瘀血内停：长期使用高枕、低头学习、工作、上网、玩游戏、超负荷的抬挑重物、不良的活动姿势及体育锻炼姿势等使颈部的肌肉、韧带、关节过度劳累损伤，颈椎曲度发生改变，小关节退变、增生、移位等使颈椎周围神经、血管受到牵拉形成局部的瘀血内停而产生颈椎病。

（3）外邪侵袭、痹阻经脉：由于久居风寒湿地，或汗出当风，风寒侵袭，或气温骤降，不加衣被，或爱美衣领过低，颈部受凉，或空调温度过低，电扇风过大，风寒湿侵袭人体，损伤阳气，痹阻于颈部，使颈部气血不通而出现颈椎病，《素问·痹论》："风寒湿三气杂至，合而为痹也。"

外邪、外伤、慢性劳损等外部因素与七情内伤、脾胃虚弱、肝肾亏虚、精血不足等内部因素相合，导致督脉、手三阳经、足太阳经、足三阴经等空虚或瘀滞，经脉不通、失养，不通或不荣而痛。

（三）诊断

1. 颈椎病的分型

颈椎病根据病变受压组织的不同及病变部位、病变范围不同，临床症状也不相同，通常将颈椎病分为颈型、神经根型、椎动脉型、交感神经型、脊髓型颈椎病 5 种，其中以神经根型最为常见，约占颈椎病总数的 60%。

（1）颈型颈椎病

症状：颈项疼痛、强直，肩背疼痛、僵硬，颈部屈伸、旋转等活动受限，颈部活动时，躯干多同时活动，头痛、后头部麻木、头晕，少数患者出现臂、手疼痛、麻木，但咳嗽、喷嚏不重。

体征：颈部强迫体位、活动受限，病变肌肉变直、痉挛，局部压痛。

X片检查：颈椎曲度变直，小关节移位、增生，椎间隙变窄。

（2）神经根型颈椎病

症状：颈、肩、臂疼痛，程度轻重不一，轻者仅酸痛，重者可剧痛难忍，彻夜不眠，疼痛呈阵发性加剧，多伴有麻木、无力，上肢麻木，疼痛呈颈神经支配区域分布，部位固定，界限清楚。咳嗽、深呼吸、喷嚏、颈部活动时，患肢症状可诱发或加重，日久上肢肌肉出现萎缩。

体征：颈部活动受限，病变棘突旁压痛并向患肢放射，患肢有反射性压痛。椎间孔挤压试验、臂丛神经牵拉试验阳性，受累神经支配区域皮肤感觉减退、肌肉萎缩、肌力减弱。

X片检查：颈椎生理曲度变直或消失、棘突偏歪、钩椎增生、椎间孔变小、椎间隙变窄，以上X片改变可部分或同时出现。

（3）椎动脉型颈椎病

症状：眩晕呈旋转性、浮动性、一过性，有倾斜感、移动感，转动颈部诱发或加重，可伴有耳鸣、耳聋、视物模糊、记忆力减退等。猝倒前无预兆，多在行走、站立或颈部旋转屈伸时突然下肢无力而跌倒，瞬间即清醒，立即起身后活动。头痛多位于枕部、顶枕部，多为单侧，呈胀痛、跳痛，常因转头而诱发。极少部分有恶心、呕吐、上腹部不适、心悸、胸闷、多汗、尿频、尿急、声音嘶哑、吞咽困难等。

体征：椎动脉旋转扭曲试验阳性。

X线检查：可见钩椎增生、椎间孔狭窄、椎体不稳等。

（4）交感神经型颈椎病

症状：颈枕痛或偏头痛、头晕、头沉，眼胀、视物模糊、流泪、眼睑无力、视力减退，咽部不适有异物感，鼻塞、耳鸣、耳聋，舌尖麻木、牙痛、胸闷、心悸、心痛、失眠，腹泻、便秘、恶心、呕吐，哮喘，尿频、尿急、排尿困难，极少肢体麻木、遇冷加重，或呈间歇性皮肤发红、发热、肿胀，多汗或无汗。

体征：颈部可有压痛，可出现霍纳征、瞳孔缩小、眼睑下垂、眼球下陷等。

X 片检查：寰枢椎半脱位、颈椎旋转移位、骨质增生等。

（5）脊髓型颈椎病

症状：疼痛多不明显，下肢可见麻木无力、沉重、发紫、怕冷、酸胀、水肿、站立不稳、步履蹒跚、闭目行走摇摆、脚尖不能离地、颤抖，重者腰背、腹部麻木，指鼻试验、跟膝颈试验阳性，有尿急、排尿不尽、尿潴留、便秘或排便不畅。

体征：曲颈试验阳性，浅反射迟钝或消失，深反射亢进。

X 片检查：颈椎生理曲度变直或向后成角，椎间隙变窄，椎体退变增生，后纵韧带钙化，先天性椎体融合等。

CT 检查：椎体后骨刺，椎间盘向后突出、脱出，后纵韧带钙化，黄韧带钙化等。

MRI 检查：脊髓受压明显，多因骨刺、椎间盘、黄韧带肥厚引起。

临床上此 5 型可单独出现，但多数情况下是 2 种或 2 种以上的复合出现，多数症状较为典型，少数不典型，如交感神经型颈椎病可无颈部症状，只有内脏功能失调或五官症状，椎动脉型颈椎病有头部症状，临床上应仔细检查、综合考虑。

2. 颈椎病的辨证分经

颈、上肢有手三阴经、三阳经、足太阳经、督脉等循行，根据颈椎病的症状进行辨证分经，循经治疗，使治疗更有针对性。临床上颈椎病可为一经病，但多数为数经并病。

（1）督脉病：头枕部、颈部疼痛、沉紧、麻木，颈屈曲不利，头枕后部、颈后正中部有压痛。

（2）手阳明经病：颈外侧、肩、上肢前外侧、食指疼痛、麻木，颈侧屈不利，可向上肢放射，颈外侧、上肢前外侧压痛，上肢活动无力。

（3）手少经病：颈外侧疼痛、压痛，颈侧屈不利，枕部可疼痛沉重，向头侧放射，上肢外侧疼痛、麻木，可向中指、环指放射，上肢外侧中间可有压痛。

（4）手太阳经病：颈后外侧疼痛、压痛，颈屈伸、侧屈不利，上背酸楚疼痛、压痛，上臂后侧、前臂尺侧疼痛，可连及小指，头过伸则诸症加重，前臂尺侧、小指麻木、活动无力。

（5）手太阴经病：肩前内侧疼痛酸楚，上及缺盆，下向上臂内侧前缘放射，可至拇指，上臂内侧、前臂桡侧、拇指麻木、无力，肩前部压痛，颈部疼痛。

（6）手少阴经病：肩前内侧疼痛酸楚，向下放射至上臂内侧后缘、前臂内侧后缘，前臂内侧后缘、掌、小指疼痛、麻木、无力。

（7）足太阳经病：颈部酸楚疼痛，头枕部疼痛、麻木，上臂疼痛，颈屈曲不利，头、颈后两侧压痛。

（四）鉴别诊断

1. 肩周炎

颈椎病尤其是神经根型颈椎病与肩周炎皆为老年人多发，皆为外伤、劳损、受凉而发，两者都有肩、臂疼痛，有时较为相似，但颈椎病有颈痛、活动不利，疼痛至手，伴有麻木、肌肉萎缩，椎间孔挤压试验、臂丛神经牵拉试验阳性，X片检查有骨质增生、椎间孔变窄等颈椎结构改变，肩周炎疼痛部位局限，仅肩、上臂、肩关节活动受限严重，无麻木、肌肉萎缩，X片检查无改变。

2. 颈椎结核

颈椎结核与颈椎病都有颈部疼痛、压痛、活动加重，但颈椎结核有结核接触史，有颈部痉挛，多伴有低热、盗汗，X片检查有颈椎骨质破坏，结核菌培养阳性，颈椎病有外伤、劳损、受凉史，无颈部痉挛、低热、盗汗，X片检查有颈椎骨质增生、颈椎结构改变，结核菌培养阴性。

3. 肿瘤

颈部肿瘤（多为继发性，尤其是肺部肿瘤）与颈椎病都为中、老年人多发，都可出现颈背、肩臂疼痛，临床易被误诊，注意鉴别（表9-1）。

表 9-1　颈椎病与颈部肿瘤鉴别表

项目	颈椎病	颈部肿瘤
年龄	中、老年人多发	中、老年人多发
病史	起病急、病程短	起病慢、呈进行性加重
疼痛	颈、背、肩、臂疼痛，易缓解	颈、背、肩、臂疼痛，不易缓解
压痛	颈部、上背部	颈部、上背部
颈腋淋巴结	无改变	肿大
全身症状	无	消瘦、乏力等
X片检查	颈椎结构改变、骨质增生	颈椎骨质破坏

（五）治疗

1. 小周天疗法

颈椎病为督脉病变，是督脉、手三阳经、足太阳经、足三阴经等空虚或郁滞所致，小周天疗法通过调节任督二脉，进而调节手三阳经、足太阳经等治疗颈椎病，疗效肯定，无论各型、病情轻重皆可治疗，多可获得即时和长期的疗效。脊髓型颈椎病一般疗法效果较差，多需手术治疗，但小周天疗法多可获得满意疗效。

（1）首先选取玉枕关、天突、尾闾关治疗，玉枕关微铍针快速刺过皮肤，朝内上方纵行切割至骨，进行充分的纵行、横行切割松解。天突微铍针快速刺过皮肤，垂直向下纵行切割至胸骨上缘、前缘上部，进行充分的纵行、横行切割松解。尾闾关微铍针快速刺过皮肤，朝下纵行切割至骶骨，进行充分的纵行、横行切割松解。每次1穴，多数治疗1次。

（2）其次在阳窍、大椎、上丹田、下丹田、夹脊关等进行治疗。

（3）配合运用任督二脉的其他部位，尤其病情较重、病程较长者。

（4）病程较长者顺任督二脉员针接力皮下疏通。

2. 辅助治疗

（1）内服中药：辨证治疗，每天1剂。

（2）针刺：病情较重者可配合运用，辨证选穴，多选督脉、手三阳经、足太阳经、足三阴经等腧穴，可配合局部阿是穴，多用针灸、浮针、九针、小针刀、火针、火罐、推拿等疗法，针灸每天1次。艾灸每天1次，热敏灸最好。浮针2天1次。小针刀对背部、上肢等压痛点的治疗，5天1次。火针3天1次。病程较长者，可给予常用穴位埋线治疗，每次5~7穴，每月1次。

（3）疼痛症状较重者，可给予非甾体类等抗炎药，如氯诺昔康、双氯芬酸钠肠溶片、氯唑沙宗等。

（4）外周理疗，可用各种理疗仪器对外周局部理疗。

（5）颈部推拿，也可给予颈部、患侧肩、上肢推拿治疗，可用各种手法，但脊髓型颈椎病慎用颈椎旋转手法。

（6）功能锻炼，急性疼痛过后，可进行功能锻炼，功能锻炼要循序渐进，不能急于求成，正常人也可进行功能锻炼，预防颈椎病。

（7）颈部不要受凉，工作姿势、睡姿要正确。

（六）典型病例

米某，女，65岁，2015年2月18日初诊。四肢麻木、双下肢无力1个月余。患者1个月余前无明显诱因出现四肢麻木、双下肢无力，曾就诊某医院CT示："颈2-3、4-5、5-6、6-7椎间盘突出；颈椎不稳；颈椎退行性骨关节炎"，给予口服药治疗效果不佳并逐渐加重。现患者四肢麻木，以下肢为重，双下肢无力，行走困难，需躯干带动下肢，大便不利，查：颈部压痛（+），活动轻微受限，四肢麻木，双上肢桡侧及双手指尖麻木明显，以左侧麻木较著。左上肢肌力3级，右上肢肌力4级，双上肢深浅感觉减退，双下肢以膝关节以下至足背部麻木明显，以左侧麻木较著。左下肢肌力3级，右下肢肌力3级。深浅感觉减退。椎间孔挤压试验（+），双侧臂丛牵拉试验（−），双膝阵挛、踝阵挛（−）。双霍夫曼征（−）。诊断为：颈椎病（脊髓型）、颈椎间盘突出症、颈椎退行性骨关节炎。给予玉枕关、尾闾关治疗，症状明显减轻，又给予天突、大椎、上丹田、夹脊关、下丹田、督脉阳性反应点等治疗，配合针灸治疗3周，大便恢复正常，上肢麻木、无力消失，下肢肌力增强，已达5级，可以行走。

胡某，男，52岁，2015年2月18日初诊。四肢麻木、双下肢无力3年，加重并行走困难1个月。3年前无明显原因出现四肢麻木、双下肢无力，右腿抬腿困难，走路费力，曾到外地就诊为脊髓型颈椎病，建议手术治疗，患者畏惧手术，要求保守治疗，服药无效，接受射频微创治疗，症状无改善，左腿无力加重，重于右腿，1个月来病情逐渐加重，现患者四肢麻木，双下肢无力、僵硬，站立不稳，风大欲摔倒，走路缓慢困难，行走需身体左右摆动带动下肢，多次治疗无效，患者极为痛苦。查：颈椎生理曲度变直，活动轻微受限，C_{2-3}棘突旁轻压痛，四肢麻木，左手食指、中指、无名指、小指麻木明显，拇指正常，右手轻微麻木。双下肢以膝关节以下至足背部麻木明显，深浅感觉减退，走路双下肢僵硬变直，不会打弯，左腿肌力4级、右腿5级。颈椎磁共振示：颈椎生理曲度变直，C_{2-3}椎体融合可能，符合颈椎病并脊髓变形可能，诊为颈椎病（脊髓型），给予微铍针尾闾关切割松解，治疗后四肢麻木减轻，下肢较前明显有力，高兴地来回行走，又给予玉枕关、夹脊关、上丹田、中丹田、下丹田、天突、大椎、命门、督脉阳性反应点等切割松解并配合中药、针刺治疗15天，四肢麻木消失，下肢无力明显减轻，走路明显有力，半年后又住院治疗2周，病情进一步好转，虽然感觉下肢僵硬、走路费力，但可进行正常的生活、工作。

二、肩周炎

（一）概述

肩周炎全称肩关节周围炎，以肩部逐渐产生疼痛，夜间为甚，逐渐加重，肩关节功能活动受限的病证，又称"冻结肩""五十肩""肩凝症"，是发生于肩关节周围软组织的无菌性炎症。属于临床常见病、多发病。

（二）病因病机

1. 内因

（1）肝肾不足、精血亏虚：多有素体虚弱，肝肾不足，精血亏虚，或久病不愈，耗伤肝肾，或房劳过度，损伤肝肾，或七情内伤，劳伤精血，经脉失养所致。本病50岁以后多发，与年老肝肾不足，精血亏虚相吻合。

（2）气血虚弱、筋失所养：多由于年老气血不足，或久病不愈，气血两伤，或因脾气虚，化源不足，不能生化而继见血少，以致气血两虚，或因失血，气随血耗致气血两虚所致。亦有因肾气不足，先天不能滋养后天，而致后天不足，气血亏虚，气血不足，经脉失养，肩部失于气的护卫而风寒湿邪侵袭，失于温煦则发凉怕冷，失于推动则血行迟缓、涩滞，失于滋润则紧张、拘急，屈伸不利。《诸病源候论·风四肢拘挛不得屈伸候》："此由体虚腠理开，风邪在于筋故也……邪客关机，则使筋挛。邪客于足太阳之络，令人肩背拘急也。"

（3）内伤七情、气滞血瘀：情志不调，精神紧张，机体气机运行失常，肝气郁、郁滞，气滞则血瘀，稍有外因即可肩部气滞血瘀不通则产生疼痛，或胀痛，或刺痛等。

（4）饮食失节、痰湿内生：脾胃主运化水湿，过食生冷、伤食，损伤脾胃，运化失职，水湿内停，日久湿聚而为痰，形成痰湿，痰浊水湿留于肩部经络筋骨，壅滞气血，则肩部疼痛重着，湿性黏滞，故肩痛缠绵，长期不愈。

（5）少动不动、耗伤气血：《素问·宣明五气》："五劳所伤……久卧伤气，久坐伤肉。"卧和坐都是活动量小或不活动之义，长期不动或少动，就整体而言，肺活量减少，贯心脉、行气血功能减弱，就颈部来说，肩部血液运行缓慢，推动无力，久则气血运行郁滞，肌肉、经脉因郁滞而粘连，产生肩部疼痛、活动受限。

2.外因

（1）风寒湿邪的侵袭：风寒湿侵袭于肩，导致肩部筋脉挛缩，诸筋协同运动失调，筋肉间粘连，痹阻筋脉，则引起疼痛和功能障碍。

（2）外伤：肩部外伤，虽由外触，势必内伤，先及皮肉，次及筋骨，皮肉筋骨的损伤，必然导致血溢脉管之外。轻者见周围软组织肿胀、皮肤青紫、肩部疼痛、关节屈伸不利；重者造成肩关节周围韧带、肌腱的撕脱、断裂，肩部剧痛、肩关节功能活动严重受限等。

（3）慢性劳损：长年累月积劳损伤，或姿势不正，使人体持续劳累，超过了肩部皮肉筋骨的抵御能力和耐受范围，积劳成疾，肩关节周围某一筋膜被拉伤或部分断裂，其功能活动减弱或丧失，日久必然导致其他筋因代偿而慢性损伤。血从损伤的筋肉多次微量溢于脉外而又不能被消散吸收，则形成瘀血粘连。

外邪、外伤、慢性劳损等外部因素与七情内伤、脾胃虚弱、肝肾亏虚、精血不足等内部因素相合，痹阻手三阳经、手三阴经、督脉等，使经脉空虚或郁滞、郁结，导致肩部筋脉不通或失养而痛。

（三）诊断

1.西医诊断

肩周炎发病于40岁以上，50岁左右多发，女性多于男性，多为单侧发病，部分患者可为双肩，起病缓慢，部分有外伤史、劳损史、受凉史，主要症状和体征如下。

（1）疼痛：初期为轻度肩部酸楚、冷痛、酸痛，可持续痛也可间歇痛，部位局限于肩峰下，逐渐加重，部位发展成整个肩关节周围，严重者，稍一触碰或活动不慎，即疼痛难忍，故多采用防护姿势，将患侧上肢紧靠于体侧，并用健手托扶。夜间疼痛较重，或夜不成眠，或半夜疼醒，不敢卧向患侧。疼痛多遇热减轻，遇寒加重，可牵涉到颈部、肩胛部、三角肌、上臂或前臂外侧。

（2）活动受限：为肩周炎的主要特征，肩关节开始不敢活动，随着肩周粘连的加重，逐渐活动受限，主要是外展、上举、前屈、后伸、外旋、内旋等。表现为手不能插布袋、扎腰带，不能梳头、摸背、洗脸、刷牙、穿脱衣等，出现扛肩现象。

（3）压痛：多在喙突、肩峰下、大结节、小结节、结节间沟、三角肌止点等压痛，在冈下窝、肩胛骨外缘（小圆肌起点）、冈上窝等可触及硬性条索，并有明显压痛，冈下窝压痛可放射到上臂内侧及前臂背侧，患者胸外上部也可出现压痛。

（4）肩部肌肉萎缩：肩周炎晚期，因患者惧怕疼痛，患肩长期活动减少，肩部肌肉可发生不同程度的失用性萎缩，特别是肩外侧的三角肌萎缩，可使肩部失去原有的丰满外形，出现肩峰突起现象，加重了肩关节的运动障碍程度，从而产生上臂上举不利、后伸困难等症状。病愈后可恢复。

（5）全身表现：部分患者可出现心烦、失眠、心悸、眩晕、饮食不节，或冷或热等症状。

（6）肌肉受阻试验：主要发生病变的肌肉，不仅在其起止点，肌腹及肌腱衔接处有明显压痛，且其抗阻试验阳性。如内旋抗阻试验阳性是病及胸大肌、肩胛下肌，外展抗阻试验阳性是病及三角肌等。

（7）X片检查：多无异常。

2. 辨证分经

肩周炎肩部疼痛、活动受限方向多以一个方向较重，其他方向较轻，根据肩部疼痛、活动受限方向、压痛不同及四诊和参，辨证归一经或几经，以便循经选穴。

（1）手太阴经病：肩前内侧酸痛，痛引缺盆，向上肢内侧前缘放射，甚至放射至拇指，肩关节受限以后伸最明显，肩部前内侧、胸外上部、肩腋前缘压痛，为肩周炎最常见者。

（2）手阳明经病：肩峰及上臂外侧偏前疼痛，连及肘部，肩关节活动以外展、上举障碍为主。肩臂外侧压痛。

（3）手少阳经病：肩关节外侧疼痛，上连及颈项，下连及前臂甚至环指，肩关节外展受限，肩臂外侧压痛。

（4）手太阳经病：肩臂后外侧及肩胛牵掣痛，上连颈部、肩胛部，下连及肘臂后外侧及小指，肩关节活动受限以内收为主，肩胛部、肩臂后侧压痛。

部分患者，还涉及手厥阴经、手少阴经等。

（四）鉴别诊断

1. 肩部挫伤

（1）病史：肩部有明显外伤史。

（2）症状与体征：肩部疼痛肿胀轻重不一，轻者瘀肿较轻，部位小，易消散吸收而愈，重者部位较深较广，可有组织纤维的断裂。局部瘀肿，皮下青紫，肿胀、压痛等。

（3）活动范围：肩关节活动动受限多为暂时性的，个别患者组织的部分纤维断裂或并发小的撕裂或并发小的撕脱性骨折损伤，症状迁延数日或者数周。

2. 颈椎病

颈椎病多发生于 40 岁以上患者，与肩周炎都属于中老年人的常见病，多发病，好发年龄相仿，神经根型颈椎病，尤其是颈 4 以下者，可产生一侧或两侧颈、肩臂部疼痛不适。肩周炎患者，亦可影响到同侧颈、上臂、前臂等，因此，疼痛均有可能在颈肩部，两者易混淆。颈椎病（主要是神经根型）与肩周炎主要根据病史、临床症状、体征、X 片等方面进行鉴别（表 9-2）。

表 9-2　肩周炎与颈椎病的鉴别

项目	颈椎病	肩周炎
病史	颈部外伤史，反复落枕、颈部不适、疼痛	肩部外伤、受凉、肩部疼痛
症状	颈、肩臂疼痛、伴有麻木	肩臂疼痛、呈冷痛、顿疼、酸痛
活动受限	颈强直、活动不灵	肩活动受限
压痛	颈旁、肩胛骨内角	肩关节周围、喙突、大小结节、结节间沟、冈上下窝、肩峰下
体征	击顶实验（+）、臂丛神经牵拉试验（+）椎间孔挤压试验（+）	搭肩试验（+）
X 片	颈椎生理曲度变直、颈骨质增生、椎间孔变小	颈（-），肩亦无明显改变

3. 肱二头肌长头腱鞘炎

（1）病史：慢性劳损、受凉史。

（2）症状：肩关节前外侧间歇或持续性疼痛，肩关节活动后伸加重，后伸时最痛，前屈或外展 60° 出现持续性疼痛，疼痛可沿肱二头肌向下放射到肘关节，亦可牵涉肩关节周围。患肘屈曲 90° 固定于胸前的休息位，疼痛减轻。

（3）压痛；肱骨结节间沟处压痛，有时可触及变粗的肌腱，肘关节活动时，有时能触及轻微的摩擦感。

（4）肩关节活动受限：早期因疼痛使肩关节后伸、前屈、外展受限，患者常将肘关节屈曲 90°，置于胸前来减轻疼痛，晚期由于腱鞘的粘连，活动进一步受限，关节周围的肌肉有不同程度的萎缩。

（5）肱二头肌长头抗阻实验：患肘关节屈曲90°，腕关节背伸，前臂旋转后并克服医生给予的阻力，肱骨结节间沟出现疼痛则为阳性。

（6）肱二头肌长头腱断裂：是肌腱炎病理变化的又一种表现，常因轻微外力或毫无外力情况下就发生肱二头肌长头腱断裂，断裂的部位恰好在肱骨结节间沟处。当某次上臂用力时，突然感到肩关节前外侧尖锐疼痛，肿胀，皮下血斑，待肿胀消退后，上臂前方上段呈现典型空虚凹陷，下段饱满隆起，肱二头肌肌力减弱。

（7）X片：有时发现肱骨头萎缩，肩肱关节间隙变窄，钙质沉着。若作腱鞘内造影，对诊断更有帮助。

4. 肩峰下滑囊炎

（1）疼痛：开始为肩峰下局限的间歇性隐痛，疼痛较轻，渐发展成三角肌止点的持续性疼痛，三角肌主动收缩时疼痛加重，肩外展，外旋将发炎滑囊挤入狭窄的肩峰下，肱骨大结节与肩峰间摩擦而加剧疼痛，并可放射到前臂，手指及颈部，患者常取肩内收内旋位以缓解压痛。

（2）压痛：肩峰下弥漫性压痛。

（3）肿胀：因滑囊肿胀积液，肩部轮廓增大，可在三角肌前上缘鼓出圆形肿块。

（4）运动受限：开始畏痛不敢活动，但活动范围尚可，继则因滑液囊壁增厚及毗邻组织炎性变化，粘连致肩关节外展、外旋、上举不同程度受限。

（5）肌肉萎缩：晚期三角肌发生失用性萎缩，出现肩关节不丰满及无力等表现。

（五）治疗

1. 小周天疗法

小周天疗法治疗肩周炎通过调节任督二脉，疏通手三阳经、手三阴经、督脉等郁滞，对各期各型患者疗效肯定，尤其对长期缠绵难愈粘连较重患者，多可获得满意疗效。

（1）首先选取玉枕关、尾闾关治疗。玉枕关微铍针快速刺过皮肤，朝内上方纵行切割至骨，进行充分的纵行、横行切割松解，尾闾关微铍针快速刺过皮肤，朝下纵行切割至骶骨，进行充分的纵行、横行切割松解。每次1穴，多数治疗1

次，症状即可缓解。

（2）其次在中丹田、天突、大椎进行治疗。

（3）配合运用督脉其他部位，尤其病情较重者。

肩周炎病程较短，一般小周天疗法治疗次数较少。

2. 辅助治疗

（1）针刺治疗：可用小针刀、针灸针、火针、神经阻滞等。小针刀松解局部粘连，5天1次。针灸辨证分经、循经选穴，多选手三阳经、手三阴经、督脉等腧穴，如肩髎、肩髃、肩贞、合谷、手三里、后溪、阳陵泉、阴陵泉、阿是穴等，每天1次。病程较长或冷痛者艾灸，以热敏灸最好，每天1次。局部冷痛者火针治疗，3天1次。神经阻滞后肩部无痛，用于肩痛较重的治疗，或大推拿前的治疗，一般只用1次。

（2）内服中药：蠲痹汤加减，每天1剂，也可用中成药。

（3）内服西药：疼痛症状较重者，可给予非甾体类等抗炎药，如氯诺昔康、双氯芬酸钠肠溶片、氯唑沙宗等。

（4）外周理疗：可用各种理疗仪器对外周肩部理疗，每日1次。

（5）肩部推拿：可给予局部推拿治疗，可用各种手法，以舒筋活络、活血化瘀，也可神经阻滞后无痛大推拿，使肩关节各个活动方向松解到位。

（6）功能锻炼：肩周炎功能锻炼尤为重要，任何时期都要进行功能锻炼，但急性炎症期锻炼幅度要小、力量要小，功能锻炼要循序渐进、持之以恒，不能急于求成，可少量多次，恢复期可加大幅度、力量。

（7）注意不要受凉。

（六）典型病例

徐某，女，52岁，2014年4月17日初诊。右肩痛、活动受限4个月。患者5年前患左侧肩周炎，疼痛难忍、活动受限，经小针刀治疗后痊愈，患者4个月前右侧肩部又疼痛，开始症状较轻，没有在意，疼痛逐渐加重，近1个月来疼痛较重，不敢活动，活动不慎，即疼痛难忍，夜间因疼痛难以入睡，经常睡中痛醒，活动受限，严重影响工作、生活，现右肩疼痛，不敢活动，活动疼痛加剧，洗脸、梳头、穿衣、系腰带困难，查右肩前侧、前外侧、外侧压痛明显，活动明显受限，前屈90°、外展80°、后伸15°，给予小针刀治疗2次，针灸治疗5次，效果不明显，给予玉枕关微铍针治疗，疼痛明显减轻，夜间已不疼痛，又微铍针尾间关、大椎、中丹田、颈部阳性反应点等治疗，叮嘱其加强功能锻炼，效果进一步加强，局部压痛不明显，活动明显改善，后针灸治疗 5 次，疼痛消失，活动基本恢复正常。2 个月后随访，已完全康复。

三、网球肘

（一）概述

网球肘又称肱骨外上髁炎，为临床常见病，是肘关节外侧前臂伸肌起点处肌腱发炎而产生疼痛的病证。网球肘是过劳性综合征的典型例子，网球、羽毛球运动员较常见，故称"网球肘"，家庭主妇、厨师、砖瓦工、木工等长期反复用力做肘部活动者，也易患此病，属于"肘痛""痹证""伤筋"等范畴。

（二）病因病机

1. 慢性损伤、血瘀阻滞

长期劳累，慢性损伤，如网球运动员、家庭主妇、厨师、砖瓦工、木工等长期反复用力做肘部活动者，使腕伸肌的起点反复受到牵拉刺激，局部少量多次血溢脉外，瘀于经脉，气血不通，不通则痛。亦有外伤失治误治，瘀血内停，不能及时消散吸收，瘀阻于肘，发为疼痛。既病之后，遇肘部活动可使症状加重。症状缓解后，遇肘部活动等慢性损伤，也可诱发。

2. 气血不足、筋失所养

素体不足，局部发育异常，或体质虚弱，气血不足者，更多是体质较好，但局部气血不足，多由局部气血虚弱，血不荣筋，肌肉失于温煦，筋骨失于濡养，不荣则痛。

本病由于慢性损伤，迁延日久，气滞血瘀，经脉不通，不通则痛，或气血不足，经脉失养，不容则痛。经脉为手阳明大肠经病。

（三）诊断

1. 病史

多见于劳动强度强大的青壮年工人，并有肘部急性损伤或腕关节的反复屈伸劳损病史。

2. 症状

主要表现为肘关节肱骨外上髁部局限性的疼痛，持续性的酸痛，可向肩部或前臂放射，部分病例夜间疼痛明显，轻者不敢拧毛巾，不能端重物，严重者端水杯或扫地均引起疼痛。

3. 体征

肘部检查时发现肱骨外上髁、桡骨小头、环状韧带以及肱桡关节间隙处有明显的压痛，局部无明显肿胀，伸腕抗阻试验阳性。

4. X 片检查

早期多无明显异常，中期可出现肱骨外上髁密度增高，后期可见骨质吸收，甚至破坏。

（四）鉴别诊断

1. 颈椎病

网球肘与颈椎病都有上臂疼痛，向前臂放射，但颈椎病有颈肩部疼痛，颈部压痛，上臂麻木、肌肉萎缩，椎间孔挤压试验、臂丛神经牵拉试验阳性，肱骨外上髁处无压痛，网球肘疼痛虽有放射，但放射较轻，无颈肩部疼痛，无颈部压痛、上臂麻木、肌肉萎缩，椎间孔挤压试验、臂丛神经牵拉试验阴性，肱骨外上髁压痛明显。

2. 肩周炎

网球肘与肩周炎都有上臂疼痛、活动加重，但肩周炎多发于中老年人，疼痛在肩部、上臂，很少涉及前臂，肩前部压痛，肩部活动受限，愈后不复发。网球肘多发于中年人，疼痛在肘部，可上下放射，很少到肩部，肘部压痛，活动不受限，愈后易复发。

（五）治疗

小周天疗法治疗网球肘效果好，疗效肯定，尤其是缠绵难愈者，对肱骨内上髁炎等其他肘痛也有较好疗效。

（1）首先选取玉枕关、尾闾关治疗。玉枕关微铍针快速刺过皮肤，朝内上方纵行切割至骨，进行充分的纵行、横行切割松解。尾闾关微铍针快速刺过皮肤，朝下纵行切割至骶骨，进行充分的纵行、横行切割松解。每次1穴，多数治疗1次，症状即可缓解。

（2）也可在中丹田、天突、大椎进行治疗。

2. 辅助治疗

（1）针灸治疗：针灸辨证分经，循经治疗，多选用手阳明大肠经腧穴，如手三里、曲池、肘髎、阳陵泉等，每日1次，也可局部放血，3日1次。小针刀局部松解，5日1次，浮针2日1次。

（2）减少患侧肘腕部活动。

（六）典型病例

于某，男，46岁，2015年5月12日初诊。右肘外侧疼痛3年，加重半年。患者3年前无诱因即感右肘部疼痛，活动加重，给予小针刀治疗2次，症状消失，半年前又右肘外侧疼痛，于上次同一部位，逐渐加重，往上下放射，再次给予小针刀治疗3次，每次症状稍微缓解，不久又恢复疼痛，患者压力较大，现右侧肘外部疼痛，向上臂、前臂放射，局部压痛明显，颈部、肩背部无不适，给予微铍针玉枕关松解治疗，术毕肘痛消失，又在颈部微铍针治疗1次，半年后遇到患者看膝关节痛，问起肘痛，已愈。

四、腰椎间盘突出症

（一）概述

腰椎间盘突出症是因为腰椎间盘髓核、纤维环及软骨板等不同程度的退行性改变，在外力等因素的作用下，椎间盘的纤维环破裂，髓核从破裂之处突出、脱出于后方或椎管内，导致脊神经根等遭受刺激、压迫，从而产生腰部疼痛，一侧下肢或双下肢麻木、疼痛等一系列临床症状。腰椎间盘突出症以 L_{4-5}、L_5-S_1 发病率最高，约占95%。属于"腰痛""痹证"等范畴。

（二）病因病机

1. 外因

外部致病因素，是腰椎间盘突出症发生的主要原因，主要有外伤、劳损、风寒湿邪等。

（1）外伤

外伤为腰椎间盘突出症产生的最主要原因，尤其是青壮年患者。腰椎为人体负重最大的脊柱，又是用力活动最大者，活动幅度较大，易于造成外伤，腰椎间盘损伤，多为间接损伤，如扭伤、闪伤，甚至咳嗽、打喷嚏等也能引起损伤，也可见于直接损伤，如创伤、压伤等直接作用于腰部。有人统计，约半数腰椎间盘突出症与外伤有关。

腰椎间盘外伤，必引起内伤，先及皮肉，次及筋脉，皮肉筋脉的损伤，导致血溢脉管之外，形成局部气滞血瘀而产生疼痛。《杂病源流犀烛·跌仆闪挫源流》曰："跌仆闪挫，猝然身受，由外及内，气血俱伤病也。"导致腰部的疼痛、活动障碍等。影响下肢筋脉，可产生下肢后侧、外侧、臀部的疼痛，不敢活动、麻木等。

腰椎间盘外伤，如损伤部位没有影响筋脉，或治疗及时得当，离经之血，得以消散吸收，经脉畅通，气血畅达，则腰痛消失，不会产生下肢疼痛、麻木等，故有些腰椎间盘突出可没有临床症状。如失治、误治、血脉损伤，血外溢于肌肉筋脉，得不到及时消散吸收，留滞日久，郁滞不通而产生腰部疼痛，也有损失较重，经脉瘀阻，或损伤不太重，但伤及经脉较重，气血运行不通，亦可产生腰腿疼痛。

（2）慢性损伤

慢性损伤即慢性长期积累性损伤，多由于长期弯腰工作、长期坐位、床垫过软等腰部长期姿势不良所致。《素问》曰："五劳所伤……久立伤骨，久行伤筋。"久行、久立即长期慢性活动，且已积累到发病的程度。从时间讲，过长过久，从程度上说，过大过重，超过了正常活动的限度、耐受范围，椎间盘无法代偿而产生积累性损伤，故长期坐位或长期弯腰等姿势不良工作者发病率明显提高。

腰部负重、活动量又大，决定腰部易于慢性损伤，长期腰部姿势不正，或持续的劳累，超过了腰部肌肉筋骨耐受范围和抵抗能力，某一筋、肌肉被积劳损伤，功能活动减退或部分丧失，由其他筋、肌肉来代偿，造成其他筋、肌肉的负担过重，引起其他筋、肌肉的慢性损伤，如此恶性循环，导致腰部筋、肌肉积累损伤，椎间盘纤维环的损伤，引起腰椎间盘突出症而出现腰痛、活动障碍等。

（3）风寒湿邪侵袭

多由于久居风寒湿地，或汗出当风、风寒侵袭，或气温骤降、不加衣被，或爱美穿衣过短，腰部受凉，或夜卧午休，盖被不严，空调温度过低，电风扇风力过大等使风寒湿邪侵袭机体，痹阻于腰，腰腿气血不通，不通则痛，出现腰、下肢酸楚疼痛。故《素问·痹论》曰："风寒湿三气杂至，合而为痹也。"

风寒湿邪侵袭人体，因患者禀赋不同，体质差别、寒热有别，发病的季节及主气不同，腰椎间盘突出症临床表现各不相同，有的以风为主，腰腿疼痛游走不固定；有的以寒为主，疼痛剧烈，固定不移，遇寒加重，遇热减轻；有的以湿为主，腰腿疼痛困重，缠绵难愈。《素问·痹论》曰："其风气胜者为行痹，寒气盛者为痛痹，湿气盛者为著痹也。"临证中，风寒湿型可单独出现，使人致病，但多夹杂出现，或风湿并重，或寒湿并存，或以风为主，兼见寒湿，或以寒为主，兼见风湿，或以湿为主，兼见风寒等，亦有患者，素体有热，或风湿郁久化热而形成湿热，痹阻腰腿而为湿热型腰椎间盘突出症。

2. 内因

内因为腰椎间盘突出症产生的根本原因，是腰椎间盘突出症产生的基础，主要有肝肾不足、七情内伤、气血虚弱、腰部发育异常等。

（1）肝肾不足、精血亏虚

多由于先天不足、肾精亏虚，或老年肾气已虚，或劳欲过度、伤及肝肾，或先天不足、肾气不足、发育不良，或久病及肾、肾精不足所致。《素问·上古天真论》曰："女子七岁，肾气盛，齿更发长……三七，肾气平均，故真牙生而长极；四七，筋骨坚，发长极，身体盛壮……七七，任脉虚，太冲脉衰少，天癸竭，地道不通，故形坏而无子也。丈夫八岁，肾气实，发长齿更……三八，肾气平均，筋骨劲强，故真牙生而长极；四八，筋骨隆盛，肌肉满壮；五八，肾气衰，发堕齿槁……八八，肝气衰，筋不能动，天癸竭，精少，肾脏衰，形体皆极则齿发去。"可见，人体尤其是筋骨的生长、发育、衰弱都与肝肾的盛衰有着密切的关系，先天肾气不足，年老肝肾两虚，精血亏虚，肝血虚，筋不能动，肾气衰，骨愈懈惰。故《素问·脉要精微论》曰："腰者肾之府，转摇不能，肾将惫矣。"

肝主筋，筋全赖肝血的濡养，肝血虚，血不养筋，筋失所养，失于弹性、韧性，出现腰部活动不灵、屈伸不利、痿软无力等。《中藏经·论筋痹》曰："筋痹者，由怒叫无时，行步奔急，淫邪伤肝，肝失其气，因而寒热所客，久而不去，流入筋会，则使人筋急而不能行步舒缓也。"《素问·痹论篇》曰："痹……在于筋则屈不伸。"

肾主骨，骨赖肾精气充养，肾气虚，精少，骨髓不充，则骨愈懈惰，疏松无力。《素问·长刺节论》曰："病在骨，骨重不可举，骨髓酸痛，寒气至，名曰骨痹。"

肝肾不足，精血亏虚，筋骨失养，萎软无力，弹性、韧性、坚固性不足，腰椎部筋骨易于损伤而出现腰椎间盘突出。

（2）气血虚弱、筋失所养

多由于先天不足，先天不能充养而致后天不足，气血两亏，或脾胃虚弱，化源不足，不能化生而见气血虚少，或病后失养，气血亏虚，或久病虚弱，气血两虚等。腰腿失于营养滋润则痿软无力，失于护卫防御则风寒湿邪侵袭，失于温煦则发凉怕冷、腰腿冷痛，失于推动则血运行迟缓、涩滞、瘀阻，而发为腰腿部的疼痛、拒按。

（3）七情内伤、气滞血瘀

工作过度紧张，长期压力过大，或工作生活环境不和，长期郁闷不畅，或长期思虑过度，或情绪过激，恼怒过度，或受意外打击，惊恐失措，或为生活所困，忧愁过度等七情内伤，使人体气机运行紊乱，脏腑气血失调，情志疏泄失职，肝气郁结郁滞，气滞则血瘀，形成气滞血瘀证。气滞血瘀于腰腿则腰腿部胀痛、刺痛，并随情志活动的波动而病情加重，瘀血内停，新血内阻而不达，筋脉失养则腰腿麻、活动不利。

内因为腰椎间盘突出的根本，外因为其条件，外因通过内因而诱发起病，如《杂病源流犀烛·腰脐病源流》曰："腰痛，精气虚而邪客病也……则肾虚其本也，风寒湿热痰饮，气滞血瘀闪挫其标也。"经脉与督脉、足太阳膀胱经、足少阳胆经等有关。

（三）诊断

1. 西医诊断

青壮年多发，男性多于女性，常有腰部外伤史。

（1）腰痛

腰痛为腰椎间盘突出症最常见的症状，为突出椎间盘刺激外层纤维环、后纵韧带的窦椎神经所致，腰痛主要在下腰部或腰骶部，疼痛性质多为慢性钝痛，也可为急性剧痛，腰痛活动加重，休息减轻。

（2）坐骨神经痛

80% 多腰椎间盘突出症患者会出现坐骨神经痛，疼痛的性质常为麻痛、针刺样痛、烧灼样痛、刀割样痛，疼痛程度差别较大，疼痛多为一侧，极少数表现为双侧，疼痛多起于臀部，向下放射，少数可出现由下向上放射，疼痛可因咳嗽、打喷嚏、大便而加重，严重者患者采取各种体位以减轻痛苦，如屈腰、屈髋、屈膝等使椎管容积增大，坐骨神经因松弛而疼痛减轻。

高位腰椎间盘突出使 L_1、L_2、L_3 神经根受累而出现相应神经分布区腹股沟、大腿前内侧痛，下位腰椎间盘突出症由于刺激了交感神经可引起下腹部、大腿前内侧、会阴部疼痛。

（3）间歇性跛行

患者行走一定距离后感腰腿部疼痛、麻木无力加重，无法行走，取坐位或蹲位后，症状缓解或消失，可继续行走，为间歇性跛行，由于行走时椎管内受阻的静脉丛逐渐充血，加重了神经根的充血和受压程度，症状加重，坐位或蹲位容积扩大，静脉血流畅通，症状减轻，部分腰椎间盘突出症椎管狭窄可出现间歇性跛行。

（4）下肢麻木、发凉

部分腰椎间盘突出症可出现患肢麻木，且与神经分布区一致，为突出椎间盘压迫或刺激了神经根本体感觉和触觉纤维所致。也可出现患肢发凉，为突出的椎间盘组织刺激了椎旁的交感神经纤维或窦椎神经的交感神经纤维，反射性地引起了下肢血管收缩所致。

（5）下肢肌力减弱

腰椎间盘突出症压迫神经根严重或时间过久，可引起该神经根分布区域肌力减弱，甚则肌肉瘫痪等。

（6）马尾神经综合征

中央型或中央旁型腰椎间盘突出，巨大的突出物压迫平面以下马尾神经，出现马尾神经综合征，表现为肛门、尿道括约肌和性功能障碍，如会阴部麻木、便秘、排尿困难、二便失禁、阳痿等，也可见双侧严重坐骨神经痛。

（7）腰部畸形、活动受限、腰椎生理曲度变小或消失

为减轻突出髓核压迫神经，椎间隙后方张力、后韧张力增加，是突出髓核部分回纳所致。腰椎侧弯，为骶棘肌痉挛，限制腰部活动，以减轻受压迫神经根的张力所致。腰椎活动受限，各方向活动都会受到不同程度的限制。

（8）压痛

腰椎间盘突出症并发神经根炎，出现椎旁 2~3cm 处压痛，棘突间、棘突上压痛，叩击痛，并可见沿神经走行向下肢放射痛。臀部、下肢后侧、外侧、内侧也可出现压痛。

（9）步态变化

突出症状较重时可出现拘谨姿态，前倾或跛行，常以双手扶腰，需扶拐或他人扶持才可行走。

（10）下肢肌肉萎缩

突出椎间盘压迫神经根，患肢不敢用力，引起下肢不同程度的肌力减弱，肌肉萎缩，甚至踝关节、跚指失去背屈能力。

（11）神经功能障碍

感觉神经障碍可出现下肢麻木、感觉减退，为腰椎间盘突出压迫神经所致，对间盘突出定位有一定意义。运动神经障碍，可出现肌力减弱，但对定位意义不大，因肌神经受多个神经根支配。反射功能障碍，腱反射减弱或消失，如 L_{3-4} 椎间盘突出，膝反射减弱，L_5–S_1 椎间盘突出，跟腱反射减弱或消失。

（12）特殊检查

直腿抬高试验阳性，仰卧挺腹试验阳性，屈颈试验阳性，股神经牵拉试验阳性。

（13）影像学检查

X 片示腰椎生理曲度变直、侧弯、间隙变窄、双侧不等宽、椎间孔变小、骨质增生。CT 示腰椎间盘膨出、突出或脱出，神经根或硬膜囊受压、移位、腰椎管狭窄、黄韧带肥厚、侧隐窝狭窄等。MRI 示硬膜囊、脊髓、神经根受压等。

2. 辨证分经

腰椎间盘突出症症状多出现在腰部、臀部、下肢，为督脉、足三阳、足三阴的循行范围，根据症状而辨别经络分类可提高治疗效果。《灵枢·卫气》曰："能别阴阳十二经者，知病之所生。"

（1）督脉经病：腰背疼痛、僵硬、屈伸不利，腹肌紧张，腰部正中压痛等。《素问·骨空论》："督脉为病，脊强反折。"

（2）足太阳经病：腰、臀后部、患肢后侧疼痛，也可向患侧下肢、脚放射，患肢麻木无力，腰、臀后部、下肢后侧压痛，活动受限或不利，严重者不敢活动。

（3）足少阳经病：腰痛，臀部疼痛，大腿外侧中线、小腿外侧疼痛，腰部可有歪斜，活动加重，小腿外侧麻木无力，腰部、患肢外侧正中压痛。

（4）足阳明胃经病：腰痛，臀部痛，大腿外侧、小腿前外侧疼痛、麻木，腰部、臀外侧、患肢前外侧压痛，活动不灵。

（5）足少阴肾经病：腰痛，腹股沟内侧疼痛，小腿内侧后缘疼痛、麻木，腰部压痛，活动不利或受限，小腿内侧压痛。

（6）足厥阴肝经病：腰痛，活动时加重，腹股沟处疼痛，患肢内侧中线疼痛、麻木、压痛，痛重者不敢活动。

（四）鉴别诊断

1. 腰椎滑脱症

腰椎滑脱症可出现腰痛、下肢疼痛、间歇性跛行等，与腰椎间盘突出症相似，但腰椎滑脱症多发于中老年人，腰痛、腰部压痛较轻，多无放射痛，多有间歇性跛行，检查腰骶部有阶梯感，X 片示椎弓根峡部不连，椎体滑脱。腰椎间盘突出症多发于中青年人，腰痛、腰部压痛较重，多有放射痛，多无间歇性跛行，腰骶部无阶梯感，X 片示椎间隙多变窄。

2. 腰椎管狭窄

腰椎管狭窄表现为腰部不适、疼痛，下肢麻木、无力，行走加重，应与腰椎间盘突出症相鉴别。（表 9-3）

表 9-3　腰椎间盘突出症与腰椎管狭窄的鉴别

	腰椎间盘突出症	腰椎管狭窄
年龄	青壮年多发	中老年多发
起病	急	缓慢
疼痛	腰部	下腰部
疼痛程度	较重	较轻
放射痛	有，多单侧	可有，不重，可双侧
间歇性跛行	极少	常见
马尾神经压迫	极少	常见
压痛	明显	较轻
直腿抬高试验	阳性	阴性
腰后伸受限	可有	明显

	腰椎间盘突出症	腰椎管狭窄
坐、卧位时症状	缓解不明显	消失
影像学检查	神经根受压	腰椎管狭窄

3. 梨状肌综合征

梨状肌综合征有臀部、下肢放射性疼痛，应与腰椎间盘突出症相鉴别（表9-4）。

表9-4 腰椎间盘突出症与梨状肌综合征的鉴别

	腰椎间盘突出症	梨状肌综合征
腰痛	有	无
臀痛	多见	有
坐骨神经痛	有	有
腰部压痛	有	无
臀部压痛	臀中肌多见	梨状肌
直腿抬高试验	阳性	阴性
梨状肌紧张实验	阴性	阳性
梨状肌局麻后疼痛	存在	消失
仰卧挺腹实验	阳性	阴性
X 片	腰椎变直，间隙变窄	正常

4. 第三腰椎横突综合征

第三腰椎横突综合征表现为腰痛，早晨起床前尤其明显，有时可出现患侧下肢前外侧的疼痛、麻木，应与腰椎间盘突出症相鉴别（表9-5）。

表9-5 腰椎间盘突出症与第三腰椎横突综合征的鉴别

	腰椎间盘突出症	第三腰椎横突综合征
病因	外伤、劳损	劳损
疼痛	腰部，尤下腰部多见	上腰部

	腰椎间盘突出症	第三腰椎横突综合征
放射痛	下肢后外侧多见	偶见前侧、不超过膝
压痛	腰部	L_2、L_3 间隙旁 6cm 处
腿部压痛	多见	无
麻木无力	多见	无
直腿抬高试验	阳性	阴性
X 片	腰椎变直、间隙较窄	第三腰椎横突长

（五）治疗

1. 小周天疗法

腰椎间盘位于督脉循行路线上，其旁边为足太阳膀胱经，腰椎间盘突出症为督脉病变，其症状多在足太阳膀胱经、足少阳胆经循行部位，故小周天疗法治疗腰椎间盘突出症效果好，尤其病程较长者，手术后症状不缓解或复发者也有较好疗效。

（1）首先选取尾闾关、玉枕关治疗，尾闾关微铍针快速刺过皮肤，朝下纵行切割至骶骨，进行充分的纵行、横行切割松解。玉枕关微铍针快速刺过皮肤，朝内上方纵行切割至骨，进行充分的纵行、横行切割松解。每日 1 次，每次 1~2 穴。

（2）其次在下丹田、夹脊关、命门等进行治疗。

（3）督脉其他部位配合运用，尤其病情较重、病程较长者。

（4）病程较长者任督二脉员针接力皮下疏通。

2. 辅助治疗

（1）针刺治疗：可选用小针刀、九针、浮针、针灸针、火针、放血、神经阻滞等，针灸辨证选穴，循经选穴，多选足太阳膀胱经、足少阳胆经、督脉等腧穴，如肾俞、大肠俞、气海俞、环跳、阳陵泉、丘墟、申脉、昆仑、委中、阿是穴等，每天 1 次。病程较长、冷痛者艾灸，以热敏灸最好。小针刀用于压痛点等敏感点的治疗，5 天 1 次。九针尤其圆利针用于病程较长、较顽固的治疗，治疗腰椎旁的多裂肌、回旋肌、臀部筋膜等，3 天 1 次。浮针用于痛点较局限、疼痛较重的治疗，2 天 1 次。火针用于冷痛的治疗，3 天 1 次。放血用于络脉有瘀血或痛点的治疗，3 天 1 次，神经阻滞用于疼痛无法缓解的治疗，可快速止痛，缓解症状，阻断疼痛致肌肉紧张，加重疼痛的恶性循环。

可在常用穴位用羊肠线埋线治疗，每次 5~7 穴，每月 1 次。

（2）内服中药，独活寄生汤加减，每天 1 剂。

（3）内服西药，疼痛症状较重者，可给予非甾体类等抗炎药，如氯诺昔康、双氯芬酸钠肠溶片、氯唑沙宗等。

（4）外周理疗，可用适合的理疗仪器对腰腿部理疗。

（5）局部推拿，也可给予局部推拿治疗，可选用适合的手法。

（6）功能锻炼，腰椎间盘突出症疼痛不重者可进行功能锻炼，功能锻炼要循序渐进，不能急于求成。

（7）治疗期间卧床休息，睡硬板床，注意不要受凉。

（六）典型病例

陈某，男，61 岁，2014 年 10 月 17 日初诊。腰痛伴右下肢放射痛 15 天。患者于 15 天前劳累后出现腰部疼痛，伴右下肢放射痛，疼痛每于久坐后加重，卧位休息后减轻，以 L_{4-5}、L_5S_1 右侧椎旁处疼痛明显，疼痛剧烈，行针灸、推拿等治疗症状未减轻，现腰部疼痛，伴右下肢放射痛，腰部活动明显受限，疼痛较剧，呻吟不断，不能行走，不能俯卧位治疗，查 L_{4-5}、L_5S_1 右侧椎旁压痛明显，右侧神经根放射痛阳性，右侧直腿抬高试验 60°，加强试验阳性。右侧膝腱反射及跟腱反射减退。右小腿后侧及右足跟部皮肤感觉减退。双侧踝阵挛阴性，巴氏征阴性。CT：L_{4-5}、L_5S_1 间盘脱出，诊为腰椎间盘突出症，给予尾闾关治疗，症状减轻，又选择玉枕关、下丹田、夹脊关、天突、督脉阳性反应点等治疗 7 次，并配合局部针灸、独活寄生汤加味内服，2 周后疼痛消失，2 个月后随访，已从事正常工作。

王某，女，51 岁，2015 年 10 月 17 日初诊。腰部疼痛 3 年，左下肢麻木 1 个月。患者 3 年前无明显诱因出现腰部疼痛，疼痛每于久坐后加重，卧位休息后减轻，以 L_{4-5}、L_5S_1 左侧椎旁处疼痛明显，曾做推拿治疗，效果尚可，期间病情反复，1 个月前疼痛症状加重，伴左下肢麻木感，当地医院给予口服药物治疗，效果不佳，现症见腰部疼痛，伴左下肢麻木，腰部活动明显受限，行走不利，纳眠差，肛门有坠胀感，查：L_{4-5}、L_5S_1 左侧椎旁压痛明显，左臀部压痛，左下肢麻木，以左小腿外侧至左足趾麻木较著。左侧神经根放射痛阴性，左侧直腿抬高试验 70°，加强试验阳性。左侧膝腱反射及跟腱反射减退。左小腿后侧及左足跟部皮肤感觉减退，左蹬趾背伸肌力减退。CT示L_{4-5}、L_5S_1椎间盘脱出，诊为腰椎间盘突出症，给予微铍针尾闾关切割松解，腰部疼痛、左下肢麻木明显减轻，又先后给予玉枕关、夹脊关、下丹田、中丹田、天突等切割松解治疗，腰部疼痛、左下肢麻木消失，肌力恢复正常，2个月后随访，一切正常，原有肛门坠胀感也随之消失。

五、腰椎管狭窄症

（一）概述

腰椎管狭窄症，全称腰椎椎管狭窄综合征，是指各种原因引起腰椎椎管各径线缩短，压迫硬膜囊、脊髓或神经根，从而导致相应神经功能障碍的一类疾病。静止或休息时常无症状，站立、行走一段距离后出现下肢疼痛、麻木、无力等症状，蹲下或坐下休息后缓解，随病情加重，行走的距离越来越短，需休息的时间越来越长。多发于40岁以上的中老年人，属于"腰痛""痹证"范畴。

（二）病因病机

1.慢性劳损、气滞血瘀

多因长时间的一种姿势工作，造成筋脉的劳损紧张，形成慢性劳损，少量多次损伤，血溢脉外，瘀血停滞，筋膜增厚，甚至筋骨错动，经脉受阻，久而久之可发生本病。

2.外伤未复、瘀血阻滞

腰部受到比较严重的扭伤、挫伤、摔伤、撞伤，使腰部肌肉、韧带、椎体、椎间盘损伤，出现筋骨错位，血溢脉外，瘀血内停，痹阻于腰，而导致本病。

3.外邪侵袭、经脉痹阻

多因素体阳虚，阴寒内盛，不耐邪侵，或久居潮湿、寒凉之地，寒湿侵袭，或在夏天长时间的吹风扇、空调，腰部受凉，后背及腰部长时间受到风寒湿邪的侵袭，发生脉络的闭阻，造成本病。

4.肝肾亏虚、经脉失养

肝主筋，肾主骨，肝肾亏虚，肾脏亏虚，可发生肾脉失养，脉络空虚、酸软无力，肝血不足，筋失所养，或松软无力，或脆弱易损，再加上外邪的入侵易发生本病。

本病由于气血不足、肝肾亏虚、经脉失养或外邪、瘀血痹阻经脉所致。与督脉、足太阳膀胱经等经脉相关。

（三）诊断

多为中老年人，男性多于女性，多见于 L_5S_1 之间，偶尔发生于 L_{4-5}。

1. 腰痛及腰腿痛

大多数患者都有腰痛的病史，进而发展为从臀部向下肢的放射痛，站立、行走或活动后症状加重，而坐位、腰椎前屈或蹲位时症状有缓解。

2. 间歇性跛行

患者步行一段距离后，下肢出现逐渐加重的沉重、腰酸、腿痛、下肢麻木、乏力，以致被迫改变姿势或停止行走，稍弯腰休息或蹲坐数分钟后症状缓解；再走一段距离后又出现相似症状，不得不重复休息后再走，行走距离越来越短，而休息时间越来越长。对本病的诊断具有重要意义。

3. 神经体征

直腿抬高试验少数为阳性。

4. 影像检查

X 片：正位常显示腰椎轻度侧弯，关节突间关节间距离变小，有退行性改变。侧位片显示椎管中央矢状径变小，小于 15mm 就说明有狭窄的可能。脊髓造影正位片如出现有条纹状或须根状阴影，表示马尾神经根有受压现象，或全梗阻，如影柱呈节段性狭窄或中断，表示为多发性或全梗阻。

CT、MRI 检查：硬膜囊和骨性椎二者大小比例改变，硬膜囊和神经根受压，硬膜外脂肪消失或减少，关节突肥大使侧隐窝和椎管变窄，三叶状椎管，弓间韧带、后纵韧带肥厚等。

（四）鉴别诊断

1. 腰椎间盘突出症

腰椎间盘突出症腰痛或下肢疼痛，可伴有或不伴有麻木，一般不具备间歇性跛行，屈颈试验和直腿抬高试验多为阳性，如有间歇性跛行，可诊断为腰椎管狭窄，腰椎管狭窄症有间歇性跛行，屈颈试验和直腿抬高试验均为阴性。

2. 血栓闭塞性脉管炎

脉管炎缺血性跛行、疼痛、麻木、运动障碍、苍白、无脉，多为青壮年男性，行走后足及小腿疼痛，平躺及上抬下肢时加重，足背动脉搏动减弱或消失，袜套式感觉障碍，足趾变暗，影像检查腰部无异常。腰椎管狭窄症有间歇性跛行，步行距离随病程延长而逐渐缩短，可有节段性感觉障碍，但足背动脉搏动正常，足趾颜色正常，影像检查腰部异常明显。

3. 马尾部肿瘤

马尾部肿瘤早期难以鉴别，中、后期主要表现为：以持续性双下肢及膀胱、直肠症状为特点，疼痛呈持续性加剧，尤以夜间为甚，非用强效止痛剂不可入眠。腰穿多显示蛛网膜下隙梗阻、蛋白定量升高及潘氏试验阳性等，MR 检查可确诊。

（五）治疗

1. 小周天疗法

腰椎管狭窄症为督脉病变，一般病程较长，较为顽固，首选手术，但部分年龄较大、畏惧手术者可用小周天疗法治疗，疏通督脉、消除郁滞、调节足太阳膀胱经，也有较好疗效。

（1）首先，选取尾闾关、玉枕关、阳窍治疗，尾闾关微铍针快速刺过皮肤，朝下纵行切割至骶骨，进行充分的纵行、横行切割松解。玉枕关微铍针快速刺过皮肤，朝内上方纵行切割至骨，进行充分的纵行、横行切割松解。阳窍短刺、输刺，突破皮肤直至骨，纵向加压磨骨后出针。

（2）其次在下丹田、夹脊关、命门等进行治疗。

（3）督脉其他部位配合运用，尤其病情较重、病程较长者。

每日 1 次，每次 1~2 穴。

（4）任督二脉员针接力皮下疏通。

2. 辅助治疗

（1）针刺治疗：可用小针刀、九针、浮针、针灸针、火针、放血等，针灸辨证选穴，多选督脉、足太阳膀胱经等腧穴，如肾俞、大肠俞、气海俞、环跳、阳陵泉、丘墟、申脉、昆仑、委中、阿是穴等，每天 1 次。艾灸每天 1 次，以热敏灸为宜。小针刀用于压痛点的治疗，5 天 1 次。九针尤其圆利针用于病程较长、较顽固的治疗，治疗腰椎旁的多裂肌、回旋肌、臀部筋膜等，3 天 1 次。浮针用于痛点较局限、疼痛较重的治疗，2 天 1 次。火针用于冷痛的治疗，3 天 1 次。放血用于络脉有瘀血或痛点的治疗 5 天 1 次。可在常用穴位用羊肠线埋线治疗，每次 5~7 穴，每月 1 次。

（2）内服中药：独活寄生汤加减，每天 1 剂。

（3）理疗：可用各种理疗仪器对外周局部理疗。

（4）腰腿推拿：也可给予局部推拿治疗，可用各种手法。

（六）典型病例

魏某，男，59 岁，2015 年 4 月 7 日就诊。腰痛伴右下肢放射痛 6 个月，加重并间歇性跛行 10 余天。患者于 6 个月前劳累后出现腰部疼痛，伴右下肢放射痛，疼痛每于久坐后加重，卧位休息后减轻，以 L_{4-5}、L_5S_1 右侧椎旁处疼痛明显，未予治疗，10 余天前症状加重，疼痛剧烈，呈阵发性加重，每行走约 300m 即疼痛难忍，中断行走，下蹲后还可继续行走，自用膏药外敷、推拿等治疗，效果不佳。现腰部疼痛，右下肢放射痛，腰部活动明显受限，行走不利，每走约 300m 即疼痛难忍，被迫中断行走，查 L_{4-5}、L_5S_1 右侧椎旁压痛明显，右臀部、小腿后侧压痛，右侧神经根放射痛，右侧直腿抬高试验 50°，加强试验阳性。右侧膝腱反射及跟腱反射减退，右小腿后侧及右足跟部皮肤感觉减退，右踇趾背伸肌力减退。诊为腰椎间盘突出症并椎管狭窄，给予尾闾关切割松解治疗，腰腿疼痛明显减轻，又给予玉枕关、夹脊关、下丹田、中丹田、天突、命门、大椎、阳性反应点等治疗，并配合针灸，症状逐渐减轻，住院 14 天，诸症消失，2 个月后随访，无复发。

宿某，男，60 岁，2015 年 2 月 11 日初诊。左下肢间歇性跛行 2 年，加重 3 个月。多次牵引、理疗、按摩等治疗，疗效不明显，现左侧小腿每步行约 50m 就必须蹲下休息，然后才可以继续行走，患者形体较瘦、面色灰黑、脉弦紧、舌苔厚腻，核磁共振显示 L_5S_1 椎管狭窄，诊断为腰椎管狭窄症。给予微铍针松解玉枕关、夹脊关，治疗后步行 500m 没有出现下肢疼痛等症状，后又治疗尾闾关、下丹田、阳性反应点等 3 次，同时配合员针任督二脉接力疏通，可以步行约 3 公里，痊愈，半年后随访，无复发。

六、股骨头缺血性坏死

（一）概述

股骨头缺血性坏死，又名股骨头无菌性坏死，主要病变是股骨头骨骺坏死，死骨吸收后为肉芽组织所代替，最后股骨头失去其原有的密度而塌陷成扁平畸形，韧带中心之血管多呈闭锁不通的病理变化而出现的髋部及周围疼痛、僵硬、活动受限等病证，属"骨蚀""骨痿""骨痹"等范畴。

（二）病因病机

1. 内因

为发生股骨头缺血坏死症的根本原因，中医认为与肝肾不足、脾胃虚弱、气血亏虚、七情内伤、饮食失调等因素有关。

（1）精血亏虚、筋骨失养

多由于素体衰弱，气血不足，或久病不愈，或年老体衰，脾胃气虚，不能化生气血而致气血两虚，或病后失养，气血亏虚，或因失血，气随血耗致气血两虚所致，或因肾气不足，先天不能滋养后天，而致后天脾胃不足，气血亏虚。

脾胃虚弱、气虚功能不足，则化生血液不足，气血虚弱，筋肉、肌腱失于濡润、滋养则紧张拘急，髋关节疼痛、屈伸不利等，后天失养后天之本在于脾，先天之本在于肾，脾胃运化功能失调，水谷精微不生，无以濡养机体，先天肾精得不到后天水谷精微充养，则肾精不足，肾主骨生髓，肾精不足骨失所养，易发生本病，即所谓"不荣则痛"，股骨头局部气血亏虚、筋骨失养，是形成股骨头缺血性坏死的直接原因。

（2）内伤七情、气滞血瘀

或怒，或忧，或思虑过度，精神紧张等内伤七情，使人体气机运行紊乱失常，脏腑气血失调，气机郁滞，疏泄失职，肝气郁结，气为血之帅，气行则血行，气滞则血瘀，形成气滞血瘀证，髋周可见气滞血瘀疼痛，内瘀内停，新血则不达，筋脉失养而拘急，屈伸活动不利等。《中藏经·论筋痹》曰："由怒叫无时，行步奔急，淫邪伤肝，肝失其气，因而寒热所客，久而不去，流入筋会，则使人筋急而不能行步舒缓也。"

（3）过用激素、药毒所伤

筋骨相连，是肝肾之外合，肝血肾精充盈，筋骨得养则关节功能正常。过用激素，药毒内侵，肝肾脾受损，脏腑功能紊乱，导致气机升降功能失调，久之肝肾亏损，肾阳不足，脾失于温煦，气血生化无源，骨生长不得。由于阴阳互根互生，肾阳不足，阴精化生无由，致使肝肾阴精亏虚，肾精不足，骨失所养，肝血亏虚，筋失所养，故气血两虚，肝肾不足，髓海空虚，肾虚则骨枯槁而不用，久之骨质疏松形成髋部冷痛，活动不利。脾气不足，气血生化无源，肌肉挛缩，屈伸不利，久之则发生股骨头坏死。研究证实，长期大量使用激素可导致体内免疫功能低下，能引起气虚血滞，伤阴伤阳或脾肾阳虚，导致筋骨失养，发为本病或诱发本病，为形成股骨头缺血坏死症的主要原因。

（4）过度饮酒、痰湿内生

《素问·痹论》曰："此亦其食饮居处，为其病本也。"饮食是保证人体生命和健康的基本条件，饮食化生的水谷精微是化生气血，维持机体生长、发育，完成各种生理功能的物质基础，脾胃主运化水谷水湿，脾气健运则运化正常，痰湿无从产生。若过度饮酒、湿热之邪直入，或酒湿困脾，皆可损伤脾胃，导致脾胃的腐熟、运化功能失常，引起消化功能障碍，水谷水湿内停，日久湿聚为痰为饮，形成痰湿，内蓄痰湿，日久郁而化热，湿热内蕴，消灼阴津，致使骨髓失充，发为骨痿、骨蚀。酒浊水湿痹阻于髋部经络筋骨，壅滞气血，则气血不达，筋骨失养，髋部疼痛、活动不利。可见长期过度饮酒，也是形成股骨头缺血性坏死的主要原因。《脾胃论》指出："脾病则下流乘肾……则骨乏无力，是为骨蚀，令人骨髓空虚，足不能履地。"

2.外因

外因为股骨头缺血性坏死产生的重要条件，主要有风寒湿邪的侵袭、外伤、劳损等。

（1）风寒湿邪的侵袭

多由于久居风寒湿地，或汗出当风、风寒侵袭，或遇雨湿所淋，或睡卧不当，踢被当风，或气候骤变，不加衣被，或过食生冷，风寒入侵等原因使风寒湿之邪乘虚侵袭人体，痹阻于髋，气血运行不通，不通则痛，出现髋部疼痛等，如《素问·痹论》所言："风寒湿三气杂至，合而为痹也。"

（2）外伤

由于髋关节为下肢运动的枢纽，具有活动量较大，负重多的生理特点，很容易造成外伤，髋部外伤有两种：一种是直接外伤，如挫伤、创伤、压伤等直接作用于髋部，另一种是间接外伤，如闪伤、扭伤、撕裂伤等。

髋部外伤，虽由外触，势必内伤，先及皮肉、次及筋骨，皮肉筋骨的损伤，必然导致血溢脉管之外。《医宗金鉴·正骨心法要旨》曰："今之正骨科，即古跌打损伤之证也。专从血论……"轻者髋部软组织肿胀、皮肤青紫、髋部疼痛、关节屈伸不利，重者造成髋部韧带、肌腱的撕脱、断裂，髋部剧痛、瘀紫水肿，关节内积血，髋关节活动受限等。严重者不但筋肉损伤，而且还有股骨颈等部的骨折，直接导致瘀血内阻，新血则不达，而出现股骨头缺血性坏死。

（3）慢性劳损

股骨头缺血性坏死患者长期站立，负荷增加，症状明显加重，可见活动过度、慢性劳损也是股骨头缺血性坏死的主要致病原因。《素问·宣明五气》曰："五劳所伤……久立伤骨，久行伤筋。"久立、久行即长期慢性活动，从时间讲，过长过久，以程度上说，过重过大，从耐受力上论，超过了髋部的自我代偿范围，造成了髋部筋骨的损伤。

本病由于脾胃虚弱、气血不足、肝肾亏虚、精血亏损，筋骨失养、不荣则痛，或七情内伤、外伤、劳损、气滞血瘀、饮酒过度、激素药毒损伤、痰浊壅滞、外邪侵袭、痹阻经脉等原因所致，与足三阴经、足三阳经、督脉等经脉有关。

（三）诊断

1.西医诊断

（1）病史

髋部有明显外伤史，有激素类药物使用史，有长期酗酒史，有遗传、发育、代谢方面的病史。

（2）症状

疼痛：髋部周围疼痛，可为间歇性或持续性，早期疼痛开始为隐痛、钝痛、间歇痛，活动增多则疼痛加重，休息可以缓解或减轻，疼痛逐渐加重呈持续性，疼痛多为针刺样、钝痛或酸痛不适等，常向腹股沟区、大腿内侧、臀后侧、膝内侧放射，并有该区麻木感，有的膝痛为主要症状。晚期股骨头塌陷、碎裂、变形，有的可造成髋关节半脱位，此时的疼痛与髋关节活动、负重有直接关系。活动时关节内因骨性摩擦而疼痛，静止时头臼之间不发生摩擦，疼痛不明显。行走、活动疼痛加重，动则即痛，静则痛止或减轻。

压痛：腹股沟、股骨大转子上、大转子内上、大转子下局部深压痛，内收肌起止点压痛。

关节僵硬与活动受限：患髋关节屈伸不利、下蹲困难、不能久站、鸭子步，早期症状为外展、外旋活动受限明显。

跛行：为进行性短缩性跛行，由于髋痛及股骨头塌陷，或晚期出现髋关节半脱位所致，早期往往出现短缩性跛行，儿童患者则更为明显。

（3）体征

患肢外展、外旋或内旋活动受限，缩短，肌肉萎缩，可有半脱位体征。

4字实验（+）：患肢屈髋膝，与对侧大腿成"4"字，骶髋关节疼痛为（+）。

托马斯征（+）：又称髋关节屈曲挛缩试验，患者取仰卧位，充分屈曲健侧髋膝使大腿贴近腹壁，并使腰部贴于床面，若患肢自动抬高屈膝离开床面或迫使患肢与床面接触则腰部前凸时，称托马斯征阳性。

艾利斯征（+）：仰卧屈膝，两膝不等高为（+）。

（4）影像检查

X片表现：骨纹理细小或中断，股骨头囊肿、硬化、扁平或塌陷。

CT较X片可以早期发现微小的病灶，鉴别是否有骨塌陷存在及其延伸的范围，初级压力骨小梁和初级张力骨小梁的内侧部分相结合形成一个明显的骨密度增强区，在轴位像上呈现为放射状的影像，称之为星状征，是早期骨坏死的诊断依据。晚期轴位CT扫描中可见中间或边缘的、局限的、环形的密度减低区。

MRI是一种有效的非创伤性的早期诊断方法，它对骨坏死有明显的敏感性和特异性，较CT更能早期发现病变，能区分正常的、坏死的骨质和骨髓，以及修复区带，T_1和T_2坏死的骨质与骨髓有高信号强度，而关节软骨下骨质表现为黑暗的条纹，形成有波状或锯齿状图形。

2. 辨证分经

股骨头缺血性坏死症状多在髋部、臀部、大腿，为足三阳、足三阴的循行范围，根据疼痛、压痛部位等可辨别经络分类而提高治疗效果。

（1）足太阴经病：髋痛，腹股沟外侧疼痛，髋部、腹股沟外侧压痛，活动不利或受限，大腿内侧前缘压痛。

（2）足厥阴肝经病：髋痛，活动时加重，腹股沟处疼痛，患肢内侧中线疼痛、压痛，收肌结节前部压痛，痛重者不敢活动。

（3）足少阴肾经病：髋痛，腹股沟内侧疼痛，髋部压痛，活动不利或受限，大腿内侧后缘、收肌结节后部压痛。

（4）足阳明胃经病：髋痛，臀部痛，大腿前外侧、髋部、臀外侧、患肢前外侧压痛，活动不灵。

（5）足少阳经病：髋痛，臀部疼痛，大腿外侧中线大转子下疼痛，股骨大转子上、内上、下、大腿外侧压痛。

（6）足太阳经病：髋、臀后部、大腿后侧疼痛，髋、臀后部、大腿后侧压痛，活动受限或不利。

（四）鉴别诊断

1. 强直性脊柱炎

常见于20~40岁男性，起病缓慢，多见于骶髂关节和腰椎，其次为髋、膝、胸椎、颈椎。受累者大都伴有骶髂关节、腰椎的病变，多表现为不明原因的腰痛及腰部僵硬感，晨起重，活动后减轻，部分患者出现坐骨神经痛症状，以后腰腿痛逐渐向上发展，胸椎及胸肋关节出现僵硬，颈椎活动受累时，头部活动受限，整个脊柱严重僵硬，患者表现为驼背畸形。早期骶髂关节有局部压痛，血沉增快，CRP增高，HLA—B27（＋），X片股骨头囊变、整体增大、基部外孤立性骨赘，髋臼软骨下囊变、碎裂、变形骨侵蚀白。股骨头缺血性坏死有外伤、饮酒、过服激素史，各年龄段都有，表现为髋痛、髋部压痛，短缩性跛行，腰以上脊柱无症状，无变形，血沉正常，CRP正常，HLA—B27（－），X片示骨纹理细小或中断，股骨头囊肿、硬化、扁平或塌陷，股骨头塌陷、碎裂、变形。

2. 髋关节退行性骨关节病

髋关节骨关节病亦有称之为肥大性关节炎、增生性关节炎、老年性关节炎、退行性关节炎、骨关节病等，多见于50岁以上肥胖患者，髋关节骨关节病老年人多见，有劳损史，有轻度髋痛、压痛、髋活动受限，但较轻，X片示关节间隙狭窄，股骨头变扁、肥大，股骨颈变粗变短，头颈交界处有骨赘形成，股骨头缺血性坏死有外伤、饮酒、过服激素史，各年龄段都有，表现为髋痛、髋部压痛较重，短缩性跛行，X片示骨纹理细小或中断，股骨头囊肿、硬化、扁平或塌陷，股骨头塌陷、碎裂、变形。

3. 髋关节结核

髋关节结核也有髋部疼痛、活动受限、短缩性跛行，血沉增快等，与股骨头缺血性坏死相似，但髋关节结核多有结核病接触史，多见于儿童、青壮年，伴有低热、盗汗，有髋关节肿胀，晚期有髋关节处窦道，组织活检有结核杆菌，X片示股骨头骨质疏松，骨小梁变细，骨皮质变薄、晚期关节软骨面破坏，软骨下骨板完全模糊。股骨头缺血性坏死有外伤、饮酒、过服激素史，各年龄段都有，表现为髋痛、髋部压痛，短缩性跛行，血沉正常，组织活检无结核杆菌，X片示骨纹理细小或中断，股骨头囊肿、硬化、扁平或塌陷，股骨头塌陷、碎裂、变形。

4. 髋关节滑膜炎

髋关节滑膜炎发病与外伤有关，表现为髋关节的疼痛，严重时可有局部的肿胀，髋关节活动受限。核磁共振检查可提示髋关节腔内有积液，本病是与儿童股骨头坏死早期易发生混淆，应与鉴别（表 9-6）。

表 9-6　股骨头缺血性坏死与髋关节滑膜炎的鉴别

项目	股骨头缺血性坏死	髋关节滑膜炎
病史	外伤、饮酒、过服激素史	外伤、自身免疫异常
年龄	中青年、老年人均有	儿童
髋痛	有	可有
压痛	有	可有
功能活动受限	有	多无
预后	多差、致残率高	好、多能痊愈
4 字试验	+	－
托马氏征	+	－
X 线片	骨纹理细小或中断，股骨头囊肿、硬化、扁平或塌陷、碎裂、变形	骨质无异常改变

（五）治疗

1. 小周天疗法

股骨头缺血性坏死是临床难治性病证，单纯针灸疗效欠佳，小周天疗法既可补肾、化生元气，增加骨髓的精血供应，长骨生髓，又可鼓舞经气、疏通经脉，故治疗股骨头缺血性坏死有一定效果。

（1）首先选取尾闾关、玉枕关、阳窍治疗，尾闾关微铍针快速刺过皮肤，朝下纵行切割至骶骨，进行充分的纵行、横行切割松解。玉枕关微铍针快速刺过皮肤，朝内上方纵行切割至骨，进行充分的纵行、横行切割松解。阳窍短刺、输刺，突破皮肤直至骨，纵向加压磨骨后出针。

（2）其次在下丹田、夹脊关等进行治疗。

（3）任督其他部位配合运用，尤其病情较重、病程较长者。

每日 1 次，每次 1~2 穴。

2. 辅助治疗

（1）针刺治疗：可用小针刀、九针、浮针、针灸针、火针、放血等，针灸辨证选穴，多选足太阳经、足少阴经、足阳明经、足太阴经等腧穴，如秩边、环跳、承扶、风市、伏兔、血海、委中、承山、阴陵泉、足三里、丰隆、解溪、太冲、阿是穴等，每天 1 次。小针刀用于腹股沟、股骨大转子周围压痛点的治疗，5 天 1次。九针尤其圆利针用于病程较长、较顽固的治疗，治疗腰椎旁的多裂肌、回旋肌、臀部筋膜等，缓解对支配髋部腰神经的影响，3 天 1 次。浮针用于痛点较局限、疼痛较重的治疗，多用于腹股沟、股骨大转子周围压痛点，2 天 1 次。火针用于冷痛的治疗，3 天 1 次。放血用于络脉有瘀血或痛点的治疗 5 天 1 次。可在常用穴位用羊肠线埋线治疗，每次 5~7 穴，每月 1 次。

（2）内服中药：补肾、补气、活血、补血类等中药，辨证选择应用，每天 1 剂。

（3）内服西药：疼痛症状较重者，可给予非甾体类等抗炎药，如氯诺昔康、双氯芬酸钠肠溶片、氯唑沙宗等，绝对禁用糖皮质激素。

（4）外周理疗：可用各种理疗仪器对髋部理疗。

（5）局部推拿：也可给予局部推拿治疗，可用各种手法。

（6）功能锻炼：股骨头缺血性坏死各期都可进行功能锻炼，要不负重锻炼。

（7）注意事项：绝对忌酒，少负重，可以车代步，或拄拐，减少性生活，不要受凉。

（六）典型病例

吴某，男，54 岁，2014 年 9 月 17 日初诊。双髋疼痛 2 个月。患者嗜酒多年，2 个月前出现右髋不适，每天早晨下地后疼痛，活动数分钟缓解，1 天活动不受影响，对症处理后无效，且呈进行性加重，现右髋持续疼痛，每天早晨下地前需活动后才敢行走，走路跛行，左髋也开始出现疼痛，行走尚可，查右髋屈曲受限，4字试验强（＋），右腹股沟压痛，股骨大转子内上压痛，左髋 4 字试验（＋），左腹股沟压痛，CT 示：双侧股骨头形态可，囊性变，右侧较重，诊断双侧股骨头缺血性坏死，给予尾闾关、玉枕关松解治疗，症状有所缓解，嘱其戒酒，减少下肢负重，又给予夹脊关、命门、下丹田、天突等松解治疗，同时配合中药、圆利针、浮针、针灸针等，治疗 3 周，疼痛症状消失，活动范围增大，走路已恢复正常，嘱其减少负重，2 个月后随访，疼痛症状未再出现。

七、膝关节骨性关节炎

（一）概述

膝关节骨性关节炎也称膝关节骨质增生症，又叫退行性膝关节炎，是一种关节软骨面的退行性变和继发性的骨质增生而导致膝关节疼痛、活动加重等的慢性膝关节疾病，属于"痹证""老寒腿"等范畴，为中老年人常见病、多发病。

（二）病因病机

1. 内因

内因为发生膝关节骨性关节炎的根本原因，与肝肾不足、气血亏虚、七情内伤、饮食失调、形体肥胖等因素有关。

（1）肝肾不足、精血亏虚

多由于年幼、肾气未充、年老肾气已虚，或先天不足、肾气亏虚，或久病及肾、肾精不足而致。肝肾亏虚，精血不足，筋骨失于充养，筋脉肌肉松弛，骨质疏松，血液循环、新陈代谢浊气蓄积，因虚致瘀，痹阻于膝部经脉、筋骨，出现疼痛、拘挛、屈伸不利等。

（2）气血虚弱、筋失所养

多由于年老体衰，或素体衰弱，气血不足，或久病不愈，气血两伤，或脾气虚，不能化生而继见血少，以致气血两虚，或病后失养，气血亏虚，或因失血，气随血耗致气血两虚所致，亦有因肾气不足，先天不能滋养后天，而致后天不足，气血亏虚。气虚功能不足，则化生血液不足，血虚不能载气，气得不到水谷精微的持续补充而致血虚，最终形成气血两虚，膝部失于防御则风寒湿邪侵袭，失于温煦则发冷肢凉，失于推动则血行迟缓、涩滞，甚至瘀滞疼痛，气血虚弱，筋肉、肌腱失于濡润、滋养则紧张拘急，膝关节屈伸不利等。

（3）内伤七情、气滞血瘀

情志不调，或怒，或忧，或思虑过度，精神紧张等内伤七情，使人体气机运行紊乱失常，脏腑气血失调，气机郁结，疏泄失职，肝气郁结，气滞则血瘀，形成气滞血瘀，膝周可见气滞血瘀疼痛，血瘀内停，新血则不达，筋脉失养而拘急，屈伸活动不利等。《中藏经》曰："由怒叫无时，行步奔急，淫邪伤肝，肝失其气，因而寒热所客，久而不去，流入筋会，则使人筋急而不能行步舒缓也。"

（4）形体肥胖、负担较重

膝部为下肢运动的枢纽，为负重量较大的关节之一，也是运动量比较大的关节，这就决定了膝部易于损伤，产生痹阻不通之证，形体肥胖者，更是如此。正常的机体筋肉，是人体运动的物质基础和动力来源，但形体过于肥胖，则加重机体负担，成为产生疾病的原因之一。形体肥胖者，其一是体重较大，给膝部造成的负荷更大，长期的膝部超负荷工作和生活，使膝部积劳成疾，产生筋骨等各种慢性劳损性疾病。有些肥胖者，因减肥而超负荷运动，造成膝部损伤、疼痛。其二形体肥胖者，多形盛气弱，气的功能不足，推动、温煦、卫外功能减弱，筋脉得不到气的温煦营养而发凉脆弱，易于损伤，得不到气的推动而气血运行缓慢涩滞、瘀血内停，失于卫外则寒湿之邪易于侵入。其三形盛之人，多蕴痰湿，痰湿内停，脾被湿困，运化无力，更生痰湿，痰湿内停，气机被阻，经脉被涩，血运障碍，易致血瘀，所以形体肥胖者，为膝部损伤、血瘀痹阻准备了内在病理基础，其负重多运动量大，又提供了外在损伤的发病条件，这些因素导致了肥胖之人膝部损伤机会多、发病率高，故肥胖为膝部发病的一个重要内在原因，肥胖患者，治愈之后，且易于复发。

（5）饮食失节、痰湿内生

《素问·痹论》曰："此亦其食饮居处，为其病本也。"饮食化生的水谷精微是化生气血，维持机体生长、发育，完成各种生理功能的物质基础，脾胃主运化水谷水湿，脾气健运则运化正常，痰湿无从产生。若饮食不节，或饮食偏嗜，或过食生冷，寒邪直中，皆可损伤脾胃，导致脾胃的腐熟、运化功能失常，引起消化功能障碍，水谷水湿内停，日久湿聚为痰为饮，形成痰湿，或过食肥甘厚味，嗜酒无度，内蓄痰湿，痰浊水湿痹阻于膝部经络筋骨，壅滞气血，则膝部疼痛、重着、肿胀，湿性黏滞，故膝痛缠绵、长期不愈。

2. 外因

外因为膝关节骨性关节炎产生的重要条件，主要有风寒湿邪的侵袭、外伤、劳损等。

（1）风寒湿邪的侵袭

多由于久居风寒湿地，或汗出当风，风寒侵袭，或遇雨湿所淋，或睡卧不当，踢被当风，或气候骤变，不加衣被，或过食生冷，风寒入侵等原因使风寒湿之邪乘虚侵袭人体，痹阻于膝，气血运行不通，不通则痛，出现膝部疼痛等，如《素问·痹论》所言："风寒湿三气杂至，合而为痹也。"四时季节的不时之气也有影响，膝部疼痛冬春发病率远高于夏秋两季，因冬春两季，为风、寒主气，风寒之邪易乘虚入侵，膝部疼痛者，此时易诱发或加重。《素问·痹论》曰："以冬遇此者为骨痹，以春遇此者为筋痹。"故冷痛多见。

（2）外伤

膝关节为下肢运动的枢纽，具有活动量较大，负重多的生理特点，很容易造成外伤，膝部外伤有两种：一种是直接外伤，如挫伤、创伤、压伤等直接作用于膝部，另一种是间接外伤，如闪伤、扭伤、撕裂伤等。关节的组织结构无法得以完全修复，膝关节的软组织形成了不同程度的瘢痕、粘连、挛缩，也可遗留膝关节的僵直、功能活动受限等。

（3）慢性劳损

膝关节骨性关节炎患者长期站立工作者，发病率明显增多，可见活动过度、慢性劳损也是膝关节骨性关节炎的主要致病原因。《素问·宣明五气》曰："五劳所伤……久立伤骨，久行伤筋。"

膝关节骨性关节炎以风寒湿三气杂至、慢性劳损、外伤、形体肥胖等为主要致病原因，但"邪之所凑，其气必虚"，因此除外邪侵袭、外伤、劳损外，也与患者身体虚弱、腠理空疏，或年老肝肾虚弱、精血不足、脾胃虚弱、饮食劳倦内伤，而致气血虚弱、精气不足。故《济生方·痹》曰："皆因体虚，腠理空疏，受风寒湿气而成痹也。"

本病由于外伤、劳损、七情内伤、气滞血瘀、痰浊内蕴、外邪侵袭、痹阻经脉，不通则痛，或脾胃虚弱、气血不足、肝肾亏虚、精血亏损、筋骨失养、不荣则痛等原因所致。形态肥胖，负重过大，易于发病。与足三阴经、足三阳经等经脉有关。

（三）诊断

1.西医诊断

膝关节骨性关节炎为中老年常见病，女性多于男性，肥胖者、重体力劳动者多发。

（1）膝痛

膝痛为膝关节骨性关节炎最常见的就诊症状，疼痛可轻可重，轻者仅有酸楚不适，也可出现酸痛，重者可因疼痛而影响睡眠，甚至彻夜难眠，可呈酸痛、冷痛、胀痛、刺痛、跳痛等，极少数也可出现热痛，初活动时疼痛，上下楼加重，下蹲更为明显，疼痛多在阴雨天或受凉时加重，疼痛部位多位于髌下、髌骨内侧等。

（2）压痛

膝关节骨性关节炎皆有压痛，甚至没有出现疼痛或疼痛不明显时也可出现压痛，压痛多位于髌骨内下、髌下、髌内，也可位于髌骨外下、髌上、外上等，较重者可位于膝内侧关节间隙、腘窝，压痛可以较轻，也可疼痛较重、拒按。髌骨活动时或有摩擦感时压痛较为明显。

（3）肿胀

膝关节骨性关节炎多无肿胀，尤其是症状较轻者，或者疾病初期，较重者或者后期由于滑膜炎症增生、肿胀，产生积液，引起关节肿胀，也可由于髌下脂肪的炎症而出现肿胀。肿胀可出现在局部，如在髌骨内下，也可整个膝关节肿胀，肿胀可以较轻，也可比较明显，甚至按压有波动感。

（4）变形

膝关节骨性关节炎较轻者多没有变形，后期可出现变形，关节呈"O"型腿、"K"型腿等，以"O"型腿多见。滑囊有炎症，可出现肿胀变形，股四头肌萎缩可出现萎缩变形。膝关节由于屈伸活动受限而出现走路变形或呈跛行。

（5）功能障碍

膝关节骨性关节炎时间较长者可下蹲困难，或不能下蹲，较重者可因疼痛而不敢行走、上下楼，髌骨活动范围变小，膝关节屈伸受限。

（6）摩擦感

膝关节骨性关节炎患者，活动髌骨可出现髌骨与股骨髁的摩擦感，并发出摩擦音。屈伸膝关节时出现，伸直下肢髌骨在股骨上活动时也可出现。

（7）活动弹响

膝关节骨性关节炎活动有弹响声，弹响声可出现在早期疼痛不明显者，也可出现在后期疼痛较重者，响声出现在膝关节屈伸活动中。

（8）晨僵

晨起后开始活动、长时间行走、剧烈运动或久坐起立开始走时膝关节疼痛僵硬，稍活动后好转，膝关节骨性关节炎晨僵一般不超过半小时。

（9）髌骨研磨试验阳性。浮髌试验多阴性，有关节积液者阳性。

（10）特殊检查

血尿常规一般都在正常范围。关节滑液检查可见白细胞增多，偶尔见红细胞，血沉正常，抗"O"及类风湿因子阴性，关节液为非炎性。

（11）影像检查

X片关节间隙不均匀狭窄，内侧狭窄多较明显，髁间嵴变尖、髌骨后缘和外侧缘增生形成骨刺，上下两极增生较重，关节边缘骨赘逐渐增大，皮质下骨质囊性变，较重者可出现内、外翻畸形等。

MRI检查，膝关节MRI能显示骨性关节炎的关节软骨、半月板、韧带、滑膜、游离体及骨质的改变。

2. 辨证分经

膝关节骨性关节炎症状在下肢膝关节及其附近，为足三阳、足三阴的循行范围，根据症状而辨别经络分类可提高治疗效果。《灵枢·卫气》曰："能别阴阳十二经者，知病之所生，候虚实之所在者，能得病之高下。"

（1）足太阴经病：膝内侧偏前疼痛、肿胀，压痛明显，疼痛较重者可上下牵扯，影响功能活动，此处多为膝关节骨性关节炎最初发病部位，也多为发病过程中膝部疼痛最重或较重部位，也是涉及上下范围最长者，重症者膝关节变形也多从此处开始。

（2）足厥阴经病：膝内侧偏后疼痛，活动时加重，腹股沟处疼痛，痛重者不敢活动。

（3）足少阴经病：膝关节内后侧疼痛、压痛，可有肿胀，活动不利或受限，可牵扯小腿内侧后缘疼痛。

（4）足阳明经病：膝部外侧前缘疼痛，髌骨外下缘、外缘、外上缘压痛，局部可有肿胀，活动不灵，可上下牵扯。

（5）足太阳经病：患膝后侧疼痛，也可向患侧下肢牵扯，膝后侧压痛，活动受限或不利，下蹲困难或不能下蹲，严重者不敢活动。

（6）足少阳经病：膝部外侧中线疼痛，局部也可有压痛，为足三阳经较少发病者。

临床上，早期可为一经病，中、后期多为一经为主，二经或多经并病，足三阴经发病多于足三阳经，故内侧较外侧多且重，足三阴经病以足太阴经病为多为重，足三阳经病以足阳明经病为多。

（四）鉴别诊断

1. 类风湿关节炎

膝关节骨性关节炎与膝关节类风湿关节炎都有膝部疼痛、压痛、活动加重、晨僵等，但膝关节类风湿关节炎晨僵持续时间长，多见于儿童和成人，伴有全身其他关节的肿痛等全身表现，血沉增快，白细胞增高，类风湿因子增高，X片示膝部软组织肿胀、骨稀疏，关节间隙变窄，关节变形、半脱位，强直。膝关节骨性关节炎晨僵持续时间短，多见于老年人，血沉、白细胞均正常，类风湿因子降低，X片示膝关节间隙变窄、骨赘、骨硬化、囊性变，无强直。

2. 髌骨软化症

髌骨软化症与膝关节骨性关节炎皆有膝痛，一般认为髌骨软化症是骨质增生早期表现，尚未出现骨质增生，膝关节骨性关节炎是髌骨软化症的进一步表现，二者应注意鉴别（表9-7）。

表9-7　髌骨软化症与膝关节骨性关节炎的鉴别

	髌骨软化症	膝关节骨性关节炎
年龄	中青	中老年
膝痛	隐痛	较重
肿胀	无	可有可无
压痛	髌骨两侧后部	髌骨周围、胫股间、腘窝等
摩擦感、摩擦音	可有、较轻	多有、较重
功能障碍	无	可有
X片	早期无、后期可有	有、早期轻、后期重

3. 膝关节急性滑囊炎

膝关节急性滑囊炎与膝关节骨性关节炎都有膝痛，部分膝关节骨性关节炎有膝部肿胀，二者应予鉴别（表9-8）。

表9-8　膝关节急性滑囊炎与膝关节骨性关节炎的鉴别

	膝关节急性滑囊炎	膝关节骨性关节炎
年龄	青中年	中老年
病史	急慢性损伤史	可有慢性损伤、受凉史

	膝关节急性滑囊炎	膝关节骨性关节炎
肿胀	较重、呈弥漫性	多无、可有肿胀
关节积液	有、较明显	多无、如有多较少
膝痛	胀痛、完全屈曲加重	疼痛较重、多呈冷痛、活动加重
压痛	有	有、点较多
浮髌实验	有	多无
X 片	骨质无异常	骨质增生

4. 髌下脂肪垫损伤

髌下脂肪垫损伤与膝关节骨性关节炎都是髌骨下疼痛，都有外伤、劳损或膝部受凉病史，尤其是膝关节骨性关节炎早期与髌下脂肪垫损伤相似，应予鉴别（表9-9）。

表9-9　髌下脂肪垫损伤与膝关节骨性关节炎的鉴别

	髌下脂肪垫损伤	膝关节骨性关节炎
疼痛部位	髌下韧带两旁、较局限	髌下为主、其他部位均有
肿胀	髌下韧带两旁肿胀	多无、可有髌下及其他部位
压痛	髌下韧带两旁压痛	髌下多有、其他部位也有
伸直痛	明显	不明显
过伸实验	阳性	阴性
髌腱松弛压痛实验	阳性	阴性
X 片	脂肪垫支架的纹理增粗	骨质增生、间隙变窄

（五）治疗

1. 小周天疗法

小周天疗法治疗膝关节骨性关节炎效果较好，无论病程长短，症状轻重，都有一定疗效，尤其早期患者，治疗后多可痊愈。局部变形、关节磨损严重、需手术置换治疗者，可缓解症状，也有疗效。

（1）首先选取尾间关、玉枕关治疗，尾间关微铍针快速刺过皮肤，朝下纵行切割至骶骨，进行充分的纵行、横行切割松解。玉枕关微铍针快速刺过皮肤，朝内上方纵行切割至骨，进行充分的纵行、横行切割松解。

（2）其次在下丹田、夹脊关等进行治疗。

（3）配合运用督脉其他部位，尤其病情较重、病程较长者。

每日1次，每次1~2穴。

2. 辅助治疗

（1）针刺治疗：用针灸、小针刀、九针、火针等，针灸辨证选穴，多选足三阴、三阳经腧穴，尤其足阳明经、足太阴经为主，如梁丘、膝阳关、阳陵泉、阴陵泉、血海、足三里、委中、内外膝眼、尺泽、阿是穴等，每天1次。艾灸每天1次，以热敏灸为宜。小针刀用于膝部疼痛较重者松解，5天1次。九针用于腰部、臀部、膝部症状较重的治疗。火针用于膝部冷痛的治疗，3天1次。

（2）中药：辨证治疗，每天1服。也可外用膏药。

（3）内服西药：疼痛症状较重者，可给予非甾体类等抗炎药，如氯诺昔康、双氯芬酸钠肠溶片、氯唑沙宗等。

（4）玻璃酸钠注射：病情较重者，玻璃酸钠膝关节腔内注射，每周1次，5次为1个疗程。

（5）抽取积液：膝关节积液较多、胀痛较重者可给予1次性抽取积液，然后加压包扎。

（6）外周理疗：可用各种理疗仪器对膝部进行理疗。

（7）局部推拿：也可给予局部推拿治疗，可用各种手法。

（8）功能锻炼：功能锻炼有一定作用，功能锻炼要持之以恒，不能急于求成。

（9）注意不要受凉，少负重，不要进行爬山、上下楼等损伤膝关节的活动。

（六）典型病例

郎某某，女，43岁，2014年10月23日就诊。右膝痛2年，加重1个月，患者2年前无明显诱因出现右膝关节酸痛，遇寒痛增，得热痛减，未做特殊治疗，1个月前出现右膝关节肿胀，右膝关节活动受限。现右膝关节酸痛、冷痛、肿胀，遇寒痛增、得热痛减、关节活动欠灵活，晨起有僵硬感，活动后缓解，活动量大后疼痛加重，上下楼或站起时疼痛明显，查右膝肿胀，浮髌试验（+）、右膝髌骨内侧缘、髌骨内下压痛，膝部内侧后缘压痛，腘窝压痛，右膝稍内翻，X片示右膝骨质增生、间隙变窄。诊为膝关节骨性关节炎（右）。给予玉枕关治疗，症状明显减轻，又在尾闾关、夹脊关、下丹田、督脉阳性反应点等选择治疗4次，并配合针灸治疗、中药四妙散加味内服，肿胀、疼痛消失，活动恢复正常，3个月后随访，无复发。

八、慢性膝关节滑囊炎

（一）概述

慢性膝关节滑囊炎是指膝关节附近的滑囊发生了炎症，急性期过后，膝关节长期疼痛、肿胀，时轻时重，缠绵难愈，反复发作的病证。属于"痹证"范畴。

（二）病因病机

1. 内伤七情、气滞血瘀

情志刺激，内伤七情，使人体气机运行紊乱失常，脏腑气血失调，气机郁滞，疏泄失职，肝气郁结，气滞则血瘀，形成气滞血瘀，肝郁脾虚，脾失健运，水湿内停，下注于膝，导致膝部疼痛、肿胀、屈伸活动不利等。

2. 饮食失节、水湿内生

若饮食不节，或饮食偏嗜，或过食生冷，寒邪直中，皆可损伤脾胃，导致脾胃的腐熟、运化功能失常，水谷水湿内停，日久湿聚为痰为饮，形成痰湿，或过食肥甘厚味，嗜酒无度，内蓄湿热，痰浊湿热痹阻于膝部经络筋骨，壅滞气血，则膝部疼痛重着、肿胀，湿性黏滞，故膝痛缠绵、长期不愈。《素问·生气通天论》："湿热不攘，大筋软短，小筋弛长，软短为拘，弛长为痿。"

3. 外邪侵袭、痹阻气血

多由于久居风寒湿地，或汗出当风、风寒侵袭，或遇雨湿所淋，或睡卧不当，踢被当风，或气候骤变，不加衣被，或过食生冷，风寒入侵等原因使风寒湿之邪乘虚侵袭人体，痹阻于膝，气血运行不通，不通则痛，出现膝部疼痛等。

4. 慢性劳损、瘀血阻络

膝部慢性损伤或急性损伤失治误治，瘀血内停，痹阻经络，经络不通，运行停止，水湿内停，郁积于膝，形成膝部水湿、瘀血运行停止，发为疼痛、肿胀等。

慢性膝关节滑囊炎以风寒湿三气杂至、急性损伤、慢性劳损、饮食失节等为主要致病原因，但"邪之所凑，其气必虚"，也与患者身体虚弱、腠理空疏、脾胃虚弱、饮食劳倦内伤，致气血虚弱、精气不足而不耐邪侵有关，故《济生方·痹》

曰："皆因体虚，腠理空疏，受风寒湿气而成痹也。"与足三阴经、足三阳经等经脉有关。

（三）诊断

1. 症状

多无明显外伤史，主要表现膝关节肿胀、疼痛、发软、活动受限、肿胀持续不退，不敢下蹲，活动增多时加重，休息后减轻，久病者，可扪到膝关节囊肥厚感。

2. 体征

膝部压痛，浮髌试验阳性。

3. 检查

血液检查无异常，MRI：观察滑囊等软组织的病变。超声：使用声波构建体内组织的图像，观察受累滑囊的肿胀。

（四）治疗

1. 小周天疗法

小周天疗法治疗慢性膝关节滑囊炎效果好，尤其病程较长者，但半月板损伤所致者，易于反复。

（1）首先选取尾闾关、玉枕关治疗，尾闾关微铍针快速刺过皮肤，朝下纵行切割至骶骨，进行充分的纵行、横行切割松解。玉枕关微铍针快速刺过皮肤，朝内上方纵行切割至骨，进行充分的纵行、横行切割松解。

（2）其次在下丹田、夹脊关等进行治疗。

（3）配合运用督脉其他部位，尤其病情较重、病程较长者。

每日 1 次，每次 1~2 穴。

2. 辅助治疗

（1）针灸治疗：可用针灸、火针、小针刀、九针等治疗，针灸辨证选穴，多选足三阴三阳经腧穴，尤其足阳明经、足太阴经为主，如梁丘、膝阳关、阳陵泉、阴陵泉、血海、足三里、内外膝眼、尺泽、阿是穴等，每天 1 次。艾灸每天 1 次，以热敏灸为宜。小针刀用于膝部疼痛较重者，5 天 1 次，九针尤其圆利针用于症状较重如腰部、臀部、膝部的治疗。火针用于膝部冷痛、肿胀较顽固的治疗。

（2）抽取积液：膝关节积液较多、胀痛较重者可给予 1 次性抽取积液，然后加压包扎、制动。

（3）内服中药：辨证治疗，每天 1 剂。

（4）推拿：对于膝部、腰骶部、大腿等推拿治疗。

（5）理疗：可对膝部理疗。

（6）功能锻炼：功能锻炼有一定作用，功能锻炼要持之以恒，不能急于求成。

（7）注意不要受凉，少负重，不要进行爬山、上下楼等损伤膝关节的活动。

（五）典型病例

王某，男，33 岁，体育教师，2014 年 4 月 11 日初诊。右膝关节疼痛、肿胀 3 年，加重 1 个月，患者 3 年前无明显诱因出现右膝关节疼痛，逐渐加重，局部肿胀，活动加重，给予关节腔抽取关节液，封闭、输液治疗 2 周症状缓解，以后经常肿痛，时断时续，活动量大时出现。1 个月来又感疼痛加重，呈持续性，右膝肿胀，上下楼疼痛加重，下蹲困难，查右膝肿胀，右髌骨内下侧、下侧、外下侧压痛，右浮髌试验（+），磁共振排除半月板损伤，诊为右膝慢性滑囊炎，患者为体育教师，活动量大，慢性损伤多，为慢性损伤、瘀血阻滞所致，给予抽取关节积液约 50ml，加压包扎制动，尾闾关切割松解，右膝疼痛明显减轻，继之玉枕关治疗，右膝疼痛进一步减轻，又给予夹脊关、下丹田、中丹田、大椎、阳性反应点等治疗，同时配合二妙散加味内服、针灸治疗 15 天，右膝疼痛、肿胀消失，活动恢复正常，2 个月后随访，一切正常，唯后枕部稍有压痛（微钹针刺激所致）。

袁某，男，38 岁，中学老师，2015 年 2 月 13 日初诊。打篮球致右膝关节疼痛、肿胀半年，经按摩、针灸等治疗效果不明显，查患膝肿胀明显，浮髌试验阳性，不能做下蹲动作，局部皮肤颜色无异常，皮温正常。诊为右膝关节慢性滑囊炎，给予微钹针松解尾闾关、玉枕关，治疗完毕当即疼痛缓解，又给予夹脊关、阳性反应点等微钹针松解，配合圆针梁丘透膝阳关、血海透膝眼，共治疗 4 次，患者症状消失。半年后随访，无复发。

第十章　其他

一、类风湿关节炎

（一）概述

类风湿关节炎（RA）是一种常见的以关节组织慢性炎症为主要表现的系统性自身免疫性疾病。本病临床表现为双手、腕、膝和足关节等小关节受累为主的对称性持续性关节炎。受累关节疼痛、肿胀、功能下降，病变呈持续、反复过程。病变关节主要病理表现为炎细胞浸润、滑膜增生、血管翳形成以及由此导致软骨和骨的损伤。最终导致关节畸形和功能丧失。类风湿关节炎在我国的发病率为 0.32%~0.36%，可发生于任何年龄，随着年龄增加发病率也逐步增加。一般女性多发，发病高峰在 45~60 岁。类风湿关节炎病程缠绵、反复，致残率高。属于"痹病"范畴，与"历节病""风湿""鹤膝风"等病相似。

（二）病因病机

1.正气虚弱、经脉失养

多由素体气血亏虚，或脾胃虚弱，气血化生无力，或病后气血未复，气血虚弱，邪气乘虚而入，顺经络流注筋骨血脉，搏结于关节而发生关节痹痛。《灵枢·阴阳二十五人》："血气皆少则无须，感于寒湿则善痹，骨痛爪枯也。"

肾主骨，肝主筋，肝肾亏虚，筋骨失养，可使气血滞涩不行，壅遏于骨节及周围而滞痰、留瘀，同时不耐邪侵，易于感受外邪，风寒湿之邪乘虚袭人，阻遏营卫，壅滞经络，深入筋骨，使关节肿胀疼痛变形，屈伸不利。《灵枢·决气》："液脱者，骨属屈伸不利，色夭，脑髓消，胫酸。"

2.风寒湿侵袭、痹阻经脉

多由久居寒冷之地，失于保暖，或住所潮湿，寒湿较重，或睡卧当风，触冒风雨，风寒侵袭，或劳累后体虚，感湿受寒，均可使人卫外功能减弱，使风寒湿邪入侵，阻滞经络，血脉阻塞，关节凝滞，使气血运行不畅，而成痹病。风邪为百病之长，善行而数变，易伤阴而耗气，多为诸邪先行，寒为阴邪，其性凝滞而收引，易伤阳气，可使气血不通，不通则痛，寒邪伤阳，人体阳气受损，失于温煦，阴寒内生，故可加重疼痛。《素问·举痛论》曰："寒气入经而稽迟。泣而不行，客于脉外则血少，客于脉中则气不通，故卒然而痛。"湿为阴邪，其性重着黏滞，迁延日久，气血不和，经脉不畅，留注关节，表现为关节肿胀，缠绵难愈。

3. 痰浊瘀血、痹阻关节

多由风寒袭肺，肺气郁闭，聚液成痰，寒凝而成浊。或脾胃损伤，脾失健运，水液不能正常运化，停于体内，循经脉注于关节，也可湿聚成痰。或久痹不愈，伤及肝肾，肾阳不足，不能化气行水，水道不通，水液上泛，聚而为痰，若肾阴不足，阴虚化火，虚火炼液成痰。或七情内伤，肝失疏泄，气机失调，肝气郁滞，气郁化火，炼液成痰。或肝郁脾虚，运化失职，聚湿成痰。或久痹化火，炼津成痰，皆可形成痰湿、痰浊。或七情内伤，肝气郁滞，气滞血瘀。或风寒湿热之邪内犯人体，造成气血经脉运行不畅，而成瘀血。或外伤瘀血未散，遗留血瘀。或痹证日久，五脏气机紊乱，升降无序，则气血逆乱，亦成瘀血，皆可形成瘀血。痰浊与瘀血，均为病理产物，又可作为类风湿关节炎的致病因素，且相互影响，相互作用，相互加重，而成恶性循环，使痰瘀互结，胶着于关节，闭阻经络血脉，并使关节、皮肤、肌肉、筋骨失于濡养，造成关节肿大、变形，顽固难愈，类风湿关节炎又是一种慢性缠绵日久的病变，留连日久，与外邪的作用相合，又可以加重瘀血和痰浊。故类风湿关节炎称为顽痹。

本病正气虚弱气血不足、精血亏虚为本，而尤以阳气不足，温煦失司、运化失常，经脉痹阻为主，外邪、痰浊、瘀血痹阻经脉、溜注关节为标，标本兼顾，发为本病。与督脉手足阳明经、足太阴经等经脉相关。

（三）诊断

好发于女性，发病率为男性的 2~3 倍。可发生于任何年龄，高发年龄为40~60 岁。临床常见几种类型：急进型：起病急骤，症情严重，愈发愈甚，持续发展，则病情难以控制，直至关节变形致残，卧床不起，生活不能自理，约占10%；波浪型：病情起伏，波动不稳，缠绵不休，缓解与复发交替出现，迁延多年，对机体消耗甚大，造成全身情况差，形体消瘦，影响患者情绪，此型患者占绝大多数；弛缓型：发病起始重笃，经过及时治疗，病情得到控制，然后逐渐趋向缓和、稳定，甚至自然缓解。这类病型占 10%~15%。

1. 晨僵

晨僵是本病的重要诊断依据之一，即患者晨起后或经过一段时间停止活动后，受累关节出现僵硬，活动受限。是由于患者不活动，关节周围组织水肿所致。随着关节活动增加，组织间液逐渐吸收，而使晨僵缓解。晨僵首发生于手部关节，僵硬不适，不能握拳，随病情进展，可出现全身关节的僵硬感。晨僵的时间与病变程度相一致。

2. 疼痛

最突出的症状是疼痛，程度与病变轻重和个体耐受性有关，常因天气变化、寒冷刺激、情绪波动、疲劳等而加重。是由于滑膜炎症引起关节腔内压增高和炎症代谢产物堆积，产生对游离神经末梢过度的伤害性刺激所致。初期可表现为指、腕、趾、踝等小关节游走性疼痛。一旦关节肿胀，则疼痛开始相对固定，往往持续6周以上，而且当这个关节症状尚未消失时，另外关节又出现疼痛，即此处未消，他处又起。疼痛往往呈多发性、对称性。随着病变进展，肘、肩、膝、髋、颈椎可相继受累。活动期疼痛剧烈、持续，压痛明显，而缓解期多为钝痛。

3. 肿胀

由于关节腔内渗出液增多，滑膜增生以及关节周围软组织炎性改变所致。关节周围均匀性肿大，少数发红。肿胀在四肢小关节显而易见，手指近端指间关节梭形肿胀是类风湿关节炎的特征性改变，多发生在中指。其次肿胀可出现在掌指关节和腕关节。

4. 活动障碍

活动障碍为本病常见的体征。早期常由于炎性渗出、疼痛、肿胀而出现活动受限，肿胀消失后活动功能恢复正常。随着病情发展，关节周围肌肉萎缩，滑膜绒毛状增生的肉芽组织压迫和消蚀软骨后使关节间隙变窄，而活动受限。继续发展，关节内发生纤维及骨性融合，最终使关节活动功能完全丧失。

5. 关节畸形

晚期表现为关节畸形。由于关节周围肌肉、韧带等破坏，使关节产生某种特殊的畸形和运动异常。

6. 皮下结节

20% 的患者会出现皮下结节，多出现于关节隆突部位，如肘关节鹰嘴处，腕及指部伸侧，也可见于滑膜囊和腱鞘部位。呈圆形或卵圆形，一般直径 2~3mm。质地坚硬，无触痛，在皮下可自由移动，也可与深层组织黏附。

7. 类风湿血管炎

为血管的炎性改变，管腔狭窄，血栓形成，血管闭塞。表现为指趾坏疽、甲床瘀斑和内脏损害等。

8. 其他全身并发症

常伴有全身疲乏感、食欲不振、消瘦、手足麻木和刺痛等。心脏损害表现为心包炎、心肌炎、心内膜炎和全心炎，肺损害表现为类风湿胸膜炎、弥散性肺间质纤维化、类风湿尘肺等。眼损害表现为巩膜炎、角膜结膜炎、穿孔性巩膜软化。本病还可发生神经系统、血液系统、消化系统等多脏器损害。

9. 辅助检查

血沉：活动期血沉明显增快，随病情缓解而下降。

C- 反应蛋白：C- 反应蛋白普遍升高，与病情密切相关。

类风湿因子（RF）：多阳性。

X 片检查：Ⅰ期，正常或关节端骨质疏松；Ⅱ期，关节端骨质疏松，偶有关节软骨下囊样破坏或骨侵蚀改变；Ⅲ期，明显的关节软骨下囊样破坏，关节间隙狭窄，关节半脱位等畸形；Ⅳ期，除Ⅱ、Ⅲ期改变外，并有纤维性或骨性强直。

（四）鉴别诊断

1. 强直性脊柱炎

强直性脊柱炎与类风湿关节炎都有关节疼痛、晨僵、血沉增快、C- 反应蛋白升高等症状，强直性脊柱炎曾一度被认为是类风湿关节炎的变异，称其为中枢型类风湿关节炎，但二者各有特点：①强直性脊柱炎在男性多发，而类风湿关节炎女性居多。②强直性脊柱炎都有骶髂关节受累，类风湿关节炎则很少有骶髂关节病变。③强直性脊柱炎为全脊柱自下而上地受累，而类风湿关节炎只侵犯颈椎。④强直性脊柱炎为少数关节、非对称性，且以下肢关节为主，并常伴有肌腱端炎，在类风湿关节炎则为多关节、对称性和四肢大小关节均可发病。⑤强直性脊柱炎无类风湿关节炎可见的类风湿结节。⑥强直性脊柱炎的类风湿因子阴性，而类风湿关节炎的阳性率占 60%~95%，强直性脊柱炎以 HLA-B27 阳性居多，而类风湿关节炎则与 HLA-DR4 相关。

2.风湿性关节炎

风湿性关节炎与类风湿关节炎都有关节肿痛，但二者各不相同，①发病情况不同：风湿性关节炎初发年龄以 9~17 岁多见，男女比例相当。类风湿关节炎以中年女性多见。②病因不同：风湿性关节炎是链球菌感染造成，而类风湿关节炎是多种原因引起的关节滑膜的慢性炎症。③症状不同：风湿性关节炎呈多发性、游走性、对称性，多累及大关节，关节局部呈红、肿、热、痛，不造成关节的畸形。伴有环形红斑、舞蹈症、心脏炎的症状。类风湿关节炎有晨僵，往往侵犯小关节，呈多发性、对称性，也会侵及其他大小关节，晚期往往造成关节的畸形。还可出现类风湿结节和心、肺、肾、周围神经及眼的内脏病变。④实验室检查不同：风湿性关节炎抗 O 高，类风湿关节炎往往类风湿因子高。

（五）治疗

1.小周天疗法

类风湿关节炎多遇寒加重、以阳气虚弱为主，阳气不足，温煦失司、运化失常，不耐外邪，经脉痹阻为病，督脉为阳脉之海，善补阳气，故小周天疗法治疗类风湿关节炎有一定疗效，多起效较快，近期疗效明显，多数治疗 1 次，即有明显疗效，远期疗效需不断巩固治疗。

（1）首先选取玉枕关、尾闾关治疗，玉枕关微铍针快速刺过皮肤，朝内上方纵行切割至骨，进行充分的纵行、横行切割松解。尾闾关微铍针快速刺过皮肤，朝下纵行切割至骶骨，进行充分的纵行、横行切割松解，治疗后症状既可明显减轻。

（2）选择天突、大椎穴、夹脊关、命门等，天突微铍针快速刺过皮肤，垂直向下纵行切割至胸骨上段前缘、上缘，进行充分的纵行、横行切割松解。

（3）其次在中丹田、下丹田等进行治疗治疗。

每次 1 穴，每日或隔日 1 次。

2.辅助治疗

（1）针刺治疗：可用小针刀、针灸、火针等。小针刀用于关节疼痛较为顽固的治疗，于关节最痛处剥离，5 天 1 次。针灸辨证选穴，多选督脉、手足阳明经、足太阴经等腧穴、局部腧穴，每天 1 次。艾灸以热敏灸为好，每天 1 次。火针用于病程较长、遇寒加重明显者，3 天 1 次。对于大关节有积液者，也可 1 次抽取，然后加压包扎 1~2 天、制动。

（2）内服中药：辨证治疗，每天1剂。

（3）内服西药：疼痛症状较重者，可给予非甾体类等抗炎药，如氯诺昔康、双氯芬酸钠肠溶片等，也可配合免疫抑制剂。

（4）功能锻炼：加强功能锻炼，保持关节活动度，但疼痛较重时不要活动。

（5）理疗：可加速血液循环，减轻疼痛，每天1次。

（6）推拿：一般用较轻的手法。

（7）避免劳损、受凉、感冒等。

（六）典型病例

李某某，女，51岁，2015年7月就诊。四肢小关节疼痛6年，加重10天。患者6年前无明显诱因出现四肢小关节疼痛，有晨僵感。当地医院诊断为类风湿关节炎，给予口服抗风湿药物治疗，病情缓解，此后病情时好时坏，间断口服抗风湿药物。10天前四肢小关节疼痛突然加重，活动困难，晨僵明显，四肢小关节疼痛、肿胀，以腕、踝关节为重，双腕疼痛、肿胀较重，活动度减小，右腕尤甚，不敢活动，吃饭、穿衣等困难，双踝关节疼痛，走路加重，查血沉31mm/h，类风湿因子（+），诊为类风湿关节炎。给予玉枕关切割松解治疗，疼痛明显减轻，给予尾闾关切割松解治疗，症状进一步减轻，又先后给予大椎、天突、夹脊关、中丹田、下丹田等配合针刺、中药、非甾体抗炎药治疗，疼痛、肿胀消失，活动恢复正常，又间隔性在任督二脉阳性反应点治疗3次，以巩固疗效，2个月后随访，一切正常，症状没有复发。

二、强直性脊柱炎

（一）概述

强直性脊柱炎（AS）是一种慢性进行性疾病，主要侵犯骶髂关节、脊柱骨突、脊柱旁软组织及外周关节，并可伴发关节外表现，严重者可发生脊柱畸形和关节强直。男性多见，男女比例为10.6：1，女性发病缓慢且病情较轻。发病年龄通常在18~22岁，30岁以后及8岁以前发病者少见。属于"腰痛"、"痹证"等范畴。小周天疗法治疗强直性脊柱炎，已为大量的临床实践证明并应用，不仅能有效的缓解强直性脊柱炎造成的疼痛、僵硬，而且对延缓或减轻ASLS的病理学进程，缓解中晚期强直性脊柱炎所致的关节功能障碍和肢体畸形矫正，都具有良好的疗效。

（二）病因病机

1. 正气不足、筋骨失养

人之精气，受之于父母，若先天禀赋不足，肝肾亏虚，筋骨薄弱，或房劳过度，内伤肾气，精气衰弱，或久病及肾，肾气虚弱，则邪易妄入，或过度安逸，缺少锻炼，正气渐虚，筋骨脆弱，久致肝肾虚损，皆可导致肝肾不足，精血亏虚，肝主筋，肾主骨，筋骨失养，不荣则痛。或因饮食不节，损伤脾胃，涉水冒雨，湿邪困脾，疲劳过度，损伤脾气，脾失健运，化源空虚，气血不足，经脉失养，不荣则痛。正气不足，不耐邪侵，外邪易于入侵，阻塞气血经络，流注于经络、关节、肌肉、脊柱等，而致本病。《医宗必读·腰痛》："有寒，有湿，有风，有热，有闪挫，有瘀血，有气滞，有痰积，皆标也，肾虚其本也。"

2. 风寒湿侵袭、痹阻筋骨

多由正虚不足，又久居寒冷，失于保暖，或住所潮湿，寒湿侵袭，或睡卧当风，风寒入侵，或触冒风雨、水中作业，寒湿侵入，或过度劳累，复感湿寒等，使风寒湿邪入侵，阻滞督脉等经络，血脉阻塞，关节凝滞，使气血运行不畅，而成痹病。

3. 瘀血痰浊、阻塞经脉

正气不足，脏腑气血阴阳失调，会产生瘀血与痰饮。肝郁气滞，气滞则血瘀，脾肾虚弱，水湿内停，聚而成痰，风寒湿之邪侵袭人体，可造成气血经脉运行不畅，而形成痰浊、瘀血。同时强直性脊柱炎缠绵日久，痰瘀与外邪相合，又可以加重瘀血和痰浊。痰浊与瘀血，相互影响，相互作用，相互加重，使痰瘀互结，胶着于关节，闭阻督脉等经络血脉，而成恶性循环，使关节、脊柱、经脉疼痛。《类证治裁》云："久痹必有湿痰、败血瘀滞经络。"

强直性脊柱炎的发病是内因与外因相互作用的结果，如《杂病源流犀烛·腰脐病源流》云："腰痛，精气虚而邪客病也……则肾虚其本也，风寒湿热痰饮，气滞血瘀闪挫其标也。"本病病位主要在督脉，表现以阳气虚弱为主，督脉空虚，温运不足，气血运行迟缓、涩滞，为致病的主要原因。与督脉、足太阳经、足太阴经、足少阴经、手足阳明经等经脉相关。

（三）诊断

1. 病史

多发生于 10~40 岁男性，高峰年龄为 20~30 岁，40 岁以后发病者少见。女性较男性少见，病情进展比较缓慢。

2. 症状

（1）疼痛和功能受限：初发症状常为下腰、臀、髋部疼痛和活动不便（腰僵），阴雨天或劳累后加重，休息或遇热减轻。其疼痛常因腰部扭转、碰撞，或咳嗽、喷嚏而加重。持续数月即缓解消失，随着病变的进展，疼痛和腰僵均变为持续性，卧床休息后不能缓解，疼痛性质变为深部钝痛、刺痛、酸痛或兼有疲劳感，甚至可使患者在凌晨从睡梦中痛醒。疼痛和脊柱活动受限逐渐上行扩展到胸椎和颈椎，只有少部分呈下行性发展。患者可出现胸痛、胸部呼吸运动减弱，胸椎和肋椎关节病变可刺激肋间神经，引起肋间神经痛，易误诊为心绞痛。为减轻疼痛，患者喜欢采取脊柱前屈的姿势，日久脊柱发生驼背畸形。

（2）其他症状

年龄较小的患者，始发症状为单侧或双侧的膝肿痛、积液，部分患者早期可在大转子、坐骨结节、跟骨结节和耻骨联合等肌腱附着点出现疼痛、压痛或肿胀。约有 20% 的患者呈急骤发病，有较高的体温和明显的全身症状，脊柱、骶髂关节、膝、肩等关节均可同时被累及。如果脊柱和双侧髋、膝关节均在畸形位强直，患者多数被迫卧床不起，如勉强行走必须借助于拐杖或板凳；如强直在功能位，患者尚能直立，并能利用身体的转动和距小腿关节的背屈和跖屈活动缓慢步行。部分患有复发性虹膜炎，引起复发性眼痛和视力减退。

3. 体征

（1）脊柱僵硬和姿势改变：早期可见到平腰（腰椎前凸减少或消失）及腰椎背伸受限；晚期可见到腰椎前凸反向变为后凸，脊柱各方面活动均受到限制。除非髋关节有内收、外展畸形，脊柱侧凸很少见到。晚期有脊柱侧凸时可见到弓弦征，即侧弯活动时，凹侧椎旁肌肉像弓弦一样紧张。患者整个脊柱发展成纤维性或骨性强直时，脊柱活动则完全丧失，脊背呈板状固定，严重者呈驼背畸形，甚至迫使有的患者站立时只能脸向地面，只可向下看不能向前看，更不能向上看，有的患者需由别人牵手引路才敢前行。

（2）胸廓呼吸运动减少：一般认为，胸部的周径扩张度少于 3cm 者为阳性，表示其扩张受限。严重时可消失。

（3）骶髂关节检查法：挤压旋转骶髂关节而引起疼痛，是早期骶髂关节炎可靠的体征。检查骶髂关节一般可使用以下方法。①骨盆分离法：双手压患者髂骨前嵴处向后，向外压迫，使骶髂关节张开。②骨盆挤压法：髂骨嵴处用力向中线挤压髂骨，从而使骶髂关节受到挤压。③骶骨下压法：患者俯卧，检查者用双手压迫骶骨向前。

（4）周围受累关节的体征：早期可见受累关节肿胀、积液和局部皮肤发热，晚期可见各种畸形，髋关节出现屈曲挛缩和内收、外展或旋转畸形，骨性强直机会多；膝可呈屈曲挛缩畸形，常可见到髋膝综合征和站立时的"Z"形姿势。

（5）肌腱附着点病变体征：大转子、坐骨结节、髂骨嵴、耻骨联合和跟骨结节都能发生病变，但因其接近病变的中心发病区，症状、体征易被掩盖。而跟骨结节远离发病中心部位且位置表浅，故症状、体征易引起注意，且特别突出明显。早期即可见跟腱附着处红、肿、热、压痛、跛行，如合并跟腱前、后滑膜囊炎，则肿胀更显著。晚期，因骨质增生，可看到或触知局部骨性粗大畸形。

4. 实验室检查

在早期和活动期，80%的患者血沉增快，在静止期或晚期血沉多降至正常。组织相容抗原（HLA-B27）为阳性。

5. X片检查

AS最早的变化发生在骶髂关节。该处的X片显示软骨下骨缘模糊，骨质糜烂，关节间隙模糊，骨密度增高及关节融合。通常按X片骶髂关节炎的病变程度分为5级：0级正常，Ⅰ级可疑，Ⅱ级有轻度骶髂关节炎，Ⅲ级有中度骶髂关节炎，Ⅳ级为关节融合强直。

（四）鉴别诊断

1. 腰骶关节劳损

慢性腰骶关节劳损为持续性、弥漫性腰痛，以腰骶部最重，脊椎活动不受限，X片无特殊改变。急性腰骶关节劳损，疼痛因活动而加重，休息后可缓解。强直性脊柱炎有晨僵，脊柱活动逐渐受限并加重，X片有特异性改变。

2. 骨关节炎

常发生于老年人，特征为骨骼及软骨变性、肥厚，滑膜增厚，受损关节以负重的脊柱和膝关节较常见。累及脊椎者常以慢性腰背痛为主要症状，与 AS 易混淆。但本病不发生关节强直及肌肉萎缩，无全身症状，X 片表现为骨赘生成和椎间隙变窄。

3. 类风湿关节炎

现已确认 AS 不是 RA 的一种特殊类型，两者有许多不同点可资鉴别。RA 女性多见，通常先侵犯手足小关节，且呈双侧对称性，骶髂关节一般不受累，如侵犯脊柱，多只侵犯颈椎，且无椎旁韧带钙化，有类风湿皮下结节，血清 RF 常阳性，HLA-B27 抗原常阴性。而强直性脊柱炎骶髂关节疼痛，脊柱上行性发展，椎旁韧带钙化，HLA-B27 抗原常阳性。

（五）治疗

1. 小周天疗法

强直性脊柱炎为督脉病变，小周天疗法直接针对病位治疗，温补阳气，疏通督脉，对人体经络、脏腑、组织、关节等也具有调节作用，治疗强直性脊柱炎可较快缓解症状，远期也有一定疗效，需持续治疗以巩固疗效，对脊柱部位有效，对外周关节等组织也有效果。

（1）首先选取玉枕关、尾闾关、阳窍治疗，玉枕关微铍针快速刺过皮肤，朝内上方纵行切割至骨，进行充分的纵行、横行切割松解。尾闾关微铍针快速刺过皮肤，朝下纵行切割至骶骨，进行充分的纵行、横行切割松解。阳窍短刺、输刺，突破皮肤直至骨，纵向加压磨骨后出针。每次 1 穴，多数治疗 1 次。

（2）其次在大椎、天突、命门、夹脊关、中丹田、下丹田等进行治疗。

（3）配合运用督脉其他部位，尤其病情较重、病程较长者。

（4）员针顺任督二脉接力疏通，5 天 1 次。

2. 辅助治疗

（1）针刺治疗：可用小针刀、九针、针灸、火针等。小针刀用于脊柱、关节疼痛较为顽固的治疗，多用于脊柱两侧、四肢关节疼痛较重者，5 天 1 次。九针用于脊柱两旁多裂肌、回旋肌的治疗，3 天 1 次。针灸辨证选穴，多选督脉、足太阳经、足太阴经、足少阴经、手足阳明经的腧穴，如风池、华佗夹脊穴、膈俞、肝俞、脾俞、肾俞、腰阳关、大肠俞、委中、昆仑、血海、足三里、阴陵泉、太冲、太溪、阿是穴等。每天 1 次，艾灸重灸督脉，以热敏灸为好，火针用于病程较长的治疗，以督脉为主，3 天 1 次。

（2）内服中药：辨证治疗，每天1剂。

（3）内服西药：疼痛症状较重者，可给予非甾体类等抗炎药，如氯诺昔康、双氯芬酸钠肠溶片等，也可配合免疫抑制剂。

（4）功能锻炼：加强功能锻炼，保持脊柱、各关节功能活动，要长期坚持，持之以恒，但疼痛较重时不要活动或活动幅度减小。

（5）理疗：重点是脊柱，可加速血液循环，减轻疼痛，缓解症状，每天1次。

（6）推拿：可用各种手法，一般症状较重用较轻的手法，症状缓解后适当加重手法。

（7）避免劳损、受凉等，预防感冒。

（六）典型病例

乔某，男，26岁，2013年4月15日初诊。腰骶部疼痛10年，加重1个月。患者10年前出现腰骶部疼痛，尤以早晨起床时加重，活动后减轻，曾多次治疗，只有临时症状缓解，并呈进行性加重，半年前在北京某医院检查核磁共振骶髂关节融合、各椎体成竹节样变、类风湿因子阳性、HLA-B27阳性，确诊为强直性脊柱炎，经住院应用激素、免疫抑制剂等治疗，症状缓解，近1个月来又加重，现背部隆起，双侧"4"试验阳性，髋关节外展受限，不能下蹲，给予微铍针松解尾闾关、夹脊关、玉枕关、大椎、中丹田、下丹田、阳性反应点等，中药汤剂辨证口服、治疗4周后症状明显缓解，已参加工作，巩固性治疗1年后临床症状基本消失，给予中药口服继续巩固疗效。

三、痛风

（一）概述

痛风是由于嘌呤代谢紊乱、血尿酸增高导致尿酸结晶沉积在关节及皮下组织而引起的一种急性关节炎、痛风结石形成疾病，严重者可致关节畸形和活动功能障碍，临床特点是高尿酸血症。痛风性关节炎是由痛风引起的突然发生关节红肿和剧痛的炎症，多为指趾外踝关节疼痛难忍，活动受限，易反复发作。近年来随着生活水平的提高我国痛风发病逐年升高，成为仅次于糖尿病的代谢病。痛风的发病年龄以40岁左右达最高峰。属于"痹证""历节风"的范畴。

（二）病因病机

1. 正气不足、脾肾虚弱

正气虚弱，腠理疏松，卫外不固，易受风寒湿热之邪侵袭，且在感受外邪之后，易致肌肉、关节、经络痹阻而形成痹证。素体脾虚，或饮食不节，损伤脾胃，脾失健运，水湿内停，酿生湿浊，外注皮肉关节。禀赋异常，肾精不足，或疾病日久不愈，耗气伤精，累及肝肾，肾主骨藏精，肝主筋藏血，肝肾不足，精血亏虚，筋骨不利，而发为痹。

2. 过食肥甘、湿热内蕴

素体肥胖，内蕴湿热，或嗜食海鲜酒类，或恣食肥甘厚味，内郁湿热，或饥饱不调，安逸少动，损伤脾胃，阻碍气机，中焦运化失职，水湿内停，聚湿生痰，痰湿内阻日久生热，湿热痹阻经络关节则酿成痛风之证。

3. 外感寒湿、痹阻关节

多由居处潮湿之地，或涉水冒雨，风寒侵袭，或气候骤变，感受寒冷，风寒之邪乘虚侵袭机体，寒邪郁而化热，形成湿热，注于经络，留于关节，致气血痹阻而痛风关节之证剧作。

4. 血瘀痰浊、壅滞关节

多因风湿寒热之邪留着经络日久，寒邪凝滞，郁而化热，湿邪化痰、化热，热邪煎灼津液成痰，清·顾松园《医镜》："邪郁病久，风变为火，寒变为热，湿变为痰。"或正气不足，气血运行不畅而瘀阻等，致使关节、经络气血运行不利，而变生瘀血、痰浊，深入筋骨，停留关节骨骱，固结根深，难以逐除，痰瘀胶结，痹阻加重，疼痛剧烈，关节僵硬变形而成顽痹，缠绵难愈。

本病的发生多因先天禀赋异常、正气不足、肝肾亏虚等，过食肥甘、湿热内蕴，外感风湿寒热之邪，留而不去，或血瘀痰阻，致使气血运行不畅，痰湿浊瘀流注，肢体、经络、关节闭阻，不通则痛。病位主要在肾、脾两脏，病变波及关节、经络。《金匮翼·痹证》："脏腑经络，先有蓄热，而复遇风寒湿气客之，热为寒郁，气不得通，久之寒亦化热，则则瘭痹熻然而闷也。"

（三）诊断

1. 临床表现

（1）无症状高尿酸血症：仅有血清尿酸浓度的增高而无临床症状。只有在发生关节炎时才称为痛风。

（2）急性痛风性关节炎：起病急骤，疼痛剧烈，关节的周围软组织出现明显的红肿热痛，痛甚剧烈，甚至不能忍受被褥的覆盖。大关节受累时可有关节渗液，半数以上患者首发于踇趾，跖趾、踝、膝、指、腕、肘关节亦为好发部位，以春秋季节多发，半夜起病者较多。

（3）痛风石及慢性关节炎：尿酸盐在关节内沉积增多，炎症反复发作进入慢性阶段而不能完全消失，引起关节骨质侵蚀及周围组织纤维化，使关节发生僵硬、畸形、活动受限、畸形，严重影响关节功能。尿酸盐结晶在关节附近肌腱、腱鞘及皮肤结缔组织中沉积，形成黄白色、大小不一的隆起赘生物，即痛风石，可小如芝麻，大如鸡蛋或更大，典型部位为耳轮。

（4）肾脏病变：临床上长期痛风患者约 1/3 有肾损害，表现为单侧或双侧腰痛、浮肿、血压升高、尿路结石、少尿、无尿、氮质血症、肾衰竭等。

2. 辅助检查

（1）血尿酸测定：正常男性 261.8±59.5mol/L，女性 202.3±53.4mol/L。痛风患者高于正常值。

（2）X 片检查：可有软组织肿胀，关节软骨缘破坏，关节面不规则，继之关节间隙狭窄，软骨下骨内及骨髓内均见痛风石沉积、骨质疏松，以致骨质呈凿孔样缺损如虫蚀，大小不一，其边缘锐利呈半圆形或连续弧形，边缘可有增生钙化，严重者骨折。

（四）鉴别诊断

类风湿关节炎

类风湿关节炎与痛风都会出现关节肿痛的症状，但它们却是属于不同的病种。①病因不同：类风湿关节炎多与遗传因素有关，是一种自身免疫性疾病。痛风则是嘌呤代谢障碍导致尿酸含量过高引起的疾病。②症状不同：类风湿关节炎关节症状常是对称性的小关节的梭形肿胀畸形，并且有明显的晨僵现象。痛风的患者关节疼痛更剧烈，且多在半夜或清晨突然发作，开始是一只大脚趾出现，可自行缓解，可出现痛风石。③形体不同：类风湿关节炎多消瘦、体质较差，痛风多形体肥胖、营养过剩。④实验室检查不同：类风湿关节炎血沉增快，类风湿因子（+），痛风则血尿酸增高。

（五）治疗

1. 小周天疗法

小周天疗法通过调节任督二脉，对经络、脏腑、关节等进行调节，调节脏腑代谢，疏通经脉郁滞，故治疗痛风有一定的效果。

（1）首先选尾闾关，尾闾关微铍针快速刺过皮肤，朝下纵行切割至骶骨，进行充分的纵行、横行切割松解。选取玉枕关、天突治疗，玉枕关微铍针快速刺过皮肤，朝内上方纵行切割至骨，进行充分的纵行、横行切割松解。天突微铍针快速刺过皮肤，垂直向下纵行切割至胸骨上段前缘、上缘，进行充分的纵行、横行切割松解。

（2）其次在大椎、下丹田、中丹田、夹脊关等进行治疗。

（3）其他部位配合运用，尤其病情较重、病程较长者。

每次1穴，1~2天1次。

2. 辅助治疗

（1）外周治疗，可用小针刀、放血、针灸针等进行治疗。小针刀用于局部疼痛较顽固的治疗，5天1次，一般1~2次即可，点刺放血用于局部红肿较重的治疗，利于局部瘀血、热毒的外排，改善局部代谢，症状缓解较快，3天1次，红肿消退后停止，也可小针刀、点刺放血同时进行。针灸辨证选穴，多选大椎、阳陵泉、血海、阿是穴等，每天1次。

（2）内服中药，辨证治疗，每天1剂。

（3）内服西药，以秋水仙碱、非甾体类抗炎药、促进尿酸排泄药（如丙磺舒、磺吡酮及苯溴马隆）和抑制尿酸合成药（别嘌呤醇）为主。

（4）禁食内脏、骨髓、海味、发酵食物、豆类等，禁酒，少用强烈刺激的调味品或香料，不宜使用抑制尿酸排出的药物。

（六）典型病例

郭某，男，49岁，某饭店经理，2014年8月13日初诊。左足大踇趾疼痛3年，加重3个月。外院检查后诊断为痛风，经口服药物症状缓解不明显，近3个月左足大踇趾红肿、疼痛加重，局部破溃流出白色豆腐渣样物质，疼痛剧烈，夜不能寐，查患者形体肥胖，呈痛苦面容，左侧足大踇趾红肿、局部紫黑色，有一0.3cm×0.3cm窦道，有白色液体流出，局部给予清创引流，火针点刺。微铍针松解玉枕关、尾闾关，治疗后疼痛缓解明显，又给予夹脊关、大椎、下丹田、督脉阳性反应点等治疗，配合中药口服，共治疗 3 个月，局部窦道愈合，症状消失，嘱患者注意饮食，1 年随访，无复发。

四、耳鸣

（一）概述

耳鸣是听觉功能紊乱而产生的一种症状，指人们在没有任何外界刺激条件下所产生的异常声音感觉，如感觉耳内有蝉鸣声、嗡嗡声、嘶嘶声等单调或混杂的响声。本症由肾气虚弱、耳窍失养等引起的。小周天疗法对功能性耳鸣疗效较好。

（二）病因病机

1. 风热侵袭、上扰耳窍

外感风热之邪，或风寒郁而化热，形成风热，风热侵袭，肺失宣降，至外邪循经上犯耳窍，清空之窍遭受蒙蔽，而导致耳鸣耳聋。

2. 气血不足、窍失所养

劳倦过度，耗伤气血，或思虑过度，劳伤心脾，或大病之后，耗伤心血，心血亏虚，或饮食不节，损伤脾胃，脾胃虚弱，化源不足，气血亏虚，不能上奉于耳，耳窍经脉空虚，导致耳鸣。

3. 痰湿内伤、壅闭耳窍

饮食不节，脾胃受伤，脾失健运，水湿内停，湿聚而成痰，或过食肥甘厚腻，内蕴痰湿，或思虑过度，伤及脾胃，水湿不运，聚而生痰，久则痰郁化火，痰火郁于耳中，壅闭清窍，从而导致耳鸣耳聋。

4. 气滞血瘀、阻塞耳窍

七情内伤，肝气郁结，气机不畅，气滞则血瘀，或因跌仆爆震、突闻巨响等伤及气血，致瘀血内停，或久病入络，均可造成耳窍经脉壅阻，清窍闭塞，发生耳鸣或耳聋。

5. 肾气虚弱、耳窍失养

先天肾精不足，或后天失养，或恣情纵欲，伤及肾精，或年老肾精亏损，肾阴不足，则虚火内生，上饶耳窍，肾阳不足，则耳窍失于温煦，均可引起耳鸣耳聋。《灵枢·决气》："液脱者…耳数鸣。"

6.肝胆之火、循经上扰

素体肝胆火旺，或情志抑郁，或暴怒伤肝，致肝失条达，气郁化火，形成肝火，循经上扰耳窍，可引起耳鸣耳聋。亦有肝胆湿热循经上扰耳窍，引起耳鸣。

耳由肾所主，少阳经循行于耳，本病由于少阳风热、肝胆之火循经上扰，痰浊、瘀血阻塞经脉，清窍闭塞，或气血不足、精血亏虚、肾虚不能上充于耳，耳窍失养所致。与督脉、足少阴经、手足少阳经等经脉有关，引起经脉痹阻或经脉亏虚而发。

（三）诊断

1.病史

中、老年多发。突然起病，逐渐加重。

2.症状

耳鸣可高可低，常描述为如蝉鸣、哨音、汽笛声、隆隆声、风声、拍击声等，伴有听力下降、眩晕、心烦、失眠、多梦、腰酸等。

3.检查

耳部检查多无异常。

（四）治疗

小周天疗法通过调节任督二脉，对脏腑、经络调节，起到补肝肾、益精血、疏导郁滞、疏通经脉，治疗耳鸣有一定疗效。

（1）首先选取玉枕关、尾闾关、阳窍治疗，玉枕关微铍针快速刺过皮肤，朝内上方纵行切割至骨，进行充分的纵行、横行切割松解。尾闾关微铍针快速刺过皮肤，朝下纵行切割至骶骨，进行充分的纵行、横行切割松解，或短刺，治疗后症状多有缓解。

（2）其次在天突、大椎、上丹田等进行治疗。

（3）配合运用任督脉其他部位，尤其病情较重、病程较长者。

每次1穴，1~2天1次。

2.辅助治疗

（1）针灸治疗：辨证选穴，多选督脉、足少阴经、手足少阳经等腧穴、耳周腧穴，如翳风、听会、听宫、肾俞、中渚、太溪等，可用针灸、火针等进行治疗，针灸每天1次，火针3天1次。

（2）内服中药：辨证治疗，每天 1 剂。

（3）要有充足睡眠，消除精神紧张。

（4）积极治疗鼻、咽、耳病变。

（五）典型病例

唐某，女，67 岁，2013 年 5 月 12 日初诊。耳鸣、失眠 3 年，加重 1 个月。3 年前感到双侧耳鸣，只有安静时才有，后来逐渐加重，影响睡眠，经中西药物口服治疗，效果不佳。现患者形体消瘦，慢性病容，脉沉细，诊断为耳鸣。微铍针玉枕关、尾闾关松解治疗，玉枕关微铍针快速刺过皮肤，朝内上方纵行切割至骨，进行充分的纵行、横行切割松解。尾闾关微铍针快速刺过皮肤，朝下纵行切割至骶骨，进行充分的纵行、横行切割松解，治疗后症状明显缓解，又给予上丹田、中丹田、下丹田、大椎、天突等微铍针松解，配合中药辨证治疗 7 次，耳鸣、失眠消失，半年后随访，无复发。

五、过敏性鼻炎

（一）概述

过敏性鼻炎又称变应性鼻炎，是鼻腔黏膜的变应性疾病，出现打喷嚏、流清涕、鼻塞、鼻痒等病证。青少年多见，属"鼻鼽"范畴。

（二）病因病机

1. 肺经寒邪、壅滞鼻窍

素有肺虚，脏腑阳气不足，寒邪外侵，得以客于肺经，壅滞鼻窍，宣降失调，遂致鼽嚏不止。《中藏经·论肺脏虚实寒热生死逆顺脉证之法》："肺气通于鼻，和则能知香臭矣。有寒则善咳，实则鼻流清涕。"隋·巢元方《诸病源候论·鼻涕候》："肺气通于鼻，其脏有冷，冷随气入乘于鼻，故使津涕不能自收。"

2. 肺气亏虚、卫外不固

多由于先天肺气不足，素体虚弱，或产后体虚，肺气不足，或病后失养，肺气虚弱，致肺气亏虚，卫外不固，腠理疏松，营卫失调，风寒、异气乘虚侵袭，痹阻鼻窍，发为嚏。

3. 脾气亏虚、化源不足

多由后天不足，脾气亏虚，气血不足，或脾阳不足，土不生金，化源不足，清阳不升，肺失所养，故脾虚则肺气不足，卫表不固，易感外邪侵袭，其鼻为嚏。

4. 肾阳亏虚、温运失职

多由素体肾虚，肾阳虚弱，或久病及肾，肾阳不足，或房劳过度，损伤肾气，或脾虚日久而致肾虚，肾阳不足，肺失温煦，卫表不固，易感外邪侵袭，或脾肾两虚，不能温化固摄水液，寒水上犯，以致清涕外注为鼽。如《医法圆通·鼻流清涕》说："肾络通于肺，肾阳衰而阴寒内生，不能收束津液，而清涕亦出。"

本病的发生与肺脾肾阳气亏虚，体质特异，卫外不固关系密切，不胜风寒异气或花粉等不洁之气侵袭，或因某些饮食物触发，致阵发性鼻痒、喷嚏、清涕长流，且反复发作。与督脉、足太阳经等经脉相关。

（三）诊断

（1）有变态反应家族史。

（2）20岁前多发。

（3）鼻痒和连续喷嚏：每天常有数次阵发性发作，随后鼻塞和流涕，尤以晨起和夜晚明显。鼻痒见于多数患者，有时鼻外、软腭、面部和外耳道等处发痒，季节性鼻炎以眼痒较为明显。

（4）大量清水样鼻涕：持续清水样鼻涕，但急性反应趋向减弱或消失时，可减少或变稠厚，若继发感染可变成黏脓样分泌物。

（5）鼻塞：程度轻重不一，单侧或双侧，间歇性或持续性，亦可为交替性。

（6）嗅觉障碍：如果是由于黏膜水肿、鼻塞而引起者，多为暂时性。因黏膜持久水肿导致嗅神经萎缩而引起者，多为持久性。

（四）鉴别诊断

1. 急性鼻炎

急性鼻炎早期为清水样涕，后变为黏液脓性鼻涕，患者可有低热和全身不适，以秋冬或冬春季之交多见，检查见鼻黏膜充血肿胀，有分泌物。病情一般经过7~14天便逐渐好转。过敏性鼻炎则出现鼻痒和连续喷嚏、大量持续清水样鼻涕，反复发作，多年难愈。

2. 慢性鼻炎

由急性鼻炎发展而来，轻者为单纯性鼻炎，重者为肥厚性鼻炎，鼻堵塞，轻者间歇或交替出现，重者持续性，鼻分泌物增多。检查见鼻黏膜充血肿胀，鼻道有少量黏液性分泌物，严重者黏膜表面凹凸不平，下鼻甲呈桑椹状变化，中鼻甲黏膜呈息肉样变。过敏性鼻炎以鼻痒和连续喷嚏为主。

3. 萎缩性鼻炎

患者有鼻塞、鼻内有臭味，并有脓痂，检查见鼻黏膜干燥萎缩，下鼻甲缩小鼻腔宽大，鼻内可有大量灰绿色污秽痂皮，有臭味，主要是鼻黏膜、骨膜和鼻甲骨萎缩所致，过敏性鼻炎出现鼻痒、连续喷嚏、鼻塞、大量清水样鼻涕，无异味。

（五）治疗

过敏性鼻炎多为肺、脾、肾等阳气虚弱，宣降、温运、气化失司所致，督脉为阳脉之海，鼻位于督脉循行之处，小周天疗法具有温补阳气、畅通经络的作用，治疗过敏性鼻炎有一定疗效，尤其病程较长者，对其他类型鼻炎也有一定效果。

（1）首先选取玉枕关、尾闾关治疗，玉枕关微镀针快速刺过皮肤，朝内上方纵行切割至骨，进行充分的纵行、横行切割松解。年龄较小、较大、体质较差，有肾虚症状者选取尾闾关，尾闾关微镀针快速刺过皮肤，朝下纵行切割至骶骨，进行充分的纵行、横行切割松解。

（2）其次在天突、大椎、上丹田、阳窍等进行治疗。

（3）配合运用督脉其他部位，尤其病情较重、病程较长者。

每次1穴，1~2天1次。

2. 辅助治疗

（1）针灸治疗：辨证选穴，多选任督脉、足太阳经等腧穴，重点面部、上背部腧穴，如迎香、风门、足三里、肺俞、脾俞、肾俞、气海等，可用针灸、火针等进行治疗，针灸每天1次。艾灸以热敏灸为宜，每天1次。火针3天1次。

（2）三伏贴、三九贴：选择穴位三伏贴、三九贴天贴服，每伏、每九1次，3年为1个疗程。

（3）内服中药：辨证治疗，每天1剂。

（4）外周理疗：可用各种理疗仪器对面部理疗。

（5）推拿：面部、头颈部、上背部推拿。

（6）注意保暖、戴口罩，预防感冒。

（6）加强体育锻炼，增强抵抗力。

（7）忌食寒凉食物。

（六）典型病例

张某，男，47 岁，2013 年 10 月 11 日初诊。鼻痒、鼻塞和连续喷嚏、清水样鼻涕 3 年，加重 1 个月。外院诊断为过敏性鼻炎，中西药物治疗多次，疗效不明显，呈进行性加重。1 个月来症状加重，频繁喷嚏、鼻塞、流清涕。现双侧下鼻甲及鼻前庭黏膜水肿，鼻甲轻度肥厚，脉浮寸脉弦紧，诊断为过敏性鼻炎，微铍针松解玉枕关，针毕鼻塞等明显改善，又松解尾闾关、上丹田、中丹田、下丹田、夹脊关、大椎、天突等，配合中药辨证治疗，共治疗 6 次，患者临床症状消失，随访半年，未复发。

六、慢性鼻窦炎

（一）概述

慢性鼻窦炎是以鼻流黄稠浊涕、前额及颌面部疼痛为主要表现的病证，由于急性鼻窦炎失治、误治发展而来，属"鼻渊""鼻漏"等范畴，青少年多见。

（二）病因病机

1. 肺经风热、结滞鼻窍

多因风热侵袭，邪毒犯肺，或风寒侵袭，郁而化热，形成风热，风热壅遏肺经，肺失宣降，使邪毒循经上犯，结滞鼻窍，灼伤鼻窦肌膜发病，既病之后，每遇外感即易诱发或加重。

2. 胆腑郁热、上蒸鼻窍

多因情志不畅，喜怒失节，损伤肝胆，胆失疏泄，气机郁滞，气郁化火，胆火循经上犯，移热于脑。或邪热犯胆，胆经热盛，上蒸于脑，伤及鼻窦，燔灼肌膜，热炼津液而为涕，迫津外渗发为本病。

3. 脾胃湿热、上犯鼻窍

多因脾胃素有蕴热，或嗜食酒醴肥甘辛辣之物，脾胃湿热内生，运化失常，清气不升，浊阴不降，湿热邪毒循经上犯，停聚鼻窦内，灼损鼻窦内肌膜所致。

4. 脾肺虚弱、邪气易干

多因素体脾肺气虚，或病变日久，耗伤肺脾之气，脾气虚弱，运化失健，清阳不升，气血运行不畅，营气难以上布鼻窍；运化失职，水湿内停，郁而化热，形成湿热，上蒸于鼻，发为本病；肺气不足，卫外不固，易为邪毒侵袭，"邪之所凑，其气必虚"，邪毒滞留鼻窍，凝聚于鼻窦，伤蚀肌膜而为病。

5. 肾阴不足、虚火上扰

素体肾阴不足，或鼻渊日久，热毒伤阴，阴精大伤，虚火内扰，余邪滞留不清，两者搏结于鼻窦，肌膜败坏，而成浊涕，发为鼻渊。

本病由于肺经风热、胆腑郁热、脾胃湿热等结滞鼻窍，或脾肺虚弱、肾阴不足、虚火上扰鼻窍所致，与任督二脉、手太阴肺经、手阳明大肠经等经脉相关，经脉郁滞或经脉亏虚发病。

（三）诊断

1. 好发群体

所有人群均易发生，低龄、年老体弱者更多见。

2. 症状

（1）脓涕：鼻涕多为脓性或黏脓性，黄色或黄绿色，量多少不定。

（2）鼻塞：轻重不等。

（3）嗅觉障碍：出现不同程度的嗅觉障碍。

（4）头痛一般无明显局部疼痛或头痛。如有头痛，常表现为钝痛或头部沉重感，白天重，夜间轻。前组鼻窦炎多表现前额部和鼻根部胀痛或闷痛，后组鼻窦炎的头痛在头顶部、后枕部。

（5）其他症状：有头昏、易倦、精神抑郁、萎靡不振、纳差、失眠、记忆力减退、注意力不集中、工作效率降低等症状。眼部有压迫感，亦可引起视力障碍，但少见。

3. 检查

鼻腔检查：以鼻腔上部变化为主，可见中鼻甲水肿或肥大，甚至息肉样变。前组鼻窦炎可见中鼻道及下鼻甲表面有黏脓性分泌物附着，后组鼻窦炎可见嗅裂及中鼻道后部存有黏脓液，严重者鼻咽部可见脓性分泌物。

鼻内镜检查：可见水肿、脓涕或息肉。

X线鼻窦摄片：可协助诊断。

（四）治疗

1. 小周天疗法

慢性鼻窦炎多由实火或虚火顺经络上犯，壅塞鼻窍所致，小周天疗法可调节任督二脉，进而调节其他经络，使经络疏通，治疗慢性鼻窦炎有一定疗效，病程较长者也有效果。

（1）首先选取玉枕关治疗，玉枕关微铍针快速刺过皮肤，朝内上方纵行切割至骨，进行充分的纵行、横行切割松解。尾闾关微铍针快速刺过皮肤，朝下纵行切割至骶骨，进行充分的纵行、横行切割松解。

（2）其次在天突、大椎、上丹田、阳窍等进行治疗。

（3）配合运用督脉其他部位，尤其病情较重、病程较长者。

每次1穴，1~2天1次。

2. 辅助治疗

（1）针灸治疗：辨证选穴，多选任督二脉、手太阴肺经、手阳明大肠经等腧穴、局部腧穴，如迎香、印堂、合谷、列缺、尺泽等，可用针灸进行治疗，针刺每天1次。艾灸以热敏灸效果最好，每日1次。

（2）三伏贴、三九贴：选择穴位三伏贴、三九贴贴服，每伏、每九1次，3年为1个疗程。

（3）内服中药：辨证治疗，每天1剂。

（4）外周理疗：可用各种理疗仪器对鼻窦部理疗。

（5）症状较重者可给予鼻窦置换。

（6）加强体育锻炼，增强体质，预防感冒。

（7）忌食辛辣肥厚食物。

（8）避免过度疲劳。

（五）典型病例

赵某，男，16岁，2013年3月22日初诊。鼻塞、头痛1年，患者1年前因感冒致鼻塞、头痛，在外院拍片诊断为鼻窦炎，经多次治疗，一直迁延未愈，多遇感冒诱发或加重。现患者鼻塞、有脓涕，头痛、呈跳痛，查见中鼻甲水肿、肥大，有脓性分泌物，诊为鼻窦炎。给予微铍针松解玉枕关，印堂、迎香穴埋线治疗，1周后复诊症状明显减轻，又微铍针松解上丹田、尾闾关、大椎、天突等，经 4 次治疗临床痊愈，半年后随访，未复发。

七、慢性咽炎

（一）概述

慢性咽炎为咽黏膜、黏膜下及淋巴组织的慢性炎引起的咽部不适、异物感、疼痛等病证。咽炎的病变在于咽喉，但其病理形成与肺、肝、胃、肾有密切关系。咽炎分为慢性单纯性咽炎、慢性肥厚性咽炎、萎缩性及干燥性咽炎、慢性过敏性咽炎、慢性反流性咽炎等。本病为临床常见病，病程长，症状容易反复发作。属"咽喉肿痛"范畴。

（二）病因病机

1.肺脾气虚，咽喉失养

脾胃虚弱，气血化生不足，清阳不升，咽失所养；或脾虚水湿不化，停聚成痰，肺虚水道通条失常，聚而为痰，阻滞清道，咽喉不利。

2.肺胃郁热，咽喉不利

嗜食辛辣炙煿厚味，烟酒过度，湿热内生，肺胃郁热内蕴，循经上熏，耗伤津液；或郁热煎炼津液成痰，痰热结滞清道，咽喉不利。

3.肾阳亏虚，咽喉失煦

肾阳亏虚，咽失温养；或命门火衰，阴盛于下，格阳于上，虚阳客于咽喉；或阳虚气化不利，津液凝结成痰，上干咽喉为病。

4.肝气郁结、气滞痰阻

因情志抑郁，思虑过度，致肝失疏泄，肝气郁结，气机阻滞，木克土，致脾失健运，水津不行，聚湿成痰，痰气相搏，壅阻咽嗌致成本病，反复发作。

5.阴虚火旺、咽失所养

反复感受外邪，或邻近器官邪毒侵袭，或热病之后致阴液耗损，肺肾阴亏，津不上承，咽失濡养；或因虚火内生，上灼于咽而生，房劳伤肾，水不济火；素体阴虚，郁而化火，循经上灼咽部，发为咽病。

5.气滞血瘀，咽喉不利

反复感受外邪，或脏腑阴阳气血失调，致久病入络，瘀血痹阻咽喉脉络，清道不利。

慢性咽炎由于肺胃郁热、阴虚火旺，循经熏蒸咽部，肝气郁结、气滞血瘀，阻塞咽部，或肺脾气虚，咽部失养等所致。与任脉、手太阴肺经、手阳明大肠经、足少阴肾、足阳明胃经等经脉有关，为经脉郁热、郁滞、亏虚为病。

（三）诊断

1. 病史

患者有 3 个月以上连续咽部不适感的病史。

2. 症状

可见咽部不适、异物感、痒感、灼热感、干燥感或刺激感、疼痛等。可伴有咳嗽、恶心、声音嘶哑等。

3. 咽部改变

咽部黏膜慢性充血，小血管曲张，呈暗红色，表面有少量黏稠分泌物或咽后壁多个颗粒状滤泡隆起，呈慢性充血状，咽侧索淋巴组织增厚呈条索状，或咽黏膜干燥、菲薄，覆盖脓性干痂，慢性单纯性咽炎咽黏膜慢性充血，小血管曲张，呈暗红色，表面有少量黏稠分泌物。慢性肥厚性咽炎咽后壁多个颗粒状滤泡隆起，呈慢性充血状，有时融合为一体，在淋巴颗粒隆起的顶部可形成囊状白点，破溃时可见黄白色渗出物，咽侧索淋巴组织可增厚呈条索状。慢性萎缩性咽炎或慢性干燥性咽炎咽部附有干痂，伴有口臭。检查见咽黏膜干燥、菲薄，重者呈鳞状、发亮，可覆盖脓性干痂。反流性咽喉炎查体同慢性单纯性及肥厚性咽炎，咽喉反流可能伴有声带小结、声带息肉而出现声嘶。

4. 影响因素

症状常在用嗓过度、气候突变、环境温度及湿度变化、情志刺激时加重，尤其以萎缩性及干燥性咽炎为著。

（四）鉴别诊断

1. 慢性扁桃体炎

慢性咽炎表现为咽异物感、咽痒、干燥、疼痛、刺激性干咳等不适症状，伴有间断于咽部咯出小米粒大小伴有臭味的黄色豆渣样物。慢性扁桃体炎的患者查体可见扁桃体可有增生肥大、扁桃体表面瘢痕、凹凸不平与周围组织粘连或扁桃体隐窝内可见栓塞物。

2. 咽部或临近部位的良恶性肿物

良性肿物如口咽及下咽部乳头状瘤、纤维瘤、血管瘤、脂肪瘤、平滑肌瘤、神经鞘瘤等，口咽及下咽、鼻咽、喉、食管的恶性肿瘤如鳞状细胞癌、肉瘤、淋巴瘤等。口咽及下咽、鼻咽及喉部病变可通过耳鼻咽喉科专科查体、鼻内镜及纤维喉镜予以发现；早期的食管癌患者在出现吞咽功能障碍以前，常仅有咽部不适或胸骨后压迫感，较易与慢性咽炎混淆，应行食管造影、食管镜检查予以确诊。对中年以上的患者，若无既往明显咽炎症状，出现咽部不适时，应行相应的详细检查。

（五）治疗

小周天疗法治疗慢性咽炎有一定疗效，尤其病程较长者。

（1）首先选取玉枕关、尾闾关治疗，玉枕关微铍针快速刺过皮肤，朝内上方纵行切割至骨，进行充分的纵行、横行切割松解。尾闾关微铍针快速刺过皮肤，朝下纵行切割至骶骨，进行充分的纵行、横行切割松解。

（2）其次在天突、大椎、上丹田、阳窍等进行治疗。

（3）其他部位配合运用，尤其病情较重、病程较长者。

每次1穴，1~2天1次。

2. 辅助治疗

（1）针灸治疗：辨证选穴，多选任脉、手太阴肺经、手阳明大肠经、足少阴肾、足阳明胃经等腧穴，如少商、商阳、列缺、鱼际、大椎、合谷、曲池、照海、内庭等，可用针灸、火针、点刺放血等进行治疗，针灸每天1次，火针3天1次。相关井穴点刺放血，3天1次。

（2）内服中药：辨证治疗，每天1剂。

（3）外周理疗：可用各种理疗仪器对面部、头颈部理疗。

（4）避免感冒等急性咽炎发作。

（5）忌食烟酒辛辣食物，减少情志刺激。

（六）典型病历

袁某，女，47岁，2013年3月11日初诊。咽部异物感5年，患者5年前与人发生口角后咽部不适、有异物感，在外院就诊，诊断慢性咽炎，口服药物后症状改善不明显，经朋友介绍前来就诊。查咽部黏膜慢性充血，小血管曲张，呈暗红色，表面有少量黏稠分泌物、咽后壁有多个颗粒状滤泡隆起，呈慢性充血状，咽侧索淋巴组织增厚，呈条索状，脉弦紧，诊断为慢性咽炎。给予微铍针松解玉枕关，针毕即感咽部异物感消失，又给予尾闾关、上丹田、下丹田、大椎、天突等治疗，配合中药辨证治疗，共治疗 6 次，临床痊愈，随访半年，无复发。

八、痛经

（一）概述

痛经为最常见的妇科病证之一，指行经前后或月经期出现下腹部疼痛、坠胀，伴有腰酸或其他不适。痛经分为原发性痛经和继发性痛经两类，原发性痛经指生殖器官无器质性病变的痛经，占痛经 90% 以上；继发性痛经指由盆腔器质性疾病引起的痛经，又称经行腹痛。小周天疗法治疗原发、继发两类，以原发性疗效好。

（二）病因病机

1. 七情内伤、气滞血瘀

素体抑郁，或情志不舒，或七情过度，肝失疏泄，气机失调，肝郁气滞，气滞则血瘀，血行不畅，阻滞于冲任经脉，胞中经血壅滞，不通则痛。

2. 寒湿凝滞、胞络不通

多因经期冒雨涉水受寒，或衣被过少，风寒侵袭，或空调、风扇过凉，损伤阳气，或嗜食寒凉，脾胃受损，寒湿伤于下焦，客于胞中，经血为寒湿凝滞，气血不通而致疼痛。

3. 湿热下注，瘀阻胞宫

素体湿热内蕴，流注冲任，阻滞气血运行，或经期、产后摄生不慎，感受湿热之邪，稽留于冲任、胞中，与血相搏，蕴结宫中，气血不畅，或脾虚水湿内停，郁而化热，形成湿热，湿热下注冲任，气机胞络壅滞不通，不通则痛。

4. 气血虚弱、胞宫失养

素体脾胃虚弱，气血不足，或大病久病之后，气血亏虚，或疲劳过度，耗伤气血，经行之后，血海愈空，胞脉失养，不荣则痛，而致疼痛。

5. 肝肾亏虚、胞宫失润

素体虚弱，肝肾不足，或多产房劳，以致精亏血少，或久病及肾，导致肾虚，精血亏虚，冲任不盛，经行之后，血海空虚，胞脉失养，不荣而痛。亦有素禀阳虚，阴寒内生，冲任、胞宫失于温养而凝滞，不得畅通而痛经。

痛经的发生常由情志所伤、起居不慎，或六淫为害，或先天禀赋不足等因素，致使冲任、胞宫气血运行不畅，因不通而痛；或致冲任、胞宫失于濡养，因不荣而痛。痛经病位在冲任、胞宫，与足太阴经、足少阴经等经脉有关，变化在气血，表现为痛证。

（三）诊断

（1）原发性痛经青春期多见，常在初潮后 1~2 年内发病。

（2）疼痛多自月经来潮后开始，最早出现在经前 12 小时，以行经第 1 日疼痛最剧烈，持续 2~3 日后缓解。可呈酸痛、冷痛、胀痛、刺痛、隐痛、坠痛、绞痛、痉挛性痛、撕裂性痛等，过度紧张焦虑、悲伤、过劳或受冷等加重，疼痛常呈痉挛性，位于下腹部耻骨上，可放射至腰骶部和大腿内侧。

（3）可伴有乳房胀痛、肛门坠胀、胸闷、烦躁、悲伤易怒、心惊、失眠、头痛、头晕、恶心、呕吐、胃痛、腹泻、倦怠乏力、面色苍白、四肢冰凉、冷汗淋漓、虚脱昏厥等症状。

（4）妇科检查及辅助检查多无异常发现。

（四）鉴别诊断

1. 子宫内膜异位症

子宫内膜异位症痛经较重，为继发、渐进性，子宫一致性胀大，不孕、性交疼痛、进行性加剧的周期性直肠刺激症状，表现为直肠、肛门、外阴部坠胀、坠痛、里急后重感和大便次数增多，部分出现经期尿急、尿频等周期性膀胱刺激症状，若病变侵犯膀胱黏膜则有周期性血尿和疼痛。

2. 慢性盆腔炎

慢性盆腔炎与痛经都有经行腹痛，但慢性盆腔炎腰骶部及小腹坠痛，劳累后加重，白带量多，有异味，月经提前，量多，甚至经期延长，妇科检查有慢性盆腔炎的体征，痛经白带无异常，妇科检查无异常。

3. 子宫肌瘤

子宫肌瘤与痛经皆可出现月经不调，子宫肌瘤月经周期缩短、经量增多、经期延长，甚或持续性不规则流血、下腹坠胀、腰背酸痛、白带多，子宫增大，如压迫邻近器官可出现尿频、尿急、便秘、里急后重、肾盂积水等，严重时合并不孕、贫血。妇科检查、超声波检查可发现子宫肌瘤，痛经经量无异常，妇科检查多无异常发现。

（五）治疗

1. 小周天疗法

痛经为任脉病变，与足太阴经、足阳明经等经脉相关，任脉为小周天主脉，足太阴经与小周天关系最为紧密，故小周天疗法治疗痛经疗效肯定，对于原发性、继发性都有疗效，以原发较好。

（1）首先选取尾闾关、玉枕关治疗，尾闾关微铍针快速刺过皮肤，朝下纵行切割至骶骨，进行充分的纵行、横行切割松解。玉枕关微铍针快速刺过皮肤，朝内上方纵行切割至骨，进行充分的纵行、横行切割松解。

（2）其次在下丹田、夹脊关等进行治疗。

（3）配合运用任督脉其他部位，尤其病情较重、病程较长者。

每日1次，每次1~2穴。

2. 辅助治疗

（1）针灸治疗：辨证选穴，多选任脉、足太阴经、足少阴经等腧穴，下腹部、腰骶部腧穴，如中极、三阴交、地机、次髎、血海、归来、太溪等，可用针灸、放血、火罐等治疗，针刺每天1次。对于虚寒型给予艾灸，以热敏灸最好，每天1次。放血后加拔火罐，2天1次。

（2）内服中药：辨证治疗，每天1剂。

（3）推拿：下腹部、腰骶部等推拿治疗。

（4）理疗：下腹部、腰骶部给予理疗。

（5）注意不要受凉，避免精神紧张。

（六）典型病例

焦某，女，18岁，学生，2014年11月25日初诊。痛经4年。4年前初潮开始每逢经期来潮，则少腹剧烈疼痛，疼痛呈阵发性绞痛，伴有恶心欲吐、腰酸、畏寒、四肢厥冷等，多次服用西药、中药等疗效不明显，现在患者小腹痛难忍、面色苍白、手足冰凉、舌质淡红、舌苔薄白、脉细弦，诊为原发性痛经。给予微铍针松解玉枕关、尾闾关治疗，针毕疼痛明显减轻，又给予夹脊关、下丹田、命门、阳性反应点等松解，每个月经周期松解2次，同时配合中药温经汤加减口服，经过3个月经周期的治疗，患者月经来潮未再疼痛，3个月后随访，无复发。

九、乳腺增生症

（一）概念

乳腺增生症是乳腺上皮和纤维组织增生，乳腺组织导管和乳小叶在结构上的退行性病变及进行性结缔组织的生长出现乳房周期性胀痛、乳房肿块等的病证。乳腺增生症是女性最常见的乳房疾病，其发病率占乳腺疾病的首位，近些年来该病发病率呈逐年上升的趋势，年龄也越来越低龄化，多见于25~45岁的女性，乳腺增生属于"乳癖""乳核""乳痰"等范畴。

（二）病因病机

1. 七情内伤、气滞血瘀

肝主疏泄，通调气机，又影响冲任二脉的通畅，七情过度，或悲或喜，或忧虑，皆可致七情内伤，肝失条达，肝郁气滞，气机运行不畅，气血瘀滞于经脉，乳房脉络瘀阻而发病，不通则痛，引起乳房疼痛。患乳腺增生症后，遇到情志刺激又会使症状加重。

2. 劳倦内伤、冲任失养

由于工作操劳过度，尤其是长期体力透支，自我加压，以及社会环境、生活习惯、心理、生理诸多因素，导致劳力过度，损伤肾脏及脾胃，肾脏损伤，消耗元气，精血不足，脾胃受损，脾胃虚弱，气血化源不足，精气血无以灌养冲任，冲任失调而成本病。

3. 痰浊内生、阻结于乳

若先天不足，脾胃虚弱，失于健运，水湿内停，聚湿成痰，或贪凉饮冷、暴饮暴食，损伤脾胃，脾失健运，则清阳不升，浊阴不降，留于中焦，生湿聚痰，或肝郁脾虚，脾失健运，水湿内停，或肝主疏泄，肝气条达则气行，可推动津液顺利布散于全身，肝失疏泄，气滞则津液停留于身体局部，或肝郁气滞化火，炼液成痰，痰气结于乳房而成乳癖。

乳腺增生病变部位在乳房，与肝、脾胃、肾等脏腑有关，痰湿、血瘀、气滞凝滞日久，痰瘀互结而成乳癖。与任脉、足阳明胃经、足厥阴肝经、足太阴脾经等经脉皆有关。

（三）诊断

1. 乳房周期性疼痛

起初为胀痛，月经前疼痛加剧，行经后疼痛减退或消失，疼痛性质分为胀痛、刺痛、窜痛、隐痛或触痛，严重者经前经后均呈持续性疼痛。有时疼痛向腋部、肩背部、上肢等处放射，疼痛多为双侧，也可单侧，患者常感情志不畅或心烦易怒，遇到生气等情绪变化、劳累、天气变化时加重。

2. 乳房肿块

肿块可发于单侧或双侧乳房内，单个或多个，好发于乳房外上象限，亦可见于其他象限。肿块形状有片块状、结节状、条索状、颗粒状等，其中以片块状为多见。肿块边界不明显，质地中等或稍硬韧，活动好，与周围组织无粘连，常有触痛。肿块大小不一，小者如粟粒般大，大者直径可逾 3~4cm。乳房肿块也随月经周期而变化，月经前肿块增大变硬，月经来潮后肿块缩小变软。

3. 触痛

乳房可有触压痛，以外上侧及中上部为明显。

4. 乳头溢液

少数患者可出现乳头溢液，为自发溢液，草黄色或棕色浆液性溢液。

5. 月经失调

可兼见月经前后不定期，量少或色淡，可伴痛经。

6. 钼靶 X 片检查

结节型见孤立、密集、散在结节，平均颗粒直径 3~4cm。小片状、小球型、半原型致密团型见密度较高，为瘤样增大。大片状、肥厚型见高致密为主，边界清楚。

（四）鉴别诊断

1. 乳腺纤维腺瘤

乳腺纤维腺瘤与乳腺增生症均可见到乳房肿块，单发或多发，质地韧实。乳腺增生症病的乳房肿块大多为双侧多发，偶有单侧单发，肿块大小不一，呈结节状，片块状或颗粒状，质地一般较软，可呈硬韧，多伴有经前乳房胀痛，触之疼痛，且肿块的大小随月经而发生周期性的变化，发病以中青年为多。乳腺纤维腺瘤的乳房肿块大多为单侧单发，多为圆形或卵圆形，边界清楚，活动度大，质地一般韧实，亦有多发者，一般无乳房胀痛，或有轻度经期乳房不适，无触痛，肿块不随月经周期而变化，以 20~25 岁最多见，乳腺纤维腺瘤在钼靶 X 片表现为圆形或卵圆形密度均匀的阴影及环形透明晕。

2. 乳腺癌

均有乳房肿块，但乳腺增生病肿块质地较软，或中等硬度，肿块多为双侧多发，大小不一，为结节状、片块状或颗粒状，活动与皮肤及周围组织无粘连，肿块的大小随月经周期、情绪变化，肿块生长缓慢，好发于中青年女性。乳腺癌的肿块质地较硬，有的坚硬如石，肿块大多为单侧单发，可呈圆形、卵圆形、不规则形，活动度差，与皮肤及周围组织发生粘连，肿块与月经周期及情绪变化无关，可在短时间内迅速增大，呈进行性加重，多发于中老年人。

（五）治疗

1. 小周天疗法

乳腺增生为气机失常、经脉郁滞、郁结，痰瘀互结所致，小周天疗法通调经脉、调畅气机，故治疗乳腺增生疗效肯定，尤其病程较长、反复发作者，也有较好疗效。

（1）首先取玉枕关、尾闾关治疗，玉枕关微铍针快速刺过皮肤，朝内上方纵行切割至骨，进行充分的纵行、横行切割松解。

（2）其次在天突、夹脊关、大椎、中丹田、下丹田等进行治疗。

（3）配合运用任督脉其他部位，尤其病情较重、病程较长者。

每日 1 次，每次 1~2 穴。

2. 辅助治疗

（1）针刺治疗：可用针灸、火针、浮针、九针等治疗。针刺辨证选穴，多选任脉、足阳明胃经、足厥阴肝经、足太阴脾经等腧穴，局部、同侧背部等腧穴，如人迎、膻中、足三里、期门、三阴交、内关、太冲、血海、阿是穴等，每天 1次。火针选取局部及周围腧穴，3 天 1 次。浮针对准增生处从后上向前下，2 天 1次。九针用于背部脊柱两侧的治疗。

（2）内服中药：辨证治疗，每天 1 剂。

（3）推拿：局部、背部、腋下推拿，每天 1 次。

（4）理疗：可以局部理疗。

（5）宜心情舒畅，减少精神刺激。

（六）典型病例

张某，女，38 岁，2014 年 5 月 26 日初诊。双侧乳房胀痛 3 年，加重 2 个月。3 年前双乳疼痛，每行经期加重，有包块，外院检查诊为乳腺增生，经中西药物治疗，效果不明显。2 个月来加重，现双乳胀痛，连及腋下，双乳外上部有包块，轻压痛，伴有心烦、胸闷等，诊断为乳腺增生。给予玉枕关、夹脊关微铍针松解治疗，1 次疼痛缓解，又给予尾闾关、中丹田、下丹田、大椎等松解，同时配合中药辨证治疗，治疗 5 次后患者乳房胀痛消失，随访半年，未见复发。

十、不孕症

（一）概述

不孕症为 1 年内未采取任何避孕措施，性生活正常而没有成功妊娠病症。主要分为原发性不孕及继发性不孕。原发不孕为从未受孕；继发不孕为曾经怀孕以后又不孕。大约有 10%~15% 的育龄夫妇存在不孕症。

（二）病因病机

1. 肾气虚弱、冲任失调

肾藏精，主生长、发育与生殖，若先天肾气不足，精气不充，或房事不节，损伤于肾，或久病伤肾，肾气暗耗，皆可导致肾气虚弱，冲任虚衰，胞脉失养，不能摄精成孕；若肾阳不足，命门火衰，冲任失于温煦，阴寒内生，不能摄精成孕；若肾阴不足，精血亏损，胞失滋润，甚或阴虚火旺，血海蕴热，冲任失调，均不能摄精成孕，发为不孕症。

2. 七情内伤、肝气郁结

七情内伤，情怀不畅，善感多怒，疏泄失常，气机不利，肝气郁结，气滞则血瘀，血运不畅，冲任不得相资，难以摄精成孕。或肝郁化火，郁热内蕴，可致疏泄失常，气血不调，冲任失和，胞宫不能摄精成孕。或肝郁克脾，脾气虚弱，运化失职，化源不足，气血亏虚，冲任血少，亦难以受孕。或暴怒伤肝，肝脏阴血不足，冲任失和，胞宫失养，而致不孕。

3. 瘀血内停、胞脉阻滞

情志内伤，气机不畅，气滞则血瘀，血随气结，胞脉阻滞，或经期、产后，余血未净，胞宫空虚，外邪侵袭，留滞胞络，或外伤血溢脉外，瘀血内停，瘀滞冲任，皆可致胞宫、胞脉阻滞不通导致不孕。

4. 痰湿内滞、胞络受阻

寒湿外侵，困扰脾胃，脾胃受损，失于健运，水湿内停，聚而成痰，形成痰湿，或素体肥胖，恣食厚味，脾虚不运，痰湿内生，或劳倦内伤，脾胃气弱，健运失司，水湿内停，或肝郁脾虚，脾失健运，水湿内停，或肾虚气化失司，水湿内生，湿聚成痰，流注下焦，滞于冲任，壅阻胞宫，不能摄精成孕。

5. 阴血不足、胞宫失养

体质素弱，阴血不足，或脾气虚弱，化源不足，血气生化无力，或因失血伤阴，以致阴血不足，冲任空虚，胞宫失养，血少不能摄精成孕。

本病由于肾气虚弱、冲任失调、阴血不足、胞宫失养，或气滞、血瘀、痰浊阻滞胞脉所致。与任脉、冲脉、足太阴经、足少阴经、足太阳经等经脉有关。

（三）诊断

（1）有正常性生活的夫妻，没有避孕1年后仍不怀孕。

（2）月经紊乱：①经期延长，常见于黄体功能不全及子宫内膜炎症。②经量改变，经量过多、过少。③月经周期改变，月经提早或延迟。

（3）白带异常：有阴道炎、宫颈炎、宫颈糜烂、子宫内膜炎、附件炎、盆腔炎及各种性传播疾病存在时会出现白带增多、色黄、有气味、呈豆腐渣样或水样，或伴外阴痒痛等，而这些疾病又都可不同程度地影响受孕。

（4）溢乳：非哺乳期乳房自行或挤压后有乳汁溢出，多提示有下丘脑功能不全、垂体肿瘤、泌乳素瘤或原发性甲状腺功能低下、慢性肾衰竭等疾病，也可以由避孕药及利血平等降压药引起。溢乳常常合并闭经导致不孕。

（5）痛经：子宫内膜异位、盆腔炎、子宫肌瘤、子宫发育不良、子宫位置异常等疾病存在时可出现行经腹痛。

（6）闭经：年龄超过18岁尚无月经来潮，月经来潮后又连续停经超过6个月。闭经引起的不孕为数不少。

（7）月经前后诸症：少数妇女月经前后周期性出现"经前乳胀""经行头痛""经行泄泻""经行浮肿""经行发热""经行口糜""经前面部痤疮""经行风疹块""经行抑郁或烦躁"等一系列症状常因内分泌失调而黄体功能不健引起，常可导致不孕。

（8）腹痛：慢性下腹、两侧腹隐痛或腰骶痛常常是在有盆腔炎、子宫肌炎、卵巢炎、子宫内膜异位症时出现。

（9）检查

系统检查：全身检查了解患者的病情，生殖系统检查有视诊、触诊，阴道窥镜检查、内诊，了解女性的阴道、子宫、宫颈、输卵管、卵巢及盆腔的大致情况。

排卵检测：通过基础体温测定以及宫颈黏液检查或激素测定来判断，排卵是否正常。

输卵管通畅检查：通过通气检查、输卵管造影检查等，了解输卵管通畅与否，以及子宫输卵管发育是否正常，有无畸形等。

子宫内膜检查：通过子宫内膜活检了解子宫内膜的功能效果。

内分泌功能测定：在月经周期的不同时间做血清雌激素、孕激素水平的测定，了解卵巢功能的情况，测定基础代谢率，了解甲状腺功能。

（四）治疗

1. 小周天疗法

小周天疗法调节任督二脉，直接对冲任进行调节，进而对奇经八脉、十二经脉、脏腑进行调节，治疗不孕有一定疗效。

（1）首先选取尾闾关、玉枕关治疗，尾闾关微铍针快速刺过皮肤，朝下纵行切割至骶骨，进行充分的纵行、横行切割松解。玉枕关治疗，玉枕关微铍针快速刺过皮肤，朝内上方纵行切割至骨，进行充分的纵行、横行切割松解。

（2）其次在下丹田、夹脊关等进行治疗。

（3）配合运用任督脉其他部位，尤其病情较重、病程较长者。

每日1次，每次1~2穴。

2. 辅助治疗

（1）通过对男女双方检查，明确不孕原因，是否为治疗范围。

（2）针灸治疗：针刺辨证选穴，多选任脉、足太阴经、足少阴经、足太阳经等腧穴，下腹部、腰骶部等腧穴，如肾俞、太溪、三阴交、归来、次髎等，每天1次。艾灸下腹部、足太阴经、足太阳经等腧穴，以热敏灸为最好，每天1次。也可给予埋线治疗，每次5~7穴，每月1次。

（3）内服中药：辨证治疗，每天1剂。

（4）推拿：下腹部、腰骶部等推拿治疗。

（5）理疗：下腹部、腰骶部等理疗。

（5）注意调节好心态，解除紧张与压力。

十一、更年期综合征

（一）概述

更年期综合征又称围绝经期综合征，指妇女绝经前后出现性激素波动或减少所致的一系列以自主神经系统功能紊乱为主，伴有神经心理症状的一组症候群，如月经紊乱、眩晕、耳鸣、烘热汗出、面红潮热、烦躁易怒、肢面浮肿等各种症状，也称绝经前后诸症、经断前后诸症。

（二）病因病机

1. 肝肾阴虚、虚火上炎

肾为先天之本，元气之根，主管人体的生殖、生长、发育，为人体活动的物质基础，肾气的盛衰主宰天癸的至与衰，肾气盛，天癸至，肾气衰，天癸竭，《素问·上古天真论》："女子……七七，任脉虚，太冲脉衰少，天癸竭，地道不通，故形坏而无子也。"如素体虚弱，肝肾阴虚，或失血耗液，或因疾病损伤肝肾，或产育过多，房劳过度，肾阴受损，或七情过极，肝郁化火，灼伤阴液等，致使营阴暗耗，精血亏虚，阴虚火旺而出现本类证候。

2. 脾肾阳虚、温运失常

素体脾肾不足，阳气衰弱，或因劳累过度，房事不节，损伤肾阳，或久病损伤，肾阳亏虚，或脾阳不足，日久累及肾阳，致脾肾阳虚，或肾阳不足而不能温煦脾阳，致脾阳亦虚等，阳气虚弱，阴寒内生，脏腑功能衰退而致本病。

3. 阴阳俱虚、功能低下

绝经之际，多精血亏虚，肾阳失温，真阴真阳亏虚，亦有肾阴亏虚，阴损及阳，脾肾阳虚，阳损及阴，最后导致阴阳两虚，功能低下，不能激发、推动机体的正常生理活动而致诸症丛生。

4. 心脾两虚、心神失养

多由素日心脾不足，或因思虑过度，劳伤心脾，复断经之年肾虚精亏，脏腑功能减退，致心脾不足，或思虑过度，耗伤阴血，阴血亏虚，年至七七，阴血益亏，不能濡养心神，故而出现心悸等。

5. 心肾不交、水火失济

正常之人，心火下温于肾，使肾水不寒，肾水上济于心，使心阳不亢，称为心肾相交，水火既济，经断之时，真阴不足，肾精亏虚，肾水不能上济于心，心火妄动，心火又不能下归于肾，心肾不能相交，神失所养，以致使心肾失济而成本病，出现心烦、失眠等。

6. 七情所伤、气滞血瘀

多因心胸狭窄，心情不畅，恼怒抑郁，导致肝失疏泄，肝气郁结，气机不调，气滞血瘀，或肝气郁结，经绝之际，脾虚气弱，易致肝气乘脾，致使肝郁脾虚，或肝气郁结，木气克土，脾失健运，水湿运行受阻，聚湿为痰，痰气互结，阻遏气机升降，而导致本病。

本病多由于年老体衰，肾气虚弱或受产育、精神情志等因素的影响，使阴阳失去平衡，引起心、肝、脾、肾等脏腑功能紊乱所致。而肝肾阴虚，阳失潜藏，亢逆于上，是本病的主要病机。涉及任脉、冲脉、足太阴经、足少阴经、足太阳经等经脉。

（三）诊断

1. 病史

多发生于45~55岁。

2. 症状

月经周期改变：或月经周期延长，经量减少，最后绝经。或月经周期不规则，经期延长，经量增多，甚至大出血或出血淋漓不断，然后逐渐减少而停止。或月经突然停止。

血管舒缩症状：潮热、出汗，潮热起自前胸，涌向头颈部，然后波及全身，少数妇女仅局限在头、颈和乳房。在潮红的区域患者感到灼热，皮肤发红，紧接着爆发性出汗。持续数秒至数分钟不等，发作频率每天数次至30~50次。夜间或应激状态易促发。

可出现轻重不等的症状，有人在绝经过渡期症状已开始出现，持续到绝经后2~3年，少数人可持续到绝经后5~10年症状才有所减轻或消失。人工绝经者往往在手术后2周即可出现围绝经期综合征，术后2个月达高峰，可持续2年之久。

3.检查

促卵泡生成激素升高,雌二醇与黄体酮水平下降。

(四)治疗

1.小周天疗法

更年期综合征多由肾精不足、冲任亏虚所致,小周天与肾关系密切,通过小周天的调节,能调节脏腑,疏通经脉,故小周天疗法治疗更年期综合征有一定疗效。

(1)首先,选取尾闾关、玉枕关治疗,尾闾关微铍针快速刺过皮肤,朝下纵行切割至骶骨,进行充分的纵行、横行切割松解。玉枕关微铍针快速刺过皮肤,朝内上方纵行切割至骨,进行充分的纵行、横行切割松解。

(2)其次在上丹田、中丹田、下丹田、夹脊关等进行治疗。

(3)配合运用任督脉其他部位,尤其病情较重、病程较长者。

每日1次,每次1~2穴。

2.辅助治疗

(1)针灸治疗:可用针灸、耳针等进行治疗,针刺辨证选穴,多选任脉、足太阴经、足少阴经、足太阳经等腧穴,如命门、三阴交、肾俞、太溪、照海、血海等,每天1次。耳穴压豆,3天1次。

(2)内服中药:辨证治疗,每天1剂。

(3)避免精神刺激,保持心情舒畅,加强体育锻炼。

(五)典型病例

王某,女,50岁,教师,2015年6月20日初诊。失眠、烦躁欲死3个月。患者半年来月经不规律,时间延长,经量减少,3个月来出现失眠、心烦,逐渐加重,心情郁闷,烦躁欲死,异常痛苦,伴有身体忽冷忽热等,诊为更年期综合征,给予尾闾关治疗,失眠、心烦减轻,第二次玉枕关治疗,失眠、忽冷忽热消失,烦躁进一步减轻,第三次天突、中丹田治疗,心烦消失,后又在下丹田、夹脊关、阳性反应点等治疗3次,诸症消失,3个月后随访,一切正常。

十二、带下病

（一）概述

带下症是以阴道分泌物量多为主，带下色白、质稀、味腥，或色黄、质稠如涕如脓，且连绵不断，或伴全身、局部症状者的病证。古有五色带之名，尤以白带、黄带为多见。多因脾虚湿热，或寒湿困脾而致冲任不固，带脉失约所致。可见于西医学的阴道炎、子宫颈炎、盆腔炎、卵巢早衰、闭经等疾病引起的带下增多等。

（二）病因病机

1. 脾气虚弱、水湿内停

饮食不节，损伤脾胃，或劳倦过度，劳则气耗，脾气受损，或忧思气结，损伤脾气，皆可导致脾气虚弱，运化失职，水湿内停，湿浊停聚，流注下焦，伤及任带，任脉不固，带脉失约，而致带下病。

2. 肾气虚弱、水湿下注

素体肾气不足，或房劳多产，或恣情纵欲，肾气损伤，肾气虚损，气化失常，水湿内停，下注冲任，损及任带，而致带下病。肾阳虚损，封藏失职，精关不固，精液滑脱，白带增多，而致带下病。亦有肾阴偏虚，相火偏旺，灼伤血络，任带失因而带下赤白者。

3. 湿热下注、湿毒蕴结

脾气虚弱，运化失职，水湿内停，郁久化热，形成湿热，或情志不畅，肝郁化火，肝热脾湿，湿热互结，流注下焦，损及任带，约束无力，而成带下病，或经期产后，胞脉空虚，忽视卫生，或久居阴湿之地，湿热外侵，或房室不洁，热毒侵袭，或手术损伤，以致感染湿毒，损伤任带，约束无力，而成带下病。

本病由于脾肾气虚，水湿下注，或湿热蕴结，流注于下所致。与任脉、带脉、足太阴经、足太阳经等经脉相关。

（三）诊断

1. 病史

患者多有经期、产后不洁，或手术后感染、手术切除双侧卵巢、盆腔放疗、肿瘤化疗、产后大出血等病史。

2. 症状

带下量较平时明显增多，色、质、味异常，或伴有外阴、阴道瘙痒、灼热、疼痛等局部症状，或伴有全身症状者。

（四）鉴别诊断

带下过多者应注意与经间期出血、漏下、阴疮、癥瘕等疾病区别。

1. 经间期出血

是指在两次月经中间出现少量规律性阴道出血，注意与白带变红鉴别。

2. 漏下

是指经血非时而下，淋漓不尽，月经周期、经期、经量等异常。而赤带无周期性、规律性，部分患者月经正常。

3. 癥瘕

胞宫内癥瘕部分表现为脓性白带或黄带或赤白带，多伴臭味，腹部有包块。而赤带、黄带或赤白带等带下增多，妇检、B超可确诊。

（五）治疗

1. 小周天疗法

带下病为奇经八脉病变，小周天疗法通过调节任督二脉，进而调节奇经八脉，故治疗带下病有一定的疗效。

（1）首先，选取尾闾关、玉枕关治疗，尾闾关微铍针快速刺过皮肤，朝下纵行切割至骶骨，进行充分的纵行、横行切割松解。玉枕关微铍针快速刺过皮肤，朝内上方纵行切割至骨，进行充分的纵行、横行切割松解。

（2）其次在下丹田、夹脊关等进行治疗。

（3）配合运用任督脉其他部位，尤其病情较重、病程较长者。

每日1次，每次1~2穴。

2. 辅助治疗

（1）针灸治疗：可用针灸、火针等进行治疗，针灸辨证选穴，多选任脉、足太阴经、足太阳经等腧穴，如中极、三阴交、白环俞、脾俞、肾俞、带脉、阴陵泉等，每天1次。艾灸以热敏灸为好，每天1次。火针3天1次。

（2）内服中药：辨证治疗，每天1剂。

（3）理疗：下腹部、腰骶部给予理疗。

（4）注意个人卫生。

十三、银屑病

（一）概述

银屑病俗称牛皮癣，是一种常见的具有特征性皮损的慢性易于复发的炎症性皮肤病。初起为炎性红色丘疹，粟粒至绿豆大小，以后逐渐扩大或融合成为棕红色斑块，边界清楚，周围有炎性红晕，基底浸润明显，表面覆盖多层干燥的灰白色或银白色鳞屑。轻轻刮除表面鳞屑，逐渐露出一层淡红色发亮的半透明薄膜，称薄膜现象。再刮除薄膜，则出现小出血点，称点状出血现象。白色鳞屑、发亮薄膜和点状出血是诊断银屑病的重要特征，称为三联征。寻常型银屑病皮损从发生到最后消退大致可分为三个时期：进行期、静止期、退行期。属"癣"的范围。

（二）病因病机

1. 血热毒盛、外发肌肤

长期精神紧张，情志不畅，心情急躁、夜卧失眠、操劳疲惫、心绪烦扰、七情内伤、气机壅滞，郁久化火，以致火热亢盛；或因饮食失节，过食辛辣刺激、嗜酒过度、腥发动风的食物，以致脾胃失和、水湿内停，气机不畅、郁久化热，形成湿热，内蕴湿热，外发肌肤；或风邪外侵，伏于营血，血热毒盛，毒邪侵害人体，积聚皮肤腠理而致，湿热毒邪蕴结体内，浸淫肌肤是发病的原因。

2. 血瘀内阻、皮失所养

多由于情志不调，七情内伤，气机郁滞，血行不畅，而致气滞血瘀，瘀血内停，皮肤失养所致，或其他原因致瘀血内阻，新血则不达，皮肤失养等，瘀血为牛皮癣形成的重要原因，银屑病患者有明显的微循环和血液流变学变化，其异常程度与银屑病的病情有关。

3. 血虚风燥、皮肤失养

多由于脾气虚，化源不足，不能生化而继见血少，或久病不愈，气血两伤，或因失血，气随血耗致气血两虚所致，亦有病程迁延日久，耗阴伤血，而致阴虚血燥，肌肤失其养，血燥生风而起层层白屑，由营血亏损、生风生燥、肌肤失养而成。

4.肝肾亏损、肌肤失养

肝肾亏虚，体内阴液不足，阴不制阳，虚风内生，发为肌肤，肝肾亏虚，先天之阴不足，肺阴失养，导致肺阴不足，肺主皮毛，皮毛失养而发为本病。

病变由于血热毒盛，外发肌肤，或气血不足、肝肾亏虚，肌肤失养，或瘀血内阻，皮肤失养所致。与手阳明经、足太阴经、足太阳经等经脉相关，多为经脉郁热、郁滞为病。

（三）诊断

（1）临床表现和皮疹特点：初起为炎性红色丘疹，约粟粒至绿豆大小，以后逐渐扩大或融合成为棕红色斑块，边界清楚，周围有炎性红晕，基底浸润明显，表面覆盖多层干燥的灰白色或银白色鳞屑。轻轻刮除表面鳞屑，逐渐露出一层淡红色发亮的半透明薄膜。再刮除薄膜，则出现小出血点。白色鳞屑、发亮薄膜和点状出血是诊断银屑病的重要特征，称为三联征。

皮损形态：点滴状、钱币状、地图状、环状、带状、泛发性、脂溢性皮炎样、湿疹样、蛎壳状、扁平苔藓样、慢性肥厚性、疣状等。

（2）好发部位：头皮、四肢伸侧多见，对称分布；指（趾）甲和黏膜亦可被侵，少数可见于腋窝及腹股沟等皱襞部，掌跖很少发生。

（3）发病与季节的关系，大部分患者为冬重夏轻。

（4）辛辣、饮酒等刺激食物加重。

（5）病程：进行期新皮疹不断出现，旧皮疹不断扩大，鳞屑厚，炎症明显，痒感显著，皮肤敏感性增高，可出现同形反应。静止期无新疹，旧疹不退。退行期炎症消退，鳞屑减少，皮疹缩小变平，周围出现浅色晕，最后遗留暂时性色素减退或沉着。

（四）鉴别诊断

1.脂溢性皮炎

脂溢性皮炎皮肤损害的边缘不明显，基底浸润较轻，皮疹上的鳞屑呈糠秕状，无 Ausspitz 氏征，头皮部位脂溢性皮炎常伴有脱发，毛发不呈束状。

2.玫瑰糠疹

玫瑰糠疹皮肤损害主要发生在躯干及四肢近端，皮疹的长轴与皮纹一致，鳞屑细小而薄，病程短暂，愈后不易复发。

3. 扁平苔藓

扁平苔藓皮肤损害多发生在四肢，为紫红色多角形扁平的丘疹，表面有蜡样光泽，可见 Wickham 纹，口腔常有损害，常有不同程度瘙痒，组织病理具有特异性。

4. 慢性湿疹

湿疹瘙痒剧烈，急性期或早期可有水疱渗出、糜烂、结痂，慢性期皮损肥厚，呈苔藓样变及有色素沉着。

5. 神经性皮炎

神经性皮炎皮损为显著瘙痒的群集苔藓样丘疹或苔藓样变斑块，多发生于四肢伸侧、颈后及尾骶等易摩擦易搔抓的部位，对称分布，皮损肥厚明显，皮嵴隆起，皮纹粗大。剧烈瘙痒。患部时时受到搔抓，但除抓破处有抓痕和小面积渗液结痂外，损害的表面干燥，不发生水疱。

（五）治疗

1. 小周天疗法

皮肤位居机体最外层，银屑病为常见皮肤病，小周天疗法治疗银屑病效果较快，但要注意坚持治疗、巩固疗效。

（1）首先选取玉枕关、尾闾关治疗，玉枕关微铍针快速刺过皮肤，朝内上方纵行切割至骨，进行充分的纵行、横行切割松解。尾闾关微铍针快速刺过皮肤，朝下纵行切割至骶骨，进行充分的纵行、横行切割松解。

（2）其次在天突、夹脊关、上丹田、中丹田、下丹田等进行治疗。

（3）配合运用督脉其他部位，尤其病情较重、病程较长者。

每日1次，或2日1次，每次1~2穴。

2. 辅助治疗

（1）针灸治疗：可用针刺、放血等进行治疗，针灸辨证选穴，多选手阳明经、足太阴经、足太阳经等腧穴，如大椎、陶道、曲池、血海、膈俞、阿是穴等，每天1次，放血3天1次。

（2）内服中药：辨证治疗，每天1剂。

（六）预防

1. 多晒太阳，适当进行体育锻炼运动，以提高免疫力。

2. 作息要有规律，缓解精神压力。

3. 忌食辛辣食物、饮酒等。

（七）典型病例

王某，女，54岁，2014年10月初诊。全身瘙痒、皮损11年，加重1个月。患者11年前无明显原因出现双上下肢皮肤散在瘙痒，起白屑，开始较轻，逐渐加重，范围逐渐扩大，发展至全身，以胸背、四肢为重，程度逐渐加重，表面覆盖银白色鳞屑，多次多种方法治疗，有减轻或缓解。近1个月病情加重，现全身瘙痒、起白屑，以胸背、四肢为重，皮损为棕红色斑块，覆盖银白色鳞屑，刮除表面鳞屑，露出一层淡红色发亮的半透明薄膜，再刮除薄膜，则出现小出血点，有瘙痒抓挠痕迹，伴心烦、失眠等，诊为银屑病。给予玉枕关治疗，瘙痒减轻，第二次天突治疗，瘙痒进一步减轻，皮损颜色变淡，第三次尾闾关治疗，瘙痒消失，皮损范围缩小，又在夹脊关、中丹田、下丹田、大椎等治疗，诸症消失，后又巩固性的任督二脉阳性反应点治疗5次，2个月后随访，未复发。

十四、带状疱疹后遗神经痛

（一）概述

临床认为带状疱疹的皮疹消退以后，其局部皮肤仍有疼痛不适，且持续1个月以上者称为带状疱疹后遗神经痛，表现为局部阵发性或持续性的灼痛、刺痛、跳痛、刀割痛，严重者影响了睡眠、饮食、精神状态等，可能持续数月甚至数年。

（二）病因病机

1. 失治误治、余毒未清

多由于失治误治，或治疗不及时，水疱虽然消退，但余毒未清，湿热未尽，日久化热生毒，邪毒仍阻遏经络，脏腑组织代谢废物不能通过络脉排出，毒素积蓄更加损伤络脉，阻塞气血，"不通则痛"。

2. 气滞血瘀、经脉不通

多由于情志不遂，肝失疏泄，气机郁滞，气滞则血瘀，瘀阻络脉，经络不通所致，皮损虽然消退，但瘀血阻络仍在，瘀血内停，气滞血瘀，经脉不通，"不通则痛"。或肝郁脾虚，脾失健运，水湿内停，是聚而成痰，形成痰湿，日久痰湿与瘀血互相胶结，痹阻经脉。

3. 阴虚气弱、经脉失荣

皮疹消退，但余邪未尽，或患者素体阴液不足，或气郁日久化火伤阴，阴虚火旺，不荣而痛；或疼痛日久致正气虚弱，气血不足，无力祛邪外出；或年老正气不足，脾肾阳虚，气虚无力推动邪气外出，使余毒不清，气血失和，阴阳失调，"不荣则痛"，致经络气血失荣而痛。

带状疱疹病位主要在心、肝、脾三脏。疾病初期侧重于清肝经湿热解毒，后期侧重于扶正祛邪，活血化瘀止痛。正如《临证指南医案·诸痛》所说："盖久痛必入于络，络中气血，虚实寒热，稍有留邪，皆能致痛。"经脉阻滞不通，"不通则痛"，故疼痛不止。邪毒稽留不去，伤及阴阳气血，阳失温煦，阴失濡润，则导致"不荣则痛"。总之，带状疱疹后遗神经痛患者多"瘀"与"虚"并存。与督脉、足少阳经、足太阳经、足厥阴经等经脉有关。

（三）诊断

1. 症状

剧烈的顽固性疼痛，带状疱疹皮损消除后疼痛仍持续，轻微的刺激即引起疼痛发作，不刺激也会突然发作，呈火烧样、撕裂样、针刺样、刀割样、闪电样、绳索捆绑样绷紧痛等，为减轻衣服对身体的刺激，有人不敢穿衣，或把衣服撑起来，整夜睡不好觉。对痛觉超敏感为特征，轻轻地触摸即可产生剧烈的难以忍受的疼痛，称为激惹触痛。如有病毒侵犯到相应脑神经会影响视力，引起面瘫和听觉障碍等。除疼痛外，还会诱发心脏病、脑出血、甚至导致死亡。

2. 疼痛特点

疼痛在身体的一侧；疼痛是跳动性的刺痛；疼痛部位不固定；疼痛部位有发热感；疼痛在夜间 12 点至凌晨 3 点加剧。

3. 体征

局部皮肤晦暗，浅感觉减退和痛觉敏感，触痛明显。

（四）治疗

1. 小周天疗法

带状疱疹后遗痛由于火毒郁滞经脉，经脉不通所致，小周天疗法调节人体经络，治疗带状疱疹后遗痛效果较好，多可较快止痛，尤其病程较长者，长期疗效较好，但须巩固治疗。

（1）首先选取玉枕关、尾闾关治疗，玉枕关微铍针快速刺过皮肤，朝内上方纵行切割至骨，进行充分的纵行、横行切割松解。尾闾关微铍针快速刺过皮肤，朝下纵行切割至骶骨，进行充分的纵行、横行切割松解。

（2）其次在夹脊关、天突、中丹田、下丹田等进行治疗。

（3）配合运用督脉其他部位，尤其病情较重、病程较长者。

每日 1 次，每次 1~2 穴。

2. 辅助治疗

（1）针灸治疗：可用针灸、浮针、放血、拔火罐等进行治疗，针灸辨证选穴，多选督脉、足少阳经、足太阳经、足厥阴经腧穴，每天 1 次。浮针病变疼痛部位两侧皮下刺向病位，留针，2 天 1 次。放血在疼痛部位三棱针点刺或梅花针叩刺，加拔火罐出血，3 天 1 次。

（2）内服中药：辨证治疗，每天 1 剂。

（3）忌食辛辣、油腻、鱼虾等刺激食物。

（五）典型病例

谭某，女，67 岁，2015 年 3 月 16 日初诊。右胁部疼痛、皮肤晦暗 1 年余，加重 1 个月。患者 1 年余前，无明显诱因右胁部出现粟粒至黄豆大小的团块密集丘疹，继之迅速变为水疱，疼痛，有烧灼感、刺痛、跳痛，皮色发红、发紫。曾在当地医院就诊，给予口服药治疗，水疱消失，但仍遗留疼痛，疼痛时轻时重，多次治疗效不明显，1 个月来加重，现症见右胁部疼痛，以右乳下疼痛最重，间歇性加重，疼痛呈刺痛、胀痛、烧灼样痛，影响睡眠、饮食，有时彻夜难眠，神情疲惫，形体消瘦，频频叹息，心烦，易怒，口苦，咽干，饮食差，睡眠不好，大便干燥，小便黄。查：紧贴右乳下约 2 肋宽从前下到后上方沿肋骨约长 25cm 皮肤呈片状断续晦暗，无皮疹，以右乳下颜色最深，间隔皮肤正常，左胁部皮肤正常，右侧皮肤晦暗处浅感觉减退、痛觉敏感，触痛明显，慢性支气管炎并阻塞性肺气肿 10 余年，诊为带状疱疹后遗痛，给予玉枕关切割松解治疗，疼痛明显减轻，又给予尾闾关、夹脊关、中丹田、下丹田、天突、大椎、任督二脉阳性反应点等切割松解，配合局部浮针、中药治疗，3 周疼痛消失，局部皮肤颜色基本恢复正常，多年的肺心病也明显好转。2 个月后随访，无复发。

王某，女，67 岁，2013 年 5 月 20 日初诊。右胁痛 3 个月。患者 3 个月前出现右季肋部疼痛伴有疱疹，外院以带状疱疹住院治疗 4 周，疱疹消失，但是局部疼痛未减，现在疼痛剧烈，夜间不能休息，衣服不能碰到患处，右季肋部有一5cm×15cm 带状病损区，颜色紫暗，局部敏感不能碰触，患者痛苦面容，脉弦紧，诊为带状疱疹后遗神经痛，给予微铍针玉枕关松解治疗，治疗过程中患者即诉疼痛明显减轻，又给予尾闾关、夹脊关、中丹田、大椎等松解，配合病损局部刺络拔罐，经过 3 次治疗患者痊愈，随访半年，未见复发。

十五、痔疮

（一）概述

痔疮是一种位于肛门部位的常见疾病，任何年龄都可发病，但随着年龄增长，发病率逐渐增高。在我国，痔是最常见的肛肠疾病，素有"十人九痔"的说法。痔按发生部位的不同分为内痔、外痔、混合痔等。

（二）病因病机

1. 外感六淫、湿热内蕴

风、寒、暑、湿、燥、火等六淫侵袭人体，下注肛肠，皆可发病，不同病因发病机制不同，寒邪凝滞肛肠，血行涩滞，发为此病，《灵枢·痈疽》云："寒邪客于经络之中则血泣，血泣则不通，不通则卫气归之，不得复反，故痈肿。寒气化为热，热胜则腐肉，肉腐则为脓。"风热之邪侵袭肛部，热毒蕴结，热胜肉腐为脓肿。《河间医学六书》："风热不散，谷气留溢，传于下部，故令肛门肿满，结如梅李核，甚者及变而为瘘也。而六淫之中，尤以湿热为主，湿热下注肛肠，痹阻气血。"清·叶天士《临证指南医案》："痔疮下血，湿热居多。"

2. 过食辛辣、内蕴热毒

过量饮食、过度饮酒、多食辛辣之味，胃肠积热，湿热之邪蓄积，下注于肛肠，热胜肉腐为脓。《外科正宗》云："又或酒色过度，肠胃受伤，以至浊气瘀血流注肛门，俱能发痔。"或过食肥甘厚味，内生湿热，湿热下注肛肠为病。《素问·生气通天论》："高粱之变，足生大丁。"饮食失调，损伤脾胃。《素问·痹论》说："饮食自倍，肠胃乃伤。"脾失健运，水湿内生，水湿之邪内停，日久郁而化热，形成湿热，湿热之邪下注发病，《素问·生气通天论》曰："因而饱食，筋脉横解，肠澼为痔。"

3.脏腑本虚、结构异常

脏腑虚弱，不耐外邪侵袭，遇到外邪，易于发病，结构异常，代偿能力弱，遇到外邪也易于发病，正如《丹溪心法·痔疮》云："痔者，皆因脏腑本虚，外伤风湿，内蕴热毒，醉饱交接，多欲自戕，以致气血下坠，结聚肛门，宿滞不散，而冲突为痔也。"可见脏腑虚弱、结构异常是其原因。

4.不良习惯、诱发痔疾

久坐、久蹲、久立、久行、久站工作者，肛门直肠部静脉回流困难，血管扩张，易发痔病。前列腺肥大、妊娠等，都可使腹压增加，肛门盲肠部充血，促发痔疾。《疮疡经验全书》说："久忍大便，遂使阴阳不和，关格壅塞，风湿下冲，乃生五痔。"《诸病源候论·诸痔候》："忍大便不出，久作气痔。"

《外科正宗·痔疮论》："夫痔者，乃素积湿热，过食炙煿，或因久坐而血脉不行，又因七情而过伤生冷，以及担轻负重，竭力远行，气血纵横，经络交错……俱能发痔。"《血证论·便血》云："是以大肠病，有由中气虚陷，湿热下注者；有由肺经遗热，传于大肠者；有由肾经阴虚，不能润肠者；有由肝经血热，渗漏大肠者，乃大肠与各脏相连之义也。"经脉与督脉、足太阳经相关，为经脉郁滞、运行失常为病。

（三）诊断

（1）主要表现为便血，便血的性质可为无痛、间歇性、便后鲜血，便时滴血或手纸上带血，便秘、饮酒或进食刺激性食物后加重。

（2）单纯性内痔无疼痛仅坠胀感，可出血，发展至脱垂，合并血栓形成、嵌顿、感染时才出现疼痛。

（3）内痔分为4度。①Ⅰ度：排便时出血，便后出血可自行停止，痔不脱出肛门；②Ⅱ度：常有便血；排便时脱出肛门，排便后自动还纳；③Ⅲ度：痔脱出后需手辅助还纳；④Ⅳ度：痔长期在肛门外，不能还纳。其中，Ⅱ度以上的内痔多形成混合痔，表现为内痔和外痔的症状同时存在，可出现疼痛不适、瘙痒，其中瘙痒常由于痔脱出时有黏性分泌物流出。后三度多成混合痔。

（4）外痔平时无特殊症状，发生血栓及炎症时可有肿胀、疼痛。

（5）检查

肛门视诊：除Ⅰ度内痔外均可见，蹲位可观察脱出程度。

直肠指诊：内痔意义不大，但可了解直肠有无其他病变。

肛门镜：可直视下了解直肠、肛管内情况。

（四）鉴别诊断

1.直肠癌

主要症状为大便习惯改变，可有直肠刺激症状，且病情呈进行性加重，指诊可触及菜花样肿物，结肠镜及活检病理可定性。

2.直肠息肉

儿童多见，多为低位带蒂息肉，呈圆形、实性，活动度好，一般不出血，也无坠胀感、疼痛感。

3.直肠脱垂

黏膜呈环形，表面光滑，为括约肌松弛所致，大便不带血，也不痛。

（五）治疗

1.小周天疗法

痔疮位督脉的下部，为督脉病变，小周天疗法调节任督二脉，治疗痔疮效果好，尤其病程较长、反复发作者，可松解肛周经筋，缓解肛周压力，消除瘀血，改善血液循环和新陈代谢，能较快缓解症状，针出症消。

（1）首先选取尾闾关、玉枕关治疗，尾闾关微铍针快速刺过皮肤，垂直纵行切割至骶骨，进行充分的纵行、横行切割松解。玉枕关微铍针快速刺过皮肤，朝内上方纵行切割至骨，进行充分的纵行、横行切割松解。

（2）其次在下丹田、夹脊关等进行治疗。

（3）配合运用督脉其他部位，尤其病情较重、病程较长者。每日1次，每次1~2穴。

（4）员针顺任督二脉皮下疏通。

2.辅助治疗

（1）针灸治疗：辨证选穴，多选督脉、足太阳经腧穴，如长强、次髎、承山、大肠俞、上巨虚等，可用针灸、放血、火罐等对下腹部、腰骶部等部位进行治疗，针灸每天1次。腰背部反应点点刺放血，加拔火罐，2天1次。

（2）内服中药：辨证治疗，每天1剂。

（3）推拿：对于下腹部、腰骶部等进行推拿治疗。

（4）坐浴：根据辨证，可用清热凉血、清热利湿、清热解毒、补益气血、泄热通腑、养阴润燥、补中益气、活血祛瘀、温阳健脾等类中药选择煎汤坐浴，温度以患者有温热舒适感为度，可增加新陈代谢、活血化瘀，有一定缓解症状作用，每天 1 次。

（六）预防

（1）适当体育锻炼，常做提肛运动，改善血液循环。

（2）预防便秘，养成定时排便的习惯，保持大便通畅。

（3）自我按摩，避免久坐久立。

（4）饮食不要偏食辛辣油腻食物。

（七）典型病例

李某，男，63 岁。肛部坠胀感、大便带血 8 年，加重 15 天。患者素有大量饮酒、喜食肥甘厚味的习惯，8 年前出现大便带血，开始时有时无，逐渐加重，发展至多数大便带血、肛部坠胀感，严重时热痛，每食辛辣食物、饮酒过量症状加重，曾多次用其他方法治疗，症状都有所缓解、减轻，但不久又犯。15 天前症状加重，出现大便带血、肛部灼热坠胀感，给予尾闾关松解治疗，症状当即缓解，又在下丹田、天突、玉枕关、夹脊关等各治疗 1 次，诸症消失，嘱其注意饮食，2 个月后随访，无复发。

十六、儿童多动症

（一）概述

儿童多动症是儿童多动综合征的简称，即轻微脑功能障碍（MBD）综合征，又称为注意障碍多动综合征（ADHD），是一种较常见的儿童行为障碍综合征。患儿智力正常或接近正常，以难以控制的动作过多、注意力不集中、情绪行为异常、学习困难为主要表现。多见于 6~12 岁的学龄儿童。属"失聪""健忘""痴症""虚烦""不寐""妄动""妄为"等范畴。

（二）病因病机

1. 先天不足、脑失所养

父母健康状况不良，尤其精神、神经不良，或孕期形体与精神调养失当，以致子女先天不足，加之小儿脏腑柔弱，气血未充，肾气未盛，易出现肾气虚衰，肾藏精，主骨生髓、通于脑，开窍于耳，肾虚可出现动作笨拙不灵，听觉辨别能力差，遗尿等。小儿生机旺盛，阳常有余，心火易亢，易出现心阴不足，心火有余，心神不守的变化。

2. 饮食失节、痰浊扰心

饮食调配不当，或过食生冷，损伤脾胃，脾胃虚弱、水湿内停，聚湿成痰，郁而化热，痰火上扰，或脾胃虚弱，气血生化不足，造成气血亏虚，心神失养；或过食膏粱厚味，壅遏脾胃，产生湿热痰浊，阻滞气机，扰乱心神。

3. 瘀血内停、脑脉受阻

产伤及其他外伤，可使儿童气血瘀滞，瘀血内停，脑部经脉不通，新血不达，心神失养，神魂不安。

本病病位在心，与肝脾肾关系密切，由先天禀赋不足、饮食失节、外伤等致肾气亏虚、痰火上扰、瘀血内停所致，与督脉、足太阴经、足少阴经、足厥阴经等经脉有关。

（三）诊断

1. 症状

注意力障碍：注意力不集中，不能专心做事或听课，易受外界干扰。

行为障碍：好动、好说、好闹，自己难以控制。与年龄不相称的活动过多，语言过多，难以遵守纪律，容易影响他人学习，好与同学争吵。

情绪障碍：易怒、易兴奋。情绪不稳，易激动，控制力弱，常因不能满足其要求而大哭大闹，甚至在冲动时打闹不休，较难预测其情绪波动。

学习困难：尽管其智力不差，但由于注意力涣散，学习内容不能全面掌握，家庭作业不能按时完成，对学习缺少自信心，因而学习成绩不佳。

2. 体征

可有轻度协调运动障碍，或动作笨拙，或不能像同龄儿童那样做精细动作。

3. 实验室检查

脑电图大多正常，或有非特异性改变，如慢波增多等。

（四）治疗

1. 小周天疗法

本病为脑病，也为督脉病变，小周天疗法通调督脉、调节脏腑、平衡阴阳、消除痰瘀、化生精血、上荣大脑，治疗儿童多动症效果相对较好，疗效肯定。

（1）首先在玉枕关、尾闾关、阳窍治疗。玉枕关微铍针快速刺过皮肤，朝内上方纵行切割至骨，进行充分的纵行、横行切割松解。尾闾关治疗，尾闾关微铍针快速刺过皮肤，垂直纵行切割至骶骨，进行充分的纵行、横行切割松解。阳窍短刺、输刺，突破皮肤直至骨，纵向加压磨骨后出针。

（2）其次在夹脊关、上丹田、大椎等松解治疗。

每日 1 次，每次 1~2 点。

2. 辅助治疗

（1）内服中药：辨证施治，每天 1 剂。

（2）针灸推拿：辨证选穴治疗，多选督脉、足三阴经、头部腧穴等，如大椎、内关、大陵、曲池、四神聪、心俞、三阴交、太冲、照海等，每天 1 次。

（3）精神上给予关心、安慰，避免精神刺激。要有正确的态度，儿童多动症是病态，不应歧视和打骂，以免加重创伤。

（五）典型病例

程某，男，9 岁，2013 年 4 月 12 日初诊。患者 3 年前因调皮家长掌击后脑部，当时未有异常情况发生，数周后发现孩子情绪不稳、易激动、注意力不集中、学习成绩下降等，儿童医院诊断为儿童多动症，多次用药症状无明显改善，并逐渐加重，要求针灸治疗，给予微铍针松解玉枕关，1 周后复诊，家长告孩子情绪及多动症状明显好转，又松解尾闾关、百会、大椎、夹脊关等，同时配合针刺治疗，共治疗 5 次，临床症状消失，学习成绩明显提高，随访半年，无复发。

参考文献

［1］梅自强，廖冬晴．黄帝外经解要与直译．昆明：云南出版集团公司云南人民出版社，2012．

［2］王洪图．黄帝内经灵枢白话解．北京：人民卫生出版社，2004．

［3］王玉兴．难经三家注．北京：中国中医药出版社，2013．

［4］唐颖．图解内经图．西安：陕西师范大学出版社，2010．

［5］周凤梧，张灿玾．黄帝内经素问语释．济南：山东科技出版社，1985．

［6］孙朝宗，孙震．奇经八脉考笺注．北京：人民卫生出版社，2013．

［7］李平华．腰椎间盘突出症的非手术疗法．北京：中国医药科技出版社，2011．

［8］许跃远．象脉学．太原：山西科技出版社，2015．